中医基础理论研究丛书

总主编　邢玉瑞

中医病因病机理论研究进展

邢玉瑞　主编

U0308516

全国百佳图书出版单位

中国中医药出版社

·北京·

图书在版编目（CIP）数据

中医病因病机理论研究进展 / 邢玉瑞主编 . —北京：
中国中医药出版社，2021.5
（中医基础理论研究丛书）
ISBN 978-7-5132-6301-6

Ⅰ . ①中… Ⅱ . ①邢… Ⅲ . ①中医病理学—研究
Ⅳ . ① R228

中国版本图书馆 CIP 数据核字（2020）第 118055 号

中国中医药出版社出版
北京经济技术开发区科创十三街 31 号院二区 8 号楼
邮政编码 100176
传真 010-64405721
河北品睿印刷有限公司印刷
各地新华书店经销

开本 880×1230 1/32 印张 16 字数 333 千字
2021 年 5 月第 1 版 2021 年 5 月第 1 次印刷
书号 ISBN 978 – 7 – 5132 – 6301 – 6

定价 69.00 元
网址 www.cptcm.com

社 长 热 线 010-64405720
购 书 热 线 010-89535836
维 权 打 假 010-64405753

微信服务号 zgzyycbs
微商城网址 https://kdt.im/LIdUGr
官 方 微 博 http://e.weibo.com/cptcm
天猫旗舰店网址 https://zgzyycbs.tmall.com

如有印装质量问题请与本社出版部联系（010-64405510）

内容提要

中医病因病机理论与临床实践密切相关，因此成为中医理论领域研究的热点，60 余年来取得了一系列可喜的成果。本书对中华人民共和国成立以来中医病因病机理论的研究情况，从中医病因病机理论体系、外感六淫病因、伏邪、毒邪、浊邪、痰饮、瘀血、七情学说、病机理论等九个方面，全面系统梳理了中医病因病机理论的研究进展，对研究中存在的问题进行了分析，提出了自己的见解。

本书可作为从事中医临床、科研、教学人员提高理论与临床水平的重要参考书，也可供中西医结合以及西医工作者参考。

总序

在现代科学的研究中，恐怕没有哪一门学科像中医理论研究，至今为如何研究与发展而争论不休。特别是近年来，中医理论的研究得到中医界学者与领导的高度重视。一种基本的共识认为，中医理论发展的滞后，已经成为制约当代中医学术发展的瓶颈。但对如何开展中医理论的研究，则可谓仁者见仁，智者见智，争鸣不断。为此，有必要认真梳理现代中医理论发展与创新的方式，总结经验教训，理清下一步研究的目标、路径和方法。

一、现代中医理论发展与创新的方式

现代中医理论发展与创新的方式，大致可概括为以下几个方面。

（一）科学诠释——解析说明性研究

任何一种医学的发展都是一定文化的产物，与特定的思维方式相联系。中医学的产生、发展深深植根于中国传统文化的土壤之中，其演进和中国传统文化的发展之间具有同步的规律。先秦诸子学—两汉经学—魏晋玄学—隋唐佛学—宋明理学—清代朴学，中国传统文化的连续性发展，无疑是中医学术不断发展、壮大的根本保障之一。但是，鸦片战争以来，西方文化凭借着先进的技术与科学（包括西医学）之势，给数千年绵延不断的中国传统文化以前所未有的冲击，许多民族精英们也将中国落后的原因简单归结于传统文化而加以指责，造成了中国传统文化的式微、断裂。由此对中医学造成两方面的冲击：一方面，中医学的发展失去了固有文化发展的支持。诚如李致重在《从国学看中医》一文中所指出："当扎在国学之中的研究方法的根系被切断的时候，中医的科学理论体系与临床技术体系将随之衰落。而当中医的临床治疗失去原有的科学与技术体系支撑的时候，中医便沦落为不见文化思想深根的浮萍草——游离于自身科学与技术体系之外的中医，所留下的只是原有体系中的经验部分了。然而经验是人类认知过程的初阶段，它是不能称之为科学的。"另外，患病人群文化、意识形态观念的更替变化，在就医选择中对中医和其学术的信任与理解，决定了中医的社会心理地位与真实发展的规模及潜能；同时，伴随着西医学的超速发展及占据科学与技术的高平台，中医学发展滞后，自然导致中医疗法受众对中医学理解的困难，以及随之而来的认可度和公信力的降低，中医学面临着话语权的不断丧失。

为了解决上述问题，中医人历经了百年的探索，从最早的中西医汇通，到中西医结合理论研究及近年提出的中医现代化研究，都是借用现代科学（包括现代医学）的理念、方法、知识等，来研究中医理论，试图揭示中医理论的现代科学内涵，取得现代科学背景的受众对中医学的理解、接受，当然也是为了借助现代科学及技术以促进中医学的发展。以中医肾的研究为例，沈自尹等从 20 世纪 50 年代始，历经数十年的研究，提出中医肾与下丘脑—垂体—靶腺（肾上腺、性腺、甲状腺、胸腺）轴相关的观点。"973"中医理论基础研究专项"基于'肾藏精'的藏象理论基础研究"也是借助现代生物学理论与技术，试图证明"肾精命火"主要体现为干细胞、微环境和神经—内分泌—免疫（NEI）网络的动态平衡，"肾藏精"主要体现为干细胞及微环境的调和状态，补肾填精法主要通过调控干细胞、微环境和 NEI 网络发挥作用。

课题的理论创新是建立"肾藏精"藏象理论与干细胞和 NEI 网络关系研究的新思路。类似的研究无疑都是对中医固有理论的一种科学诠释性研究，即借用现代科学技术方法与知识对中医理论加以解析说明或论证。此类研究的问题主要有两个方面：一是由于现代科学技术的不断发展，对中医理论的科学诠释从器官、组织、细胞到分子、基因等，总是尾随其后，似乎难以穷尽；二是借用库恩范式理论的观点，中医学与现代科学范式具有不可通约性，对中医理论的科学诠释性研究的成果，绝大部分既不能纳入中医学的理论体系，为中医基础理论提供新的概念、理论，又无法归入西医学的范畴，在西医学已有的理论基础上提出新的假说、新的发现或西医学尚未注意到的新的事实，对西医学的发展也意义不大。因此，此类研究也受到了一些中医学者的批评。

（二）文献梳理——理论建构性研究

对文献的整理研究一直是中医学术继承与发展的重要方式，虽然《黄帝内经》确立了中医学理论体系的基本范式，但从形式而言，则不好说《黄帝内经》建构了中医理论框架。历代分类研究《黄帝内经》诸家，可谓从形式建构中医理论框架的最早尝试者，从唐·杨上善《黄帝内经太素》分摄生、阴阳、人合、脏腑、经脉、输穴、营卫气、身度、诊候、证候、设方、九针、补泻、伤寒、寒热、邪论、风论、气论、杂病十九大类，到明·张介宾《类经》分摄生、阴阳、藏象、脉色、经络、标本、气味、论治、疾病、针刺、运气、会通十二大类，明·李中梓《内经知要》分道生、阴阳、色诊、脉诊、藏象、经络、治则、病能八类，可谓古代中医理论框架建构的概况。

伴随着中医教育事业的发展，教材建设可谓中医教育事业的重中之重。古代中医教育大多以《素问》《神农本草经》《伤寒论》《脉经》《针灸甲乙经》《难经》《诸病源候论》《备急千金要方》《龙树论》《圣惠选方》等经典及名家著作为教材，还谈不上对中医理论的系统梳理。《医宗金鉴》作为清代皇家主编的专用教材，虽说具有综合性、经典性、先进性、实用性等特点，但从中医药理论建构的角度而言，恰恰是其不足之处。因为《医宗金鉴》缺乏对《内经》理论的扼要论述，也缺少本草药性部分，造成其在基础理论上有所欠缺。进入近现代以来，随着西方科学技术知识与教育模式的传入，中医教育与教材建设也发生根本性的转变，基于文献整理研究的教材建设，有力地促进了中医理论体系框架的建构。早在1928年，由秦伯未、蒋文芳等人提议，在上海召开了我国中医史上第一次全国性的中医学校教材编辑会，虽因参会人员学术见解不同，意见不统一，最终未能就课程、教材、学制等问题达成共识，但蒋文芳提出的"整理固有医学之精华，列为明显之系统，运用合乎现代的理论，制为完善之学说"成为之后中医学课程教材建设的指导原则。中华人民共和国成立后，中医教材建设的思路基本没有超越此原则。20 世纪50—60 年代，北京中医学院编著的《内经讲义》（1955）、杉原德行（白羊译）的《中医学基础简释》（1957）、南京中医学院编著的《中医学概论》（1958）、福建中医学院编著的《中医学基础》（1963）等，开启了运用现代语言文字整理、建构中医理论的新篇章。从《内经讲义》的原文选编与现代中医理论建构混合，分化出包含基础理论与中医诊断学的《中医学基础》，再到《中医基础理论》和《中医诊断学》的独立，统编 / 规划教材不断修编，至今已修编至第十版，加之20世纪80年代中后期，各地出版了《中医学导论》《中医藏象学说》《中医病因病机学》《中医养生防治学》等基础理论的分化教材，教材建设有力地促进了中医理论的发展，主要体现在以下几点：一是系统梳理了历代中医理论研究的成果，建构了富有时代特征的中医理论体系框架；二是定义、规范了中医理论的相关概念，并引入了一些新概念；三是丰富、完善了中医理论，补充了思维方法、精气学说、体质学说等内容。

另外，基于文献梳理或结合临床研究编著的中医工具书、制定的术语标准等，也是现代中医药理论研究的重要成果，其中有代表性的如《中医大辞典》《中医基础理论术语》《中医临床诊疗术语》等，为中医理论的规范化做出了重要贡献。

虽然文献梳理的理论建构性研究，对中医理论体系的丰富、完善具有重要贡献，但也存在着一些问题，主要表现为集成有缺漏，归真有变异，纳新有西化等，还需进一步研究。

（三）实践升华——理论创新性研究

临床实践经验是中医理论建构与不断发展的不竭动力，中医学术发展史上各种流派的形成，莫不是临床实践经验的总结和升华，中医学在现代社会的存在、发展，也以临床实践所取得的疗效与经验为根本保障。故邓铁涛指出：中医学的传统研究方法是继承前人的理论—进行临床实践—总结提高—创立新论。临床实践是传统研究最重要的一环，在继承前人理论的指导下诊察病人、治疗病人，给病人以治疗信息，进而收集接受治疗后反馈的信息，如是循环往复，总结提高，上升为理论，以修改、补充前人的论述。因此，从名老中医诊治现代重大疑难疾病的经验入手，总结创新中医理论，仍然是中医理论发展的重要途径。

例如，现代临床常见的脑血管意外、脑动脉硬化、癫痫病、帕金森病等多属于中医内风证的范畴，中医称之为中风、眩晕、痫证、颤证等。临床实践证明，这类病症除了具有动摇、眩晕、震颤、抽搐等风气内动的症状外，常常兼见舌质紫暗或舌下脉络青紫、面色晦暗或青黑、皮肤粗糙、血液黏稠度增高等瘀血症状。大量临床实践表明，内风证常兼有瘀血症状，活血化瘀可以治疗内风。何绍奇在《现代中医内科学》中总结临床实践经验，明确提出："瘀血阻滞，脉道不通，血行不畅，筋脉失濡而手足颤动，屈伸不利，此即瘀血生风。"刘昭纯等结合临床实践经验，总结出瘀血生风的发病特点为多见于老年患者、多继发于慢性病、多出现神志异常、多与其他内风证并存，进一步完善了瘀血生风的病机理论。

再如 20 世纪 80 年代后期日本学者运用黄连解毒汤治疗中风取得良好疗效，继而国内也有大量运用黄连解毒汤加减治疗中风的报道，清开灵、醒脑静注射液等运用于中风病急性期的治疗也效果显著。而清开灵、醒脑静注射液皆可谓集清热解毒药之大成，具有明显的清热泻火解毒之功。再者，临床观察发现，中风病急性期的转归与腑气不通有密切的关系，随着大便秘结或不通程度的加重，病程延长，病情加重，疗效降低。采用通腑、化痰、泄热法治疗中风急性期患者，常可取得良好的疗效，有较早减轻脑水肿的作用。一般认为，通腑、化痰、泄热法对中风病急性期的良好疗效是其发挥了畅利枢机，疏导蕴结之热毒、痰浊的作用，为内生之毒的清除打开了门户之故。这也为中风病毒损脑络病机假说的形成提供了临床经验的支持。在此基础上，王永炎提出了中风病"毒损脑络"的病机假说。

现代中医理论研究的重大课题，也无不与解决现代人类重大疾病及健康问题密切相关，特别是中医诊疗理论的研究，更是着眼于中医治疗的优势病种来进行。中医药类国家级成果奖绝大多数为临床研究成果，即使"973"计划中的中医理论基础研究专项，也多与临床研究密切联系。如"基于'肾藏精'的藏象理论基础研究"，该项目六个课题中四个即着眼于临床研究，分别从不孕不育、骨质疏松症、老年性痴呆、障碍性贫血探讨有关"肾主生殖""肾主骨""肾生髓""脑为髓海"等理论。再如"中医病因病机理论继承与创新研究"的九个课题均涉及临床研究，包括肝硬化、艾滋病、心脑血管血栓性疾病、甲状腺功能亢进症、出血性中风病、冠心病心绞痛、胃癌前状态性疾病，以及周仲瑛、颜德馨两位国医大师的经验总结。上述研究的基本路径为：第一，从名医大量临床病案中提炼科学假说；第二，考镜源流，寻找文献依据；第三，通过临床研究体现创新理论的实践意义；第四，通过实验研究揭示中医理论的科学内涵。

当代重大疾病的中医药治疗经验为中医理论的总结提供了经验材料，但从目前的研究状况来看，基于临床实践的中医理论总结创新明显滞后，由于课题研究的分散，结论的离散度很大，要将其提炼升华为逻辑自洽的理论还任重道远。如"中医病因病机理论继承与创新研究"的四个课题涉及毒——外毒、瘀毒、内毒、毒热，那么，作为此四种不同毒邪属概念的毒的内涵、外延如何？产生原因、致病特点如何？毒的现代科学表征是什么？与其他有关毒的研究成果之间如何整合？诸如此类的问题，至今尚未得到解答。

总之，人类防治疾病、促进健康，就需要提出种种实用性或技术性的问题，解决已有理论与经验事实的矛盾，寻找经验事实之间的联系并做出统一的解释，无疑是中医理论发展的永恒动力，也是中医理论研究永远的着眼点。

（四）科学问题——发现创新性研究

自然科学发展的历史表明，问题是科学发展的真正灵魂，贯穿于科学研究的始终。科学研究不但开始于问题，而且正是问题推动研究，指导研究。自然科学发展的历史，就是它所研究问题发展的历史，是问题不断展开和深入的历史。正如著名科学哲学家卡尔·波普尔在《猜想与反驳》中说："科学和知识的增长永远始于问题，终于问题——愈来愈深化的问题，愈来愈能启发新问题的问题。"

中医学历经千百年的实践所积累的经验，以及与中国古代哲学融合所形成的中医理论中，蕴含着许多大大小小的科学问题。从大的方面来说，如中医学在中国古代哲学"天人合一"整体思维指导下所形成的形与神辩证统一的思想，为研究人体生命活动与心理活动的关系提供了思路，围绕这一命题，现代学者在系统梳理古代文献的基础上，结合当代自然科学的相关研究成果，建构了中医心理学、中医情志学等理论体系。再如人类生活于空间与时间两个维度环境之中，相对而言，现代医学的发展主要着眼于空间维度，相关的研究也达到了很高的水平，但对于时间与生命的关系研究较为薄弱。而传统中医学更重视时间维度，在时间与生命活动及疾病的防治方面积累了较为丰富的实践经验，并从理论上进行了有益的探索，提出了时藏相关的命题。这一命题具有丰富的科学价值，但并未引起中医学界的足够重视和深入研究，大多只局限于古代文献的梳理和临床验案的报道，已有的实验研究也仅仅是试图证明有关经典理论的正确性，缺乏创新性的研究。现在，应当在临床流行病学调研和实验研究的基础上，系统总结和归纳中医有关人体生理、病理节律模式，探索时间节律的调控机制，建构新的时藏相关理论，进而指导中医临床诊断与治疗，并开发针对时间相关性疾病的治疗方法与技术。另外，王琦、匡调元等学者从中医文献梳理中提炼出中医体质的概念，结合临床与现代科学技术加以系统、深入的研究，建构了中医体质学理论。从小的方面来说，如《素问·六元正纪大论》提出"有故无殒，亦无殒"的观点，认为药物的效用、毒性反应与患者机体的状态相关，提示在完全符合辨证治疗的理想状况下，在一定的范围内，药物的耐受性及毒性反应是随着机体疾病状态的不同而变化的，由此开启了中药毒性评价的新思路与新方法。诸如此类，不胜枚举。对此，也可借用林德宏在《东方的智慧》中评价东方自然观对现代科学的价值时所说："古老的东方自然观不能代替现代的科学研究，它的功能是为科学研究提供一种理论思想、思维的方法，提供某种思路和角度。"中医学经验与理论中所蕴含的科学问题，则为现代学者的研究提供了极佳的研究思路与方法。

综上所述，现代中医理论发展与创新方式可概括为科学诠释的解析说明性研究、基于文献梳理的理论建构性研究、通过实践升华的理论创新性研究、提炼科学问题的发现创新性研究四个方面，其中在总结历代学术思想基础上的教材建设与相关辞书、标准的编著，可以说是中医理论体系丰富、规范及框架建构的主体；面对现代重大疾病的中医诊疗实践，是中医理论创新的动力；凝练科学问题，结合中医临床，借用现代科学技术开展实验研究，是中医理论加速发展的必由之路。

二、新形势下中医理论研究的路径及重点

关于新形势，人们可以从不同的层面加以认识。从宏观层面而言，可以说我们正处于大科学、大数据、大健康的时代，也是一个大变革的时代。从与中医理论研究及发展相关的较为具体的层面而言，新形势主要体现在以下四个方面：一是伴随着生物化学、分子生物学、基因工程学、电子学、新兴材料学、信息技术等各种现代科学的迅猛发展，西医学突飞猛进，相比之下，中医学的发展不仅明显滞后，而且难以与现代科学技术形成互动共进的发展态势。二是随着西医学的迅速发展，依托于现代科学的西医学不仅拥有更多的话语权，而且导致中医临床阵地萎缩，特别是临床中西医混合治疗的普遍实施，使从临床总结理论的传统中医理论发展通道受阻或难度加大，阻碍了中医理论的发展。三是滋养中医理论发展的中国传统文化，自五四运动以后发生断裂，导致中医理论在当代科学及西方文化占统治地位的情况下，失去了应有的话语权，丧失了哲学理论的引导。四是现代疾病谱的变化，以及人类对健康需求的提升，又为中医学术的发展提供了良好的机遇。

反思60余年来中医理论上述四方面的研究成果，可以发现尚存在诸多问题，如科学诠释性研究存在难以回归中医理论体系，以及随着现代科学的发展而难以穷尽两大问题；基于文献梳理的理论建构性研究存在着集成有缺漏、归真有变

异、纳新有西化等问题，但归真、西化如何确定其划界标准，又难以达成有效共识，特别是对中医概念的研究相对滞后，理论体系的逻辑分析不足，体系建构有待进一步完善；基于临床实践的中医理论总结创新明显滞后，由于课题研究的分散，结论的离散度很大，如何将其提炼升华为逻辑自洽的理论还任重道远；着眼于科学问题的创新性研究，由于研究群体的知识结构、视野，以及相关学科研究人员的交叉较少等局限，并没有得到足够的重视，或没有凝练出准确的科学问题加以研究，理论的逻辑分析与论证环节十分薄弱。正由于上述问题的存在，以致王健教授在香山论坛上指出，中医"理论研究呈现零星化、碎片化，融合不够、开放不够、序贯不够、继承不够、创新不够、分化不够、引领不够"。

面对中医理论研究与发展的困境，结合中医药研究队伍的实际，以及未来社会发展的需求，中医理论研究可重点着眼于以下几个方面。

（一）面向古代传统的概念与理论框架研究

中医学作为中国传统科学的重要组成部分，是有别于现代科学范式的另一类科学体系，有其独特的概念、理论体系、思维方法等。现代中医理论体系的构建也是近几十年的事，还很不完善，有待于从概念、构建方法、理论框架、理论证伪等方面加以深入研究。

概念是理论构建的基本单元。中医学的概念富有自身的学术特征，主要表现为以自然语言为主体，名词繁多而定义很少，定义多为外延定义，具有多相性、形象性及辩证思维特征，概念的规范性弱，定义缺乏逻辑的严密性，发展形式为叠层累积，从语用角度看多有符号替代使用现象等。由此造成了中医一些概念的歧义、混乱，阻碍了中医学术的发展。因此，应以坚实的文献研究为基础，借用现代逻辑学方法等，对中医理论体系概念范畴进行"名"与"实"的源流考证，理清不同时代相关概念的发展演变，规范名词术语表述，准确揭示概念的内涵与外延，为构建新的中医理论体系框架奠定坚实的基础。

中医学思维及理论构建方法的独特性，造成了中医理论体系中人文科学与自然科学内容交融，实体概念与功能概念不分，理论的外源与内生、经验与推论、理论与假说并存等，其根本特征是高度抽象性和不确定性，难以证实，也不易被证伪，对未知的经验事实预见性较弱，理论与临床经验之间有一定程度的分离，二者缺乏良性循环加速机制。因此，有必要以中医基本概念（或范畴）、基本理论为基点，以哲学方法、逻辑方法、思维方法、科学方法论等为手段，从发生学的角度对中医基本概念、理论进行认真的研究，揭示其形成过程、本质内涵及方法论特点，以促进中医概念、专业术语的规范化及中医理论的现代语言转换，并为中医理论与现代科学包括现代医学的融通寻找切实可行的切入点和正确的方法论途径，搭建现代中医药理论体系构建的平台。

在对古今中医原始文献系统研究的基础上，提取中医理论的概念、命题并加以分门别类，确认其理论意义、实践基础、内在联系，结合上述概念及构建方法研究，从而建立结构合理、层次清晰、概念明确、表述规范，能够指导临床，体现学科内在规律的体系框架。

由于历史的原因及模式推理的广泛使用，中医理论中理论与假说并存的现象较为普遍，典型的如中医运气学说对现代疫病的预测等。故急需在坚实的文献与临床实践基础上，敢于正视问题，借用发生学、逻辑学、科学哲学等方法，开展中医理论的证伪研究，去伪存真，提炼科学问题，以促进中医理论的健康发展。

（二）面向临床实际的中医理论创新研究

历史的经验告诉我们，中医理论研究成果的取得，遵循了共同的规律：面向时代需求，源于临床实践，指导临床实践，在实践中检验。如关于冠心病的病因病机，代表性学说有血瘀说、瘀毒从化说、痰瘀互结说、心脾痰瘀相关说、脾胃相关说、络病说等。其中，血瘀说又有气虚血瘀、阳虚血瘀、气滞血瘀、痰阻血瘀等不同类型。其他如中风病的毒损脑络、肾脏疾病的毒损肾络、冠心病的毒损心络、慢性肝病的毒损肝络、消化性溃疡的毒热病机等，无不是基于临床实践的理论创新。另外，对 SARS、艾滋病、禽流感等古人所没有经历过的疾病的诊治，中医学就其病因病机的认识及相应的诊疗方法，无疑也是一种理论创新。因此，要坚持面对新问题，探索新规律，提出新思想，以防病治病的实际问题为中心，立足现代重大疾病的防治，总结和发展中医的病因病机及诊疗理论。

（三）面向当代科学的中医理论多学科研究

当代科学技术的迅猛发展，特别是现代系统科学、科学哲学、大数据技术等研究，既为中医学的发展带来挑战，同时也为中医理论的发展带来机遇。首先，信息科学及现代医学诊疗技术的迅猛发展，为中医诊疗技术的发明与借鉴提供了良好的机遇，在此基础上的临床实践无疑又为中医理论的总结、升华提供了实践基础。其次，现代科学特别是现代医学对相关疾病机理的认识，为中医理论的创新提供了支撑，如王永炎提出的中风病毒损脑络理论、陈可冀提出的冠心病瘀毒致病理论、周学文提出的消化性溃疡毒热致病理论等，其背后都隐含着现代医学对相关疾病病理认识的支撑。最后，对于一些创新性的理论，还需借助现代科学技术进一步研究，如中风病毒损脑络或多种疾病毒损脉络的病机，关于毒的本质、层级结构、脑络或脉络的具体所指、损伤的过程与机制等，以及中药活性部位和中药组分的药性实证研究等。因此，在现代科学技术环境及语境下，中医学术的研究应持开放包容的态度，既要保持中医的特色与优势，也应考虑中国文化的走向及中国人生活方式的变迁，同时遵循科学技术的一般规律，要准确理解中医理论的内涵，把握科学问题，借助学科交叉，利用多学科新知识、新成果，发展和创新中医理论，以更好地指导临床实践。

（四）面向未来需求的中医健康理论等研究

随着人们生活水平的不断提高及医学模式的转换，健康问题受到国人的高度关注，2013 年国务院即颁发了《关于促进健康服务业发展的若干意见》，2015 年又颁发了《中医药健康服务发展规划（2015—2020 年）》，党的十八届五中全会提出了"健康中国"的概念。中医学作为我国独具特色的健康服务资源，强调整体把握健康状态，注重个体化，突出治未病，临床疗效确切，治疗方法灵活，养生保健作用突出，故充分发挥中医药特色优势，加快发展中医药健康服务，是全面发展中医药事业、促进健康服务业发展的必然要求。与此相适应，中医有关健康的概念、思想与观念，以及健康状态的内涵、要素、分类等健康理论体系的研究作为中医理论研究的重要范畴，也应得到高度重视。此外，中医治未病、康复理论等，也需要从哲学观到具体的医学理论，乃至理论指导下的操作技术，进行系统而深入的研究，而不能仅仅局限于理念的层面。

习近平总书记在2014年《在文艺工作座谈会上的讲话》中指出："传承中华文化，绝不是简单复古，也不是盲目排外，而是古为今用、洋为中用，辩证取舍、推陈出新，摒弃消极因素，继承积极思想，'以古人之规矩，开自己之生面'，实现中华文化的创造性转化和创新性发展。"这也可借鉴为现代中医理论研究的指导思想。总之，要关注中医理论基本概念和基本原理的传承创新，注重重大疾病防治规律与理论提升的应用创新和以自由探索为主体的先导创新，弘扬主体理论，鼓励多样性探索，重视科学问题的提炼，围绕问题开展研究，同时也要重视对已有研究成果的综合集成创新，全方位地促进中医理论研究创新发展。

要理清中医理论研究的目标、路径和方法，就有必要对现代以来中医理论研究、发展状况予以系统梳理，搞清楚脚下之路的基本状况，即当代中医理论研究取得了哪些成就、存在哪些问题、走了哪些弯路等，如此，方可进一步搞清楚"我是谁，我从哪里来，我将走向何方"的问题，科学理性地选择研究路径和方法，少走弯路，促进中医学术的健康发展。为此，我们在国家重点基础研究发展计划（973计划）项目的资助下，对60余年来现代中医学术创新进行了理论分析与总结，较为系统地梳理了中医理论研究的基本情况，在此基础上，编著成《中医基础理论研究丛书》，包括《中医学概念问题研究》《中医哲学思维方法研究进展》《中国古代天人关系理论与中医学研究》《〈黄帝内经〉二十论》《中医藏象学说的理论研究进展》《中医藏象学说的临床与实验研究进展》《中医经络理论研究进展》《中医体质理论研究进展》《中医病因病机理论研究进展》《中

总序

医治则治法理论研究进展》《中医学的科学文化研究》《中医模型化推理研究》等 12 本。该丛书既是对陕西中医药大学中医基础理论学科所承担的国家重点基础研究发展计划（"973"计划）项目"中医理论体系框架结构研究"部分工作，以及国家社会科学基金项目"中国古代天人关系理论与中医学研究"的总结，也是作为国家中医药管理局与陕西省重点学科的部分工作总结。

陕西中医药大学《中医基础理论研究丛书》的编著，以陕西中医药大学中医基础理论重点学科团队人员为主体，山东中医药大学的王小平、鲁明源，华南师范大学的赵燕平，咸阳师范学院的蒲创国等同志也参与了编写工作。该丛书的出版，得到了陕西中医药大学领导的大力支持和陕西省重点学科建设经费的资助，中国中医药出版社华中健主任从选题到出版都给予了大力支持，在此一并表示衷心感谢。

邢玉瑞

2017 年 2 月于古都咸阳

前言

病因病机理论作为与临床联系最为紧密的中医基础理论，不但是中医基础理论现代研究最多的领域，也是利用现代科学技术开展研究最为迅速、充分，取得成果最为丰硕的部分。包括冠以藏象理论名义的许多研究工作，究其实际也多为脏腑病机的研究。纵观60余年来中医病因病机理论的研究工作，其所取得的成果及研究特点，可概括为以下几个方面。

1. 病因病机理论体系初步建构

中国古代虽有隋·巢元方《诸病源候论》、宋·陈言《三因极一病证方论》、明·吴又可《温疫论》、清·沈朗仲《病机汇论》、清·叶桂《温热论》、清·薛雪《湿热条辨》、清·吴瑭《温病条辨》等病因病机的专著问世，但中医病因病机理论体系的建构则是近现代之事。

现代以来，受中西汇通或西医理论体系的影响，早期多采用"病理"一词称谓中医病因病机。从20世纪80年代始，随着《中医基础理论》规划教材的编著出版，中医病因病机的提法方为中医学术界普遍使用，其后《中医病因病机学》教材或专著的出版，标志着中医病因病机理论体系的逐步完善。

中医病因理论体系的建构，主要反映在对病因种类的认识以及层级与类别的划分方面。现代学者对病因的分类，主要有四分法[1]、

---

[1] 李德新. 中医基础理论 [M]. 北京：人民卫生出版社，2001：198-226.

五分法[1]、六分法[2]、七分法[3]的不同，但从逻辑层次来看，外感病因、内伤病因、病理产物形成的病因、其他病因的四分法更能体现中医病因理论的逻辑体系。

一般认为病机学是指研究和探讨疾病发生、发展和变化规律的理论体系。从病机学的定义而言，其外延应包含发病理论的内容。但从中医第五版规划教材起至今，各版规划教材均将发病独立于病机之外，如此则很明显违反了逻辑学"定义项和被定义项的外延必须相等"的规则，犯了定义过宽的错误。关于中医病机理论体系的结构，孙广仁[4]主编的八版教材划分六个层级依次为基本病机、系统病机、类病病机、疾病病机、证候病机、症状病机。周仲瑛等[5]提出病机证素的概念，主要包括病理因素、病位、病性等。病理因素常见有风、寒、火（热、暑）、燥、湿、郁、瘀、水、饮、痰、毒等；病位涉及内外表里、脏腑经络、营卫气血等；病性主要指阴阳、寒热、虚实。上述病机的层次划分侧重于系统研究，要素探讨着眼于结构分析，二者相互补充，基本反映了当代

[1] 宋鹭冰.中医病因病机学［M］.北京：人民卫生出版社，1987：84-126.

[2] 陶汉华，徐凤琴，张甦颖，等.中医病因病机学［M］.北京：中国医药科技出版社，2002：80-258.

[3] 孙广仁，郑洪新.中医基础理论［M］.北京：中国中医药出版社，2012：205-225.

[4] 孙广仁.中医基础理论［M］.北京：中国中医药出版社，2007：255.

[5] 周仲瑛，周学平.中医病机辨证学［M］.北京：中国中医药出版社，2015：4-5.

对中医病机理论体系的认识状况。

2. 基于临床的理论创新成果丰硕

实践是中医理论发展的源泉。随着现代疾病谱的变化，科学技术的进步，在中医临床实践中，某种新的事实和现象被观察到了，然而传统中医理论却解释不了这种新的事实和现象，甚至与这种事实或现象相悖，这时就需要提出新的理论以解决原有理论面临的难题或危机，由此而引起原有理论的变革而促进学术的发展。正由于此，基于临床实践的中医病因病机理论也是中医理论创新成果最为丰硕的领域。如对心脑血管疾病诊疗经验的总结，提出毒损脑络、毒损心络说，在此基础上推演出毒损肾络、毒损肝络、毒损肺络、毒损胃（肠）络说，再进一步进行理论抽象，提出了毒损脉络说。再如以国医大师周仲瑛为带头人的课题组，在系统梳理有关瘀热病证的历史认识，采用文献计量学、频次分析、聚类分析的方法分析古今文献的相关记载，发现"瘀热"在外感及内伤杂病中普遍存在[1]。系统构建了瘀热病机理论，阐述了瘀热的概念、形成、主要病理变化、病证特征、主要临床表现、分类、治疗原则，初步揭示了瘀热的分子生物学基础，开展了从瘀热论治内科难治病的规律研究，出版了《瘀热论——瘀热相搏证的系列研究》《从瘀热论治内科难治病》等专著。针对社会心理因素在当代人类疾病发生中的重要性，提出了情志、情志病因、情志伏邪等概念以及多情交织伤脏说，拓展了中医传统七情病因的范围，构建了更为合理的病因理论

---

[1] 虞舜，张稚鲲，杨丽娟，等."瘀热"学说的历史依据与现实意义 [J]. 中国中医基础医学杂志，2010，16（4）：274-276.

体系，创新了情志致病的理论。对肿瘤病因的研究提出癌毒概念，对艾滋病的研究提出了"艾毒"概念，结合现代医学对有关疾病病理认识的成果，提出了浊邪（糖浊、脂浊、蛋白浊、微量元素浊、痰浊、湿浊）、浊毒（脂毒、糖毒、蛋白毒、微量元素毒、尿酸毒等）、瘀毒、毒热、痰瘀等病因病机概念。其他如杂病伏邪、络风内动、瘀血生风等病机理论，都是在临床基础上对病机理论的创新。

具体到一些重大疾病，则病因病机理论的创新更为丰富。如对冠心病病因病机的认识，现代学者提出了毒损心络[1]、伏毒损脉[2]、络风内动[3]、先天伏寒[4]、痰瘀伏络[5]、瘀毒致变[6]等新的病机理论。全小林等[7]针对糖尿病老年患者，常出现四肢冰凉、周身皮肤干燥等症状，认为此因患者体内阳气不足难以蒸发温煦，造成身冷皮燥，提出"内生凉

[1] 郭艳.毒损心络与缺血性心脏病[J].中医杂志,2002,43(11):805-807.

[2] 王新东.冠心病伏毒损脉病机理论与应用浅析[J].南京中医药大学学报,2015,31(1):8-12.

[3] 王显,胡大一.急性冠脉综合征"络风内动"假说临床研究[J].中华中医药杂志,2008,23(3):204-208.

[4] 任继学.伏邪探微[J].长春中医学院学报,2005,21(1):4-7.

[5] 邓悦,吴宗贵,陈颖,等.痰瘀伏络是心血管疾病链的主要机制[J].中医杂志,2011,52(20):1733-1735.

[6] 徐浩,史大卓,殷惠军,等."瘀毒致变"与急性心血管事件:假说的提出与临床意义[J].中国中西医结合杂志,2008,28(10):934-938.

[7] 于晓彤,郭允.全小林教授凉燥治验初探[J].环球中医药,2015,8(4):478-480.

燥"理论。这些新理论的提出，都更为有效地指导了中医临床的诊疗实践。

3. 现代多学科研究方法应用充分

中医病因病机理论的研究，在继承中医传统研究方法的基础上，更多地采用了现代多学科的研究方法。如对六淫病因的研究，已广泛借用人工气候箱方法开展动物实验研究，人工气候箱已成为中医六淫病因研究的基本方法。钱国强等[1]提出用可拓学理论开展中医外感病因的研究，并取得了初步成果。贾春华[2]从隐喻认知的角度研究中医六淫病因，系统分析中医病因的隐喻特征，认为六淫从认知语言学的角度看是一种"隐喻认知"，是以我们熟悉的事物说明我们不熟悉事物的一种方式，作为病因概念的六淫是一种概念隐喻。对风邪、寒邪、湿邪、燥邪等致病机理的实验研究，更是广泛借用了现代生物学乃至基因组学、代谢组学等方法。

再如对中医七情学说的研究，张光霁等的《中医病因七情发生学》采用发生学较为系统地研究了七情的发生问题。借鉴情绪心理学理论的知识、方法研究七情发生的机制以及致病机理，创建情志测量表，建构中医情志学。以王米渠、乔明琦等为代表，研制多种

[1] 钱国强，陈卓，陈孝银.可拓学相关原理运用于中医外感病因研究的合理性探讨 [J].中国中医基础医学杂志，2007, 13 (12): 936-937.

[2] 贾春华.一种以身体经脸感知为基础形成的理论——以"六淫"中的风为例分析中医病因的隐喻特征 [J].世界科学技术——中医药现代化，2011, 13 (1): 47-51.

动物模型开展"怒伤肝""恐伤肾"以及慢性复合应激致病、恐惧形成的脑机制研究等实验研究。郭蕾等[1]从耗散结构理论的角度出发,分析情感系统、生命系统及外环境系统三者之间熵的流向和大小,认为三者相互联系、相互影响,这种联系和影响是以熵的流散为媒介的。

中医病机理论的研究更多呈现出多学科研究的态势,以寒热病机的研究为例,梁月华等在《从寒热研究探讨中医与西医的共性和特性》一书中,对寒证、热证各自的临床表现、功能变化、病理变化、基因与系统生物学变化等进行了总结,并概括出寒证、热证功能与病理指标变化之总观[2]。李梢等[3、4、5]以中医"寒、热"基本辨证纲领为范例,建立了基于

[1] 郭蕾,乔之龙.从耗散结构理论看七情学说[J].山东中医学院学报,1994,18(4):228-230.

[2] 梁月华,李良.从寒热研究探讨中医与西医的共性和特性[M].北京:北京大学医学出版社,2016:2-33.

[3] Li S, Zhang ZQ, Wu LJ, Zhang XG, Li YD, Wang YY.nderstanding ZHENG in traditional Chinese medicine in the context of neuro-ndocrine-immune network[J].IET Syst Biol, 2007, 1(1): 51-60.

[4] Ma T, Tan C, Zhang H, Wang M, Ding W, Li S.Bridging the gap between traditional Chinese medicine and systems biology: the connection of cold syndrome and NEI network[J].Mol Biosyst, 2010, 6(4): 613-619.

[5] Jiang B, Liang X, Chen Y, Ma T, Liu L, Li J, et al.Integrating next-generation sequencing and tradi-tional tongue diagnosis to determine tongue coating microbiome[J].Sci Rep, 2012(2): 936.

神经 – 内分泌 – 免疫系统的寒、热证生物分子网络，发现寒证生物分子网络以激素的功能模块为主，热证的生物分子网络以细胞因子的功能模块为主，神经递质功能模块共同分布于 2 个网络；发现寒热证生物分子网络具有无标度（scale-free）性质，即网络的功能实现主要依赖于一些关键节点，这些关键节点有望成为寒证、热证的生物分子网络标志。首次开展中医"寒、热"证候的舌苔微生物组研究，对慢性胃炎"寒、热"证患者和正常人的舌苔微生物组进行高通量测序和生物信息学分析，构建出"寒、热"证差异性舌苔微生物网络。可见中医病因病机理论的研究，呈现出与现代科学技术发展几乎同步的可喜态势。

4. 科学的研究方法路径基本形成

恩格斯在《自然辩证法》一书中指出："只要自然科学在思维着，它的发展形式就是假说。一个新的事实被观察到了，它使得过去用来说明和它同类的事实的方式不中用了。从这一瞬间起，就需要新的说明方式了——它最初仅仅以有限数量的事实和观察为基础。进一步的观察材料会使这些假说纯化，取消一些，修改一些，直到最后纯粹地构成定律。"科学史表明，自然科学理论发展的过程，就是假说的连续更替和假说的内容不断精确化、深刻化的过程。只是相对于其他自然科学门类，中医学术发展过程中提出的假说较少，假说的更替和内容的精确化、深刻化明显不足，更难以说自觉应用假说方法了。

但在现代中医病机理论的研究中，假说方法已被一些学者自觉加以应用。以王显[1、2、3]团队有关冠心病络风内动病机理论的提出为例，他们通过文献梳理，特别是临床观察总结，发现心脉病证往往出现动风征象，由此提出络风内动的假说。然后开展急性冠脉综合征"络风内动"病机假说的临床流行病学研究，发现络风内动证是中医胸痹心痛的1个独立证型[4]。同时采用冠状动脉造影、血管内超声（IVUS）等影像学方法，结合检测患者血清炎症标志物，探讨急性冠脉综合征络风内动的生物学基础，从实验的角度进一步验证该假说。在上述研究的基础上，形成了胸痹心痛络风内动证诊断专家共识：从疾病的虚实性质分辨，络风内动包括热毒生风（实证）、络虚风动（虚证）、外风引动内风（虚实夹杂证）3个方面，提出了胸痹心痛络风内动证诊断的理化指标，以及热毒生风、络虚风动、外风引动内风证各自的诊断标准[5]。进而将络风内动学说推广应用于高血压病、动脉粥样硬化等[6]。同时从

[1] 王显，胡大一.急性冠脉综合征"络风内动"假说临床研究[J].中华中医药杂志，2008，23（3）：204-208.
[2] 王显，胡大一，沙鸥.中医络风内动证的病变特征和炎症标志物的检测[J].心脏杂志，2008，20（5）：619-622.
[3] 王显，胡大一，沙鸥.中医络风内动证血管内超声的病变特征[J].心脏杂志，2009，21（1）：88-91.
[4] 杨然，曹淼，裴军斌，等.急性冠脉综合征"络风内动"病机假说的临床流行病学研究[J].中华中医药杂志，2014，29（1）：316-318.
[5] 中华中医药学会介入心脏病学专家委员会.胸痹心痛络风内动证诊断专家共识[J].中医杂志，2014，55（17）：1528-1530.
[6] 李红梅，朱海燕，王显.动脉粥样硬化"络风内动"学说与难治性高血压[J].中华中医药杂志，2014，39（12）：3850-3853.

基础理论、病位、传变特点、表现形式、治疗思路及现代认识等不同视角综合剖析络风内动与肝风内动的区别与联系[1]，进一步明晰了络风内动理论。另外，还设想从动物、细胞和细胞内超微结构三个层面构建络风内动模型，为实现络风内动研究平台的科学化和标准化寻求新突破[2]。由此构建了理论本体、临床应用、科学诠释（生物学基础）三位一体的络风内动理论。概括络风内动理论的研究方法路径大致为：基于临床实践问题→提出假说→临床实践、流行病学调研、现代医学技术检测→验证假说→形成理论→指导临床，并进一步研究完善理论。这一科学的研究方法路径对于中医理论的研究而言，无疑具有重要的借鉴意义。

当然，现代中医病因病机理论的研究，尚有许多亟待解决的问题，如科学问题的凝练、选择不准确，导致整体研究方向性失误；研究思路、方法选择不当，结果难以说明问题；过于拘泥传统理论，缺乏创新精神，导致与新兴学科的交叉融合滞后；特别是一些理论概念不清，交叉重叠，如浊毒、浊邪、痰浊、湿浊等，造成研究的困惑，并导致中医病因病机理论体系的逻辑混乱等。要解决上述问题，需要我们以开放包容的态度，加强与多学科的交叉，坚持科学的研究方法，提升理论思维水平，以促进中医学术的发展。

《中医病因病机理论研究进展》分中医病因病机理论体系研究、外感六淫理论研究、伏邪理论研究、中医毒邪理论研究、浊邪理论研究、痰饮理论研究、瘀血理论研究、中医七情学说研究与中医病

［1］李红梅，王显.络风内动和肝风内动的理论思辨［J］.中医杂志，2016，57（4）：276-280.

［2］李红梅，王显.络风内动模型构建的思路与方法［J］.中医杂志，2016，57（15）：1281-1284.

前言

机理论研究九章，系统总结了 60 余年中医病因病机理论研究的总体情况，并对存在的相关问题进行了剖析。鉴于中医病因病机理论研究涉及的学科面甚广，在总结分析中难免有不妥之处，敬请各位同道批评指正。

邢玉瑞

2021 年 1 月于古都咸阳

目
录

目录

目

录

目
录

目 录

目　录

目
录

中医临床诊疗以对疾病因、机、证、治的分析为基础，因此，中医病因病机理论与临床实践密切相关，随着中医临床实践的深化，其研究也得到了长足的发展，特别是 20 世纪 80 年代以后，中医病因病机理论领域的学术研究十分活跃，取得了一系列可喜的成果。

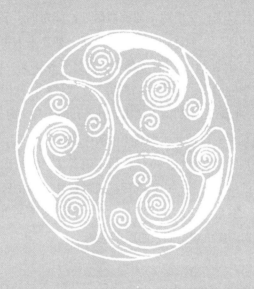

第一章　中医病因病机理论体系研究

中国古代虽有隋·巢元方《诸病源候论》、宋·陈言《三因极一病证方论》、明·吴又可《温疫论》、清·沈朗仲《病机汇论》、清·叶桂《温热论》、清·薛雪《湿热条辨》、清·吴瑭《温病条辨》等病因病机的专著问世，但中医病因病机理论体系的建构则是近现代之事。

现代以来，受中西汇通或西医理论体系的影响，早期多采用"病理"一词称谓中医病因病机，如李重人编著的《中医病理与诊断》（四川省成都中医进修学校讲义，1956）、成都中医学院编写的《中医病理讲义》（1958）、欧阳锜编著的《中医病理概说》（湖南人民出版社，1963）等，时至20世纪90年代前后，匡调元主编的《中医病理研究丛书》，仍然使用病理一词。从20世纪80年代始，随着《中医基础理论》规划教材的编著出版，中医病因病机的提法方为中医学术界普遍使用，其后《中医病因病机学》教材或专著的出版，标志着中医病因病机理论体系的逐步完善。

第一节　病因病机理论的哲学认识论研究

中医病因病机理论深受中国古代哲学思想及其思维方法的影响，故从哲学认识论的角度反思中医病因病机理论，也就成了研究的议题之一。匡调元《中医病理学的哲学思考》一书，为此类研究的较早专著，他研究了元气论、象论、直觉领悟、《周易》、道家、儒家等中国古代哲学与中医病理学原理的关系，从控制论、信息论、一般系统论、耗散结构理论等现代科学哲学的角度对中医病理学原理进行了探讨；在此基础上，提出发展中医病理学应逻辑论证与直觉领悟相结合、还原论与系统论相结合、定量研究与定性研究相结合、功能、结构与代谢相结合、证实与证伪相结合的思路；探讨了中西医学思维的主要差异，提出运用中国式的非分析、非逻辑的创造直观、形象思维及个体性独特体验与领悟的方式去重新认识《内经》及中医各家学说的精髓，再用逻辑思维加以论证，用实验方法加以发展是当代中国医学界的历史任务[1]。但其论述涉及中医学的多个方面，从中医病因病机研究的角度看，明显失之宽泛。

金凤丽[2]认为"天人合一"和"形神合一"的健康观决定了中医病因学强调导致疾病发生的原因是多种多样的，如六淫、七情、饮食、劳逸等在一定条件下都能够使人体发生疾病，并把与身心及社会密切关联的精神情志、饮食失节和劳逸过度作为主要致病因素；虽然对具体的致病因子和病理机制不清楚，但却运用了类似控制论的黑箱方法，从人体与外环境方面综合认识机体内外环境对功能的影响；从机体的反应性出发，概括了多种因素对人体的综合作用。因此，中医病因学说与现代生物－心理－社会医学模式有着共同的医学思维方式。宋鹭冰[3]主编《中医病因病机学》探讨了中医病因病机学的形成原理及基本观点，阐述了古代朴素的自然观、精气神学说、阴阳五行学说对中医病因病机学的影响，认为在中医病因病机学的形成过程中，类比推理方法、由果析因与以表测里、以象测

[1] 匡调元.中医病理学的哲学思考［M］.上海：上海科学普及出版社，1997.
[2] 金凤丽.中医病因学与现代生物－心理－社会模式殊途同归［J］.南京中医药大学学报（社会科学版），2009，10（4）：190-191.
[3] 宋鹭冰.中医病因病机学［M］.北京：人民卫生出版社，1987：8-21.

藏的认识方法，是其基本的认识论和方法论基础，概括中医病因病机学的基本原理为阴阳失调论、五行生克论、天人相应论、亢害承制论、气化失常论、邪正相争论。

另外，邓铁涛等[1]通过长期的生理、病理观察和研究，提出了"四时阴阳，生病起于过用"（《素问·经脉别论》）的精辟见解，形成了"以常衡变，过则为灾"的病因观。中医认识病因的方法，一是直接察知法，二是审证求因法。于智敏等[2]对《黄帝内经》病机理论的研究认为，其病机理论的特点为人文医学、相互渗透，以证论机、动态客观，揆度奇恒、以象测机，注重功能、兼顾形质等。

关于中医病因病机理论的研究与发展，古继红等[3]认为中医病因理论是在对各种致病因素所致病证进行类比与归纳，并在此基础上逐渐演变和完善起来的，具有一定的整体性、直观性和合理的推测性，具有灵活性和实用性；应该从人与自然统一的整体观出发阐释中医病因理论的实质；并尝试用生存环境、生存条件以及生存方式的偏差来概括中医病因理论，从而更符合现代人的思维方式。有学者针对原有病因学说的不足进行了分析，并提出了新的假说或研究思路等。

[1] 邓铁涛，吴弥漫.中医基础理论［M］.北京：科学出版社，2012：164-165.
[2] 于智敏，卢红蓉，赵凯维，等.中医病机新论［M］.北京：化学工业出版社，2011：61-67.
[3] 古继红，区永欣，张小虎.从生存角度探讨中医病因理论的实质新释［J］.中医药学刊，2004，22（8）：1488-1490.

如宋会臻[1]认为由于历史局限性和中医理论的超稳定性而不能囊括现代疾病谱；中医学只是从六淫、七情、饮食、房室等方面认识病因，对物理化学、生物营养、代谢遗传等因素知之甚少，对药物过敏、毒副作用、遗传性和代谢性疾病缺乏其本质理论的解释，限制了自身的发展，应该形成一整套有别于传统中医和西医的现代中医理论新体系。黄建波[2]阐述了中医病因学说的形成、内涵和发展，通过对现有中医病因理论中存在的不足进行分析，认为应从人与自然和谐统一的整体观出发探讨中医病因理论实质；提出了基础性病因、继发性病因和发展性病因的中医病因分类方法，使中医病因理论体系更具科学性、逻辑性；强调中医病因理论只有在人与自然统一观的指导下明确概念、严格定义、分清层次，才有可能实现中医的科学化与规范化。陶汉华等[3]主编的现代中医系列丛书《中医病因病机学》在对中医病因病机学研究简单回顾的基础上，提出中医病因病机学现代研究的思路与方法，一是要坚持以中医病因病机理论为指导设计技术路线；二是开展中医病因的流行病学调查，总结其致病规律；三要多学科、多系统、多指标、多层次地探讨中医的病因病机；四是研究病因病机应以服务于临床，提高临床诊治水平为目的。

[1] 宋会臻，吴仕民.振兴中医必须建立现代中医理论新体系[J].江西中医学院学报，2003，15（1）：16–18.

[2] 黄建波.人与自然统一观下中医病因分层次理论探讨[J].中华中医药杂志，2007，22（7）：424–426.

[3] 陶汉华，徐凤琴，张甦颖，等.中医病因病机学[M].北京：中国医药科技出版社，2002：18–31.

第二节　中医病因理论体系研究

病因，习称为致病因素，是指导致人体相对平衡状态紊乱或破坏而发生疾病的原因。中医病因学即是研究各种病因的概念、形成、性质、致病特点及其所致病证临床表现的理论。中医病因理论体系的建构，主要反映在对病因种类的认识以及层级与类别的划分方面。古代中医病因分类主要有阴阳分类、三因分类两种，现代学者对病因分类的研究，主要有四分法、五分法、六分法、七分法。

一、四分法

吴敦序[1]根据病因的发病途径、形成过程，将病因分为外感病因、内伤病因、病理产物形成的病因，以及其他病因四大类：①外感病因：即来源于自然界，从肌肤或口鼻侵入人体的病因，包括六淫、疠气等。广义的六淫致病除了气候因素之外，还包括了生物、物理、化学等多种致病因素。②内伤病因：即由于人的情志或行为失常而伤及脏腑的病因，包括七情太过、劳逸不节、饮食失宜（饥饱失常、饮食偏嗜、饮食不洁）等。③病理产物形成的病因：指由疾病的病理产物导致新的不同疾病产生的病因，包括水湿痰饮、瘀血、结石三类。④其他病因：包括外伤、寄生虫、药邪、医过、先天因素等。李德新主编的《中医基础理论》教材（人民卫生

---

[1] 吴敦序.中医基础理论 [M].上海：上海科学技术出版社，1995：122–141.

出版社，2001）也分为上述四类，只是其他病因类分为外伤、寄生虫、胎传与遗传、毒，阐述了"毒"的概念、形成、分类、性质和致病特点以及临床常见的病证。郭霞珍主编的《中医基础理论》教材（上海科学技术出版社，2006）也采用四分法，但其他病因则分为意外损伤、不良环境（寄生虫感染、环境病邪）、药邪三类。

二、五分法

宋鹭冰[1]将中医病因分为五大类：①自然因素：即自然界中对人体起致病作用的因素，包括气候异常（六淫致病、时令气候）、地土方域（地质特征、风俗习惯）、时行疫疠之气（实际指生物性致病因素）三类。②生活因素：指生活条件与生活习惯对人体的致病作用，包括饮食因素（饥饱失常、五味偏盛、肥甘厚味、饮酒过度、生冷不洁）、劳倦内伤（形神过劳、房室劳伤、贪逸少劳）两类。③内在因素：包括情志因素、体质因素两类。④内生因素：即疾病的病理产物，包括痰饮、瘀血等。⑤其他因素：主要包括外伤（含虫兽伤）、中毒、社会因素（制度、环境）等。

三、六分法

张光霁[2]将中医病因分为六大类：①自然因素：指自然界中对人体起致病作用的因素，包括天时因素、地理因素、生物因素（微生物、寄生虫）。②生活因素：包括社会生活因素在内，指生活条件、生活习惯、工作环境、人际关系等对人体的致病作用，包括情

---

[1] 宋鹭冰. 中医病因病机学 [M]. 北京：人民卫生出版社，1987：84-126.

[2] 张光霁. 中医病因探要 [M]. 上海：上海科学技术出版社，2002：30-45.

志因素、劳逸、饮食、药邪等。③意外因素：主要指外伤以及一些物理损伤和化学致伤。④病理因素：指诱发他病的病理产物，包括痰饮、瘀血、结石。⑤体质因素。⑥环境因素：包括自然疫源地、酸雨污染、光化学烟雾等。陶汉华等[1]主编的《中医病因病机学》也分为六类：①自然因素：包括六淫与时令邪气、地理与环境因素、生物因素、时间变化因素。②生活因素：包括饮食所伤、劳倦内伤。③社会与心理因素：包括社会因素与发病、心理因素与发病。④体质因素。⑤内邪因素：包括瘀血、痰饮。⑥其他因素：包括外伤、中毒、诸虫、遗传与胎传、职业病病因、传染病病因、性传播疾病、现代社会病因。但其分类逻辑甚为混乱。

四、七分法

孙广仁等[2]主编《中医基础理论》教材则采用七分法，将中医病因分为以下七类：①六淫：属外感病邪，因六气太过而致病。②疠气：区别于六淫而具有强烈致病性和传染性的外感病邪。③七情内伤：由于情绪变化引起脏腑精气功能紊乱而致病的因素。④饮食失宜：包括饮食不节、饮食不洁、饮食偏嗜。⑤劳逸失度：包括过劳、过逸。⑥病理产物：包括痰饮、瘀血、结石。⑦其他因素：主要有外伤、诸虫、毒邪、药邪、医过、先天因素（胎弱、胎毒）等。

[1] 陶汉华，徐凤琴，张甦颖，等.中医病因病机学[M].北京：中国医药科技出版社，2002：80-258.

[2] 孙广仁，郑洪新.中医基础理论[M].北京：中国中医药出版社，2012：205-225.

上述不同分类方法之中，七分法是四分法的细化，七分法中的六淫、疠气对应于四分法中的外感病因，七情内伤、饮食失宜、劳逸适度对应于四分法中的内伤病因，但从逻辑层次来看，四分法较七分法更能体现中医病因理论的逻辑体系。从各种分类法所涉及的病因要素而言，涉及六淫、疠气、七情内伤、饮食失宜、劳逸失常、外伤、痰饮、瘀血、结石、寄生虫、药邪、医过、先天因素、体质因素、环境因素、地理因素、生物因素、化学因素、物理因素等，主要的病因要素基本固定，绝大多数也是传统中医解释疾病现象的基本依据。但将体质因素作为病因要素看待，确有值得商榷之处，六分法的中医特色也不突出。另外，环境因素日益受到重视，有学者[1]主张把环境污染列为中医病因学中一个单独的病因概念，范启霞等[2]提出了"环境污染性病因"的概念，认为凡能污染自然环境，使环境质量严重恶化，干扰或破坏人体阴阳动态平衡，而使人直接或间接致病的物质因素，统称为环境污染性病因。该病因致病具有广泛性、特异性、复杂性、严重性的特点。郑洪新[3]提出了环境毒邪的概念，认为环境毒邪是由于环境污染所产生，进而毒害人体的一类外感病邪，亦可称为环境病邪、环境污染毒邪、环境污染病邪。具体包括大气污染毒邪、水污染毒邪、辐射污染毒邪等。并归纳环境毒邪的性质和致病特点有：①有毒性，易毒害人体导致中毒。②具有外感性，或口鼻或皮肤，由外而内。③环境毒邪致病或暴戾

［1］ 丘桂湘.试谈环境污染与中医病因学［J］.新中医，1980（3）：55-56.

［2］ 范启霞，刘文龙.略论中医学防治环境污染疾病的优势［J］.环境与健康，2000（4）：45-46.

［3］ 郑洪新.中医病因新说——环境毒邪［J］.辽宁中医杂志，2002，29（2）：63-64.

强烈，或久积邪伏。④环境毒邪可影响气血津液代谢。⑤可损伤脏腑，导致脏腑功能失常。⑥环境毒邪损伤生殖功能，导致先天异常，祸及人类的繁衍生存。

第三节　中医病机理论体系研究

　　一般认为病机指疾病发生、发展与变化的机制，病机学是指研究和探讨疾病发生、发展和变化规律的理论体系。从病机与病机学的定义而言，其外延均应包含发病理论的内容，发病理论也是中医病机理论体系的有机组成部分。但从中医第五版规划教材起至今，各版规划教材均将发病独立于病机之外，专论有关发病的基本原理、影响发病的因素、致病途径与方式以及发病类型等，如此则很明显违反了逻辑学"定义项和被定义项的外延必须相等"的规则，犯了定义过宽的错误。

一、病机的层次划分

　　关于中医病机理论体系的结构，从历版《中医基础理论》规划教材可窥其研究及演变情况，印会河[1]主编的《中医基础理论》将病机理论的内容分为邪正盛衰、阴阳失调、气血失常、津液代谢失常、内生五邪、经络病机、脏腑病机等七

---

[1]　印会河.中医基础理论［M］.上海：上海科学技术出版社，1984：106-128.

大类。吴敦序[1]主编的《中医基础理论》在此基础上统括为三大类：①基本病机，包括邪正盛衰、阴阳失调、气血失常、津液代谢失常。②系统病机，包括外感热病病机（六经病机、卫气营血病机、三焦病机）、经络病机、脏腑病机、形体病机、官窍病机。③症状发生机制，包括全身症状和各系统病变常见症状的机制，以及疾病的传变。王新华[2]主编的中医药学高级丛书《中医基础理论》则将系统病机划分为外感病机、内伤病机、脏腑病机、经络病机、疮疡病机、肿瘤病机等，逻辑关系明显欠妥。孙广仁[3]主编的七版教材则将病机划分为五个层级：第一层次是基本病机，如邪正盛衰等；第二层次是某一系统病机，如脏腑病机等；第三层次是某一类疾病病机，如六经病机等；第四层次是某一病证病机，如感冒病机等；第五层次是某一症状病机，如疼痛病机等。其后的八版教材增加了某一具体证候病机，如脾胃湿热病机，列为第五层次，则病机划分为六个层次，其序列依次为基本病机、系统病机、类病病机、疾病病机、证候病机、症状病机[4]。九版教材延续了八版的层级划分[5]。

韩成仁[6]将病机分为病机总纲、基本病机、其他病机三大类别。病机总纲包括阴阳失调和邪正盛衰，基本病机包括脏腑气血津液失常，其他病机包括了伤寒六经、温病卫气营血、三焦等类病病机及

[1] 吴敦序.中医基础理论［M］.上海：上海科学技术出版社，1995：151.

[2] 王新华.中医基础理论［M］.北京：人民卫生出版社，2001：528-529.

[3] 孙广仁.中医基础理论［M］.北京：中国中医药出版社，2002：256.

[4] 孙广仁.中医基础理论［M］.北京：中国中医药出版社，2007：255.

[5] 孙广仁，郑洪新.中医基础理论［M］.北京：中国中医药出版社，2012：246-247.

[6] 韩成仁.病机分类初探［J］.山东中医学院学报，1993，17（3）：42-43.

内生五邪、经络病、七情病等病机。邓铁涛等[1]也将病机分为三类，即各种疾病所共有的基本病机，包括八纲病机、六气病机两类；体现人体功能失常状况，主要用于研究分析内伤疾病的脏腑病机、经络病机和气血津液病机；体现外感病邪侵入人体后邪正盛衰消长状况，主要用于研究分析外感热病病情的六经病机、卫气营血病机和三焦病机。成肇智等[2]将病机分为基础病机及特定病机。前者可分为二级：概括性高的病机，如阴阳失调、邪正盛衰等；概括程度低的病机，亦称为局部性基础病机，主要反映具体部位病理状态及变化。马克亚等[3]提出病机的多层次观，即初始病机、中间病机、终末病机。另外，于智敏[4]认为病机层次划分要考虑三大要素：即对疾病发生、发展、变化过程与规律的把握；要透过现象看本质，抓主证，理清思路，注意对证候属性的判断与把握；注意对治病求本的理解与把握。

［1］ 邓铁涛，吴弥漫.中医基础理论［M］.北京：科学出版社，2012：193.

［2］ 成肇智，李咸荣.中医病机论——从基础到临床［M］.北京：中国医药科技出版社，1997：97.

［3］ 马克亚，孙运河，成德方.论病机的多层次观［J］.中医杂志，2007，48（3）：271-273.

［4］ 于智敏.中医病机层次划分与定义的三大要素［J］.中国中医基础医学杂志，2007，13（12）：884-885，921.

二、病机的组成要素

成肇智等[1]将病机要素划分为基本成分和病理动态两部分。基本成分具体包括病邪、病性、病位和病势，这是横向研究的结果，方法是将病程中某一阶段的病机要素作横向剖析；病理动态可涵盖发病、病持、病传和病归四个环节，以及病程阶段的概念，其研究方法是将疾病的动态过程作以纵向分析。他认为病机有纵向的全病程病机和横向的某一阶段病机之分，中医界非常重视的所谓"审察病机"的指导原则，主要是指阶段病机而非全病程病机。因此，病机概念的现代表述形式至少应该具备上述基本成分中的四大要素。

黄开泰[2]将病机分为四个层次：病机理论基础、基本病机、病病机、证候病机。病机的要素有病种、病因、病位、病性、病形、病势等六项，病机要素量和病机层次具有对应关系，病机层次越低要素量就越多，与临床关系就越直接；病机层次越高要素量就越小，与临床关系就越间接，但这并不反映临床意义的大小。潘立群等[3]提出病因、病位、关系是病机构建的三大要素。病因是临证思维的第一层次，具有表象性和自然属性，是向病机属性转化的初步思维，如"善行而数变"向"风邪"的转化——辨证的局部观。病位是临证思维的第二层次，是病因的承载体，具有内藏性和人格属性，是一种在理论指导下的脏腑辨证，由此搭建了病机的人格框架——辨

[1] 成肇智，李咸荣.中医病机论——从基础到临床[M].北京：中国医药科技出版社，1997：18-72.

[2] 黄开泰.论病机层次和要素[J].河南中医，2004，24（3）：12-13.

[3] 潘立群，姚昶，潘自皓，等.以病机为核心的生物学系统表征研究在中医科研中的地位[J].北京中医药大学学报，2015，38（3）：162-166.

证的整体观。而关系是融合病因病位为一体的纽带，是使其活起来的灵魂和内生动力。周仲瑛等[1]提出病机证素的概念，即辨识证候的病机要素，主要包括病理因素、病位、病性等。病理因素常见有风、寒、火（热、暑）、燥、湿、郁、瘀、水、饮、痰、毒等；病位涉及内外表里、脏腑经络、营卫气血等；病性主要指阴阳、寒热、虚实。

上述病机的层次划分侧重于系统研究，要素探讨着眼于结构分析，二者相互补充，基本反映了当代对中医病机理论体系的认识状况。

[1] 周仲瑛，周学平.中医病机辨证学［M］.北京：中国中医药出版社，2015：4-5.

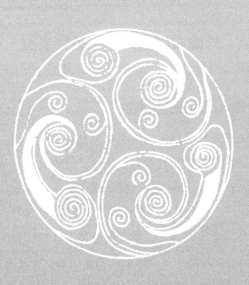

第二章　外感六淫理论研究

六淫作为中医特有的病因理论，当代学者借用哲学、认知科学、流行病学以及动物实验等多学科的知识与方法开展了研究，在对六淫病因理论的实质认识与临床应用等方面取得一定的进展。

第一节 外感六淫病因理论研究概况

一、外感六淫病因的实质探讨

中医对外感病因的认识明显与现代医学不同，为便于当代人的准确理解以及开展实验研究，首先有必要从文化、思维方式、临床实践等方面，借助现代科学、哲学、认知科学等知识探讨中医六淫病因的内涵。刘长林[1]通过对六淫概念的发生与演变研究认为，季节和地理条件对疾病的影响，启发人们从自然环境中寻找致病的物质因素，经过长期的观察，医学家们将影响人体健康最明显最常见的自然因素归纳为风、寒、热、湿、燥、火六气，并通过对季节多发病、地方病以及大量个案的研究，逐渐建立起六气与若干种病症的理论联系，此也是六淫作为物质实体所具有的含义。其后借助于取象比类、审证求因的方法研究，使六淫概念趋于成熟，虽然六淫仍然包含着六种气候因素的意义，但从主要方面看来，

[1] 刘长林.内经的哲学和中医学的方法[M].北京：科学出版社，1982：189-194.

它是标示能够使人体产生六类证候症状的病因符号，从本质上说，是依据人体证候特点对多种实体病因的六种综合归纳，是以机体整体反应为基准的关于外界病因的综合性功能模型。王磊[1]从历史文化角度分析中医病因的思维特点，认为六淫病因在发展过程中经历了由真实病因向非真实病因泛化的历史嬗变，促成嬗变的历史文化因素是中医特有的思考自然和人体"天人合一"的观念；人体与自然之间存在某种感应式的联系和性质的相似性，为中医六淫病因说提供了本体论根据，并成为中医病因学说由最初较真实的病因认识，整合为非实在的气候因素，且最终走向泛化的文化根由。张华等[2]研究认为，中医学的病因是中医认识疾病发生发展及临床症状、体征聚类的表达模式，不能理解为具体的致病因素，是基于自然界气候、环境变化的规律，抽提出某些本质特性，再紧密联系人体疾病（失衡）状态下临床所表现的类同的共性特征进行聚类并表意，如表达为风、寒、暑、湿、燥、火等性质特征。因而中医的病因，确切地说是审证求因，是指根据症状变量及其组合来探求病因（即疾病的本质，亦即病机）。从控制论来说，人体信息的输出和输入是有对应性的，中医病因理论即根据输出的症状变量的属性与聚类分析来推导输入情况，寻找其对应的这种确定性。谷浩荣等[3]应用认知语言学的原型范畴理论、概念隐喻理论研究中医病因学说中的六淫，

[1] 王磊.中医外感病因思维特点及研究方法的历史文化分析[J].中医药学报，2008，36（4）：74-75.

[2] 张华，刘平.中医病因病机理论研究的问题与思考[J].中医杂志，2012，53（8）：631-634.

[3] 谷浩荣，贾春华.基于原型范畴理论的中医"六淫"概念隐喻研究[J].世界科学技术——中医药现代化，2011，13（6）：1091-1094.

发现六淫是六个"范畴"而非六个"实体"，是以自然界"六气"为原型形成的概念隐喻，是范畴化的结果，从"六气"到"六淫"是对语言的跨域应用。在六淫概念隐喻的构建过程中，"六气"原型发挥了认知病因这一目标域的始源域作用。陶功定[1]对六淫与戾气致病进行生态病因学阐释，赋予新的内涵，认为"六淫""戾气"致病特点是天－地－人之间的生态失衡，体现在天人失宜、天地失宜、人地失宜，进而提出生态病因学理论。

黎敬波[2]提出外感病因的层次从初始病因到证病因大凡有四：第一层次为直接病因，如气温变化、病原体、不适宜的食物或生活习惯、精神紧张等，相当于西医的直接病因；第二层次为防御应对机制，如体质状况、营养状态、机体免疫功能等，相当于西医的分子、细胞病因（遗传病因）；第三层次为中医传统病因层次，如抽象的六淫（风、寒、暑、湿、燥、火）、风温、暑湿等，相当于西医的综合反映态病因；第四层次是证因层次，即病因的辨证归纳，如外感风寒、外感风热、外感风温、气虚感寒等，相当于西医的系统病因。并指出外感病因致病的证候特点和变化规律为：证从外感邪气、证从邪正交争、证从正气应邪、证从新感－宿疾的结合。何

[1] 陶功定.《黄帝内经》生态医学思想解读——从"六淫"与"戾气"致病到生态病因学理论的建立[J].中医杂志，2011，52（8）：640-644.

[2] 黎敬波.外感病因及其致病特点探讨[J].上海中医药大学学报，1999，13（4）：9-10.

锦雄等[1]从甲型流感致病思考外感六淫的本质，认为六淫这种异常的气候变化会使甲型流感病毒进化而出现新型变种；六淫既可以作为致病条件诱发生物进化产生病原微生物（外因），又可以作为致病物质使人体免疫力下降（内因），导致疾病发生。但将六淫等同于气候变化，明显有失偏颇。

另外，黄广平[2]提出六淫作为致病物质或致病条件，是物质性、条件性与人体反应性的综合概念，它是指直接或间接受六气（自然气候）影响，导致或诱发、加重疾病的所有因素，既包括受气象气候影响的生物性、化学性、物理性致病原，亦包括受气象气候影响的机体免疫状态、病理生理状态。六淫与六气概念具有相对性，没有绝对界限。六淫概念具有病因、病理双重意义。汪正宜[3]认为中医六淫致病与现代医疗气象学的观点一致，风邪可能是传染性微生物气溶胶；寒邪、暑邪、火邪与温度有关，同时也与致病性微生物的作用有关；湿与燥与温度关系较为密切，与组织细胞含水量有关。郭蕾等[4]认为从气象因素角度而言，六淫中的风、寒、暑、湿、燥、火等六种因素可分别归属于气温、气湿与气流的范畴；寒、暑、火属于气温范畴，湿与燥归属于气湿，风归属于气流；如此可对中医六淫致病的某些特点及机理做出现代医学的解释。

[1] 何锦雄，吴先林，陈孝银.从甲型流感致病思考外感六淫的本质[J].新中医，2011，43（9）：3-5.
[2] 黄广平.六淫、气象与体质关系浅探[J].山东中医药大学学报，1999，23（4）：172-173.
[3] 汪正宜.浅述祖国医学"六淫"与医疗气象学[J].湖北中医杂志，2002，24（5）：3-4.
[4] 郭蕾，乔之龙.论开展六淫现代研究的重要意义[J].辽宁中医杂志，2004，31（7）：548-549.

二、六淫病因研究的方法探索

陈宪海[1]认为研究中医六淫病因，不能仅局限于四季非时之气，重点应从气象因素、生物性致病因子和机体反应性三个层次着手，应该借鉴现代医学、气象学等相关学科的研究成果，从气象、生物和机体反应性等方面综合理解中医六淫病因学说。赖鹏华等[2]提出人工气候箱为六淫实验研究的最重要手段之一，但由于气候对人体的影响规律尚不明确，所以研究中还存在同种邪气气候箱条件设置各异、动物在气候箱放置时间各异等问题。认为随着人工气候箱的发展，可以模拟出更精确、复杂的气候环境，可望在六淫和其他气候相关科研中发挥更大作用。李俊莲等[3]借助人工气候箱，模拟自然气候，制备风寒、寒湿、湿热等三种外界气候模型，通过检测不同环境因素下小鼠血清中 IL-2、IFN-γ 的含量，分析不同外邪因素对小鼠免疫指标的影响。结果说明人工气候箱模拟不同环境因素致使小鼠免疫功能受到影响，若小鼠本身免疫力低下则外邪对小鼠免疫功能的影响更大。其中在三种环境中以风寒、寒湿邪气对小鼠免疫状态影响显著。观察造模小鼠精神活动、毛色、进食量、饮水量、体重、皮肤、

[1] 陈宪海.六淫病因层次论[J].吉林中医药，2006，26（7）：1-2.

[2] 赖鹏华，王彦晖，何宽其，等.人工气候箱在"六淫"研究中的应用[J].中医杂志，2014，55（12）：1071-1073.

[3] 李俊莲，李艳彦，马彦平，等.人工模拟不同外邪对正常及免疫低下小鼠免疫指标影响的实验研究[J].中华中医药学刊，2011，29（6）：1242-1244.

关节及大便等一般情况，结果显示各模型组小鼠进食量、饮水量均明显减少，体重增长明显减慢，三种环境因素对正常及免疫低下小鼠的一般情况都有影响，对免疫低下小鼠的影响更为明显[1]。人工气候箱已成为中医六淫病因研究的基本方法，具体参见相关病因的研究之中。

钱国强等[2]提出可拓学理论中的传导变换与发散性、相关性和共轭性的理论，可较明确地对外感病因的病因因素的相对性、可变性及复杂的多层次进行描述；运用可拓集合与关联函数，可对各病因因素以及病因因素之间的相互作用进行量化。根据以上量化的结果，可以计算各外感病因因素对几种常见中医外感病致病作用的程度，据此可能生成关键干预策略，为中医外感病的研究和防治工作提供可行性的帮助。他们采用可拓理论对常见中医外感病的病因因素进行可拓分析和优度评价，结果显示风量大小与温差在外感病的发生中相度最大，分别为 0.151、0.063，说明风量和温差与外感病的发生联系最为密切[3]。并利用外感病因物元模型系统分析外感病因因素的相关性，得出外感病相应的产生式规则和关联函数为 $F_{感冒}$=（f 风，雨，湿度……吸烟，饮酒）。认为此项研究有利于对外感病因进行量化和层次化研究，对于外感病的预警及防治具有积极的

[1] 郭彩云，高鹏，李俊莲，等.人工模拟不同外邪环境对正常及免疫低下小鼠一般情况的影响[J].中医杂志，2011，52（23）：2034-2036.

[2] 钱国强，陈卓，陈孝银.可拓学相关原理运用于中医外感病因研究的合理性探讨[J].中国中医基础医学杂志，2007，13（12）：936-937.

[3] 陈孝银，钱国强，何斌，等.利用可拓学原理分析外感病因因素的相关性[J].暨南大学学报（医学版），2007，28（4）：371-374.

意义[1]。

另外，张启明等[2]通过建立历代医案数据库，采用非条件 Logistic 多元逐步回归筛选外感病因的症状，并给出各症状对诊断这些外感病因的贡献度和特异性。发现外感病因的证候要素是风邪、寒邪、热邪、湿邪、燥邪、病气、外毒、疟邪和内伏风邪。

三、六淫地域特征及致病特点研究

六淫致病的地域特征，虽然古人早有所认识，但均为一种定性的大致判断，缺乏具体的数据实证研究。王毅荣[3]利用全国 50 年（1955～2004 年）逐日风速、气温、相对湿度和日照时数等实测资料，采用常规数理方法进行分析，研究我国风、寒、暑、湿、燥、火等六淫（气候异常）空间分布及论治特点。结果表明，近 50 年来我国六淫空间基本特点是中央湿、北方寒、东方多风、西方燥和南方热，格局与《内经》观点完全一致；六淫演变形成七个典型区域，分别是日照和风速变幅值皆大的长沙 - 武汉 - 郑州区域，为典型阴阳失和的风淫邪区；北京 - 石家庄 - 济南区域为逐日相对湿度

[1] 钱国强，陈孝银，毛慧君，等.利用外感病因物元模型系统分析外感病因因素的相关性 [J].上海中医药大学学报，2007，21（3）：28-30.
[2] 张启明，王永炎，张志斌，等.外感病因中证候要素的提取 [J].山东中医药大学学报，2009，29（5）：339-341.
[3] 王毅荣.外感六淫格局与典型论治探讨 [J].南京中医药大学学报，2012，28（5）：404-408.

和气温变幅最大、年内风速变化最大的地区，高温干燥最易出现的地区为典型风火淫邪区；长江中下游一带，日照时数绝对变率变幅最大、湿热最重，为典型湿热淫邪区；西部为典型风燥淫邪区；东北为典型风寒淫邪区；四川盆地和西安地区为六气适宜区。王毅荣[1]又利用全国50年（1955～2004年）逐日风速、气温、相对湿度等实测资料，研究近50年来我国六淫之气时空敏感性特征，结果显示：①华北地区是燥湿火邪气最敏感区，肝肾肺易受邪，华中地区是我国风暑邪敏感区，脾肾肺易受邪；②年内六淫邪气敏感时段不同，华北地区（石家为代表）6月份是一年中火邪敏感的时段，脾肺易受邪；8月份暑热邪气的敏感时段，肝肾易受邪；12月份风寒邪气敏感时段，心脾易受邪；4月份风燥邪气敏感期，脾肝易受邪；2月份风寒燥邪，心脾肝易受邪。华中区域（武汉为代表）3～4月是风湿邪气敏感阶段，脾肾易受邪；7月份风暑湿三邪杂合的最敏感阶段，脾肺肾易受邪；8月份暑热邪气最敏感，肾肺易受邪；1月份风寒邪气敏感时段，心脾易受邪。③1967～1989年间风寒邪易出现、心脾易受邪，进入1990年之后燥热（火邪）敏感时段，肝肺易受邪；④六邪强弱振荡以3～6年和12年左右准周期为主。

王毅荣[2]利用全国1951～2005年逐日相对湿度等实测资料，研究我国燥湿邪气的异常分布，结果显示：①我国燥湿异常存在哈尔滨区域、广州区域、北京区域、西安区域和乌鲁木齐区域等五类高相关典型区；②燥湿变化，由南向北和由东向西愈趋杂乱、变化

[1] 王毅荣.六淫之气候敏感性研究［J］.中华中医药学刊，2012，30（7）：1469-1473.
[2] 王毅荣.燥湿邪气异常分布研究［J］.中华中医药学刊，2012，30（10）：2205-2209.

幅度加剧，或燥或湿行为愈趋复杂；③哈尔滨区域以春燥、暑湿和冬湿为主，广州区域以长湿和凉燥为主，北京区域以暑湿和冬燥为主，西安区域以短暂的春燥和较弱的秋湿为主，乌鲁木齐区域以春燥、夏火（热而燥）和冬湿为主；④年际变化哈尔滨区域和乌鲁木齐区域燥气流行突出，广州区域燥湿气时段大致相当，北京区域燥气时段略长，西安区域燥湿气相对较弱；⑤病毒性肝炎发病率与燥湿呈明显反相位，燥气时段明显长于湿气，肝长期受邪，与我国成为世界肝病高发区相关。

胡冬裴[1]提出六淫伤心的观点，认为心病病因以内伤多见，为劳神过度或久病耗损所致心之气血阴阳不足。然导致心病证的因素非独内生，外邪伤心亦占有相当比例。而外邪伤心，又非独火热之邪，六淫之邪皆可导致心病，但火热确为心病最多发的致病因素。

四、现代疾病与气象要素关系研究

王毅荣[2]研究我国病毒性肝炎疫情异常与气象要素的关系，结果显示：①我国病毒性肝炎发病率由东南向西北因燥邪加重而递增，在同湿度带上风速越小发病率越高；②风速越小、寒邪越重，则肝炎发病率、死亡率和病死率越高，燥

[1] 胡冬裴.六淫伤心理论的研究 [J].浙江中医杂志，2006，41（2）：91-93.
[2] 王毅荣.病毒性肝炎疫情异常对六淫响应研究 [J].现代中西医结合杂志，2013，22（18）：1942-1944，1959.

邪愈盛发病率愈高，湿邪愈盛死亡率、病死率愈高；③发病率对秋季燥邪累计响应最突出，对当年春季风邪响应最敏感及时，死亡率、病死率对当年寒邪最突出。说明病毒性肝炎疫情对六淫响应显著，其响应特征与《内经》和《金匮要略》等相关中医经典病理一致。王毅荣[1]研究了全国36年（1975～2010年）风速、气温、相对湿度等气象因素与流行性出血热疫情的关系，结果表明：36年间中国流行性出血热发病（病死）率，与风寒湿三气杂合存在十分显著正相关关系，偏高（低）与连续的寒湿风邪偏重（轻）变化同向，历史上疫情最严重年份（1986年）寒湿风达到历史极值，发病（病死）率异常与"寒伤心（伤血）、湿伤肾"和"因风气而生长"一致。发病（病死）率及其绝对变率空间分布，由西南向东北递增，与寒湿风三气强弱及变幅配置一致程度较高。

周铭心等[2]运用因子分析探讨六淫与气候因素的关系，以揭示西北燥证外感病因之六淫构成，结果显示新疆及西北地区燥气最盛，西北燥证外感病因首推燥邪，次责火邪，亦关乎风寒二邪。

［1］ 王毅荣.六淫与中国流行性出血热疫情异常关系研究［J］.中华中医药学刊，2013，31（7）：1486-1489.
［2］ 周铭心，单丽娟，宋晓平，等.西北燥证外感病因六淫构成情况因子分析［J］.新疆医科大学学报，2006，29（12）：1123-1128.

第二节 风邪的研究

一、风邪的实质探讨

贾春华[1]系统分析中医病因的隐喻特征，认为风之所以成为致病因素、有如此致病特征，是古代中医学家将人们对自然界风的认识移植到中医理论之中，从认知语言学的角度看是一种"隐喻认知"，是以我们熟悉的事物说明我们不熟悉事物的一种方式，作为病因概念的六淫是一种概念隐喻。韩树人等[2,3]认为，中医风邪的含义非常广泛，包括吸入性、食入性、接触性、感染性、季节（如草、树之花粉）等多种外在致敏原，并与气候因素、精神因素、物理因素性刺激、运动等具有一定关系，侵入途径大多为吸入。凡从呼吸道吸入的致敏原，均属外感六淫中风邪致病的范畴。杨世英[4]研究也认为中医风邪与过敏原都具有致病广泛的特征，并都以春季为主要发病季节；两者具有从肌表、口鼻而入，或两者同时受邪等相同的致病途径，都属于中医外感病邪的范畴；

[1] 贾春华. 一种以身体经脸感知为基础形成的理论——以"六淫"中的风为例分析中医病因的隐喻特征[J]. 世界科学技术——中医药现代化，2011, 13（1）: 47-51.

[2] 谈欧，王德钧. 韩树人教授谈"哮喘专主于风"[J]. 南京中医药大学学报，2007, 23（4）: 259-261.

[3] 李彦军，马淑然，肖延龄，等. 论风邪在过敏性哮喘发病机制中的重要作用[J]. 上海中医药杂志，2010, 44（10）: 47-49.

[4] 杨世英. 中医病因风邪与过敏原的相关性研究[D]. 浙江中医药大学，2010.

风邪与过敏原都具有起病急、发病快、传变迅速、病变反复发作、遇邪即发的共同致病特征。从辨病角度找出过敏原，运用祛风中药从"风"论治过敏性疾病可取得明显效果。

二、风邪致病的临床与实验研究

李彦军等[1]探讨了风邪在过敏性哮喘发病中的重要作用和意义，提出"五脏伏风是过敏性哮喘发病关键，气管痉挛是'风盛则痉'的病理表现，而痰、瘀等乃病之标"的学术观点，为临床防治过敏性哮喘提供了新的思路。段文慧等[2]从阵发性房颤发作突然，症状明显，缓解时可无任何症状，与中医"风"邪致病的特点十分相似，提出无论外感风邪，还是肝阳化风、血虚生风、阴虚生风、肝热生风等内生风邪均可扰乱心神，导致阵发性房颤的发生。临床以风邪致病阐释阵发性房颤的病因病机，在辨证论治基础上酌加祛风、息风之品，可提高阵发性房颤的疗效。李靖等[3]认为原发性肾小球疾病与风邪关系密切，风邪是导致肾风病发生的主要原因。肾风病的形成，是由于先有各种原因导致肾元亏虚，又有风邪或风邪夹他邪侵袭。风邪伤肾的病机，包括"风毒"伤肾、"风热毒邪"伤肾、"风湿热毒"伤肾、"风寒化热生毒"伤肾、"风热寒湿杂致化燥生毒"伤肾、"风湿化毒"伤肾、"风寒湿邪化毒"伤肾。故原发性

[1] 李彦军，马淑然，肖延龄，等.论风邪在过敏性哮喘发病机制中的重要作用[J].上海中医药杂志，2010，44（10）：47-49.

[2] 段文慧，史大卓.从"风邪"致病谈阵发性房颤的中医临床治疗[J].中西医结合心脑血管病杂志，2015，13（13）：1558-1559.

[3] 李靖，高菁，吕仁和.从风论治原发性肾小球疾病的病因病机[J].中国中医基础医学杂志，2005，11（10）：731-733.

肾小球疾病可从风论治。

易璐莹等[1]通过对肺部和呼吸道感染疾病风邪犯肺和非风邪犯肺证患者白介素 -1β（IL-1β）、白介素 -4（IL-4）、白介素 -6（IL-6）、白介素 -8（IL-8）等四项指标分析，探求外风是否为导致四项指标变化的本质原因。结果显示：控制了混杂因素之后，风邪犯肺较非风邪犯肺对 IL-1β、IL-6 两项指标的影响具有显著意义，说明外风可能是影响 IL-1β、IL-6 的本质因素。

第三节 寒邪的研究

一、寒邪致病的理论与临床研究

杨宇琦[2]认为寒邪伤阳的致病特点为寒直折阳，包括暴冷伤阳，影响阳气的温煦功能；卫外失固，影响机体的防御功能；真阳外泄，影响阳气的固摄功能；寒则脉泣，影响阳气的推动功能；寒失布化，影响脾的运化功能；清冷病水，影响对水液的气化功能；寒夹风湿，影响经络，三气合痹。并开展了大鼠免疫相关性实验研究，结果显示寒邪组 IL-2 水

[1] 易璐莹，谢雁鸣，王连心，等.基于前瞻性注册登记研究的风邪犯肺证 4 项炎症指标特征分析［J］.中华中医药杂志,2014,29（12）:4009-4014.

[2] 杨宇琦."寒邪伤阳"理论及其免疫相关性实验的研究［D］.成都:成都中医药大学,2011.

平较正常组显著降低（$P < 0.01$），热药组 IL-2 水平较正常组降低（$P < 0.05$）；以 Log2Ratio ≥ 1 或 ≤ -1 为标准，正常组与寒邪组比较获得 3005 条差异表达基因，与热药组比较获得 5134 条差异表达基因；分别将寒邪相关与治疗相关的差异表达基因作高级筛选，得到共同的差异表达基因 21 条及通路 10 条，其中与寒邪伤阳密切相关的免疫功能基因及其通路主要有 RT1-Ba 基因与抗原处理和递呈通路。

张帆等[1]基于方剂数据挖掘的疾病与证候要素关系研究发现，寒邪致病的病种分布以伤寒、腹痛、咳嗽等出现频率在前；病系归类，外感热病占 33.5%，运化疾病占 22.9%，肌骨骼疾病占 7.3%。张明雪等[2]通过对全国六大地区临床第一线专家大样本的冠心病中医证候要素、证候特征及证候病机演变规律问卷调查，运用频数、决策树和神经网络等统计学方法，归纳出冠心病的主要证候要素（寒、痰、气、瘀、虚等），其中"寒邪"这一证候要素贯穿冠心病病变的始终。寒邪可源于外寒侵体，伤及胸阳，经脉挛急，心脉绌急，而发胸痹；也可源于机体阳气亏虚、心阳不振所生的内寒。寒凝血脉，气血不畅，津液不行，发为瘀血、气滞、痰饮，相互搏结，更伤正气，促进和加重冠心病的发病和病情，说明"寒邪"在冠心病发病和发展的过程中起着重要的作用。

[1] 张帆，任廷革，刘晓峰，等. 基于方剂数据挖掘的疾病与证候要素关系研究 [J]. 中国中医药信息杂志，2010，17（6）：98-99.
[2] 张明雪，曹洪欣，常艳鹏，等. 论"寒邪"在冠心病发病中的作用 [J]. 中医药学报，2009，37（3）：1-5.

高鹏等[1]对外感寒湿导致肺系病症的特征分析认为，寒邪为患，病多骤发；湿邪为患，病多迁延；寒湿合邪，则疾病易发且严重。其产生机理与寒伤阳气，湿阻气机，正气受损相关。张伟等[2]对慢性支气管炎中寒邪与气象因子相关性的研究发现，月平均气温、月极端最低气温、月平均气压与寒邪显著相关，其中前两者成负相关，后者成正相关。说明寒邪主要与温度相关的气象指标相关性密切。

李翼哲等[3]通过对"外寒""内寒"与大骨节病相关性的探讨，指出大骨节病有明显的地域性，以山区、半山区及丘陵地带的高寒地区最为多见，此类地区年平均气温较低。其中"外寒"偏重于阻遏经脉的经气与营卫之气的运行，"内寒"侧重于影响脏腑气机的升降浮沉及气血的运行，"寒"在大骨节病的病因病机中起重要作用。

二、寒邪致病的机理研究

陈会敏等[4]将昆明小鼠每天分别置于4℃、0℃的气候箱中4小时模拟寒邪侵袭（湿度均为45%～60%），观察外寒对小鼠肺组织水通道蛋白-1（AQP-1）表达的影响。结果显

［1］高鹏，陶功定.外感寒湿导致肺系病症的特征分析［J］.山西中医学院学报，2011，12（1）：6-8.

［2］张伟，贾新华，赵燕.慢性支气管炎中寒邪与气象因子相关性分析［J］.北京中医药大学学报，2004，27（1）：77-79.

［3］李翼哲，李庆兵，吉海春，等."寒"在大骨节病病因病机中的作用［J］.西部中医药，2011，24（11）：44-45.

［4］陈会敏，张六通，李蓉.外寒对小鼠肺组织水通道蛋白-1表达影响的实验研究［J］.时珍国医国药，2012，23（4）：1025-1027.

示,7 天后小鼠肺部出现明显的病理改变,肺泡内出现大量的渗出液,但是 14 天后肺部水液潴留情况好转,肺泡腔内未见明显渗出液,说明小鼠对寒冷刺激的病理反应主要发生于初期,随着时间推移,小鼠对寒流刺激产生适应则进入恢复期。AQP-1 在 4℃ 7 天组、0℃ 7 天组小鼠肺组织的表达明显下降,提示外寒可能通过调节 AQP-1 表达来影响肺部水液输布。另外,观察外寒对小鼠肺组织 B 细胞激活因子(BAFF)和 NF-κB 表达的影响,与常温对照组比较,BAFF 表达明显上调,NF-κB 蛋白表达明显增加,认为外寒可能通过上调 BAFF 表达,激活 NF-κB 信号通路,进而促进 B 细胞的增殖、分化及成熟,使抗体分泌增加,触发机体的获得性免疫[1]。徐全壹等[2]探讨中医轻度"寒淫致病"的差异基因表达及相关信号通路的调节机制,发现氧化磷酸化通路活跃,而且 AT-Pase(V-ATPase)基因编码的 ATP6VOD1 表达活跃,轻度的寒淫刺激机体主要是引起机体能量代谢活跃,细胞膜跨膜转运加速,促进耦合质子运输和 ATP 水解,也就是说该基因在机体能量调节方面发挥着重要的作用。

张伟等[3]把人工气候箱分别设置为 10℃、0℃、-10℃ 饲养 2 小时与把温度在 1 小时内分别骤降 20～10℃、20～0℃、20～-10℃ 六种模式,观察低温和温差所形成的相对低温对 Wistar 大鼠的影响,结果显示,各造模组大鼠肺组织匀浆中 TNF-α 和 IL-6 水

[1] 陈会敏,马作峰,张六通.外寒对小鼠肺组织 BAFF 和 NF-KB 表达的影响[J].辽宁中医杂志,2013,40(2):345-348.

[2] 徐全壹,秦玉花,孙玉文,等.中医"寒淫"致病的表达谱实验研究[J].现代中西医结合杂志,2012,21(13):1369-1370.

[3] 张伟,刘海瑜.小同梯度变化的寒邪对大鼠细胞因子影响之差异的实验研究[J].中国中医基础医学杂志,2008,14(8):600-602.

平较常温对照组相比均有不同程度的明显升高，且随温度的梯度性降低及温差的梯度性增大而明显升高；温度骤降各组较相对应的绝对温度各组 TNF-α 和 IL-6 水平明显升高。表明寒邪均能导致大鼠机体 Th1/Th2 免疫应答不同程度的失衡，且温差所形成的寒邪较绝对温度所形成寒邪的致病力更强，说明温度的骤然变化较缓慢变化致病作用明显。另外，张伟等[1]在寒凉包括恒定低温（10℃、0℃、-10℃）和温差（20～10℃、20～0℃、20～-10℃）的人工气候箱中把相对湿度调为 90%～100%，并加 5 级左右风力模拟风湿之邪，观察其对寒邪的影响，发现风湿能够明显加重寒邪对肺脏的损害，与相同温度的寒邪组相比，风寒湿各组大鼠肺组织匀浆中 TNF-α、IL-6 和 IL-4 水平明显升高（$P < 0.01$），IFN-γ 水平显著下降（$P < 0.01$），IFN-γ/IL-4 比值显著下降（$P < 0.01$）。可见风湿之邪能够明显加重寒邪对肺脏的损害，加重寒邪犯肺所导致的机体 Th1/Th2 免疫应答失衡。

巩会利[2]在冬季寒冷环境中冷冻大鼠，给大鼠冰水饮水，配以熏烟、气管内滴注脂多糖的方法，建立慢性阻塞性肺病寒饮蕴肺证大鼠模型。发现该大鼠模型的一般情况与临床表现相符，除血清白介素 -8 和白介素 -10，各项指标的变化也与慢性阻塞性肺病的指标变化相一致。病理切片显示模型组肺组织出现炎症损伤，并且冰水加冷冻组的病理改变程

[1] 张伟，曹景涛，刘海瑜.风湿之邪对寒邪犯肺证大鼠肺脏细胞因子的影响［J］.中西医结合学报，2008，6（7）：278-281.

[2] 巩会利.寒凉因素在慢性阻塞性肺病寒饮蕴肺证大鼠模型形成中的作用机制研究［D］.济南：山东中医药大学，2009.

度最重。宋玉等[1]观察形寒与寒饮对小鼠呼吸道黏膜免疫分子的影响，结果显示，形寒组、寒饮组与形寒寒饮组气道液肿瘤坏死因子（TNF-α）和 IgG 表达值与常温对照组比较均明显升高（$P < 0.05$），形寒寒饮组升高最明显；形寒组、寒饮组与形寒寒饮组气道液中 SIgA 的浓度与常温对照组比较均明显下降，形寒寒饮组降低最明显。提示形寒与寒饮伤肺之时，肺部出现感染导致 TNF-α、IgG 浓度升高和 SIgA 的浓度降低，其程度以形寒寒饮两者相合的外感病因最为明显，形寒组次之、寒饮组再次之。

刘晓燕等[2]研究寒邪与高血压状态脑卒中发病的关系，对模型组 SD 大鼠实施双肾双夹法后，与正常组、假手术组一起置于温度 17℃、相对湿度 60% 环境中饲养 2 周，然后保持相对湿度不变，温度在 30 分钟内下调至 5℃，8 小时后恢复至 17℃，第 2 天重复降温过程 1 次，结果模型组脑出血发生率为 65%、脑梗死发生率为 0，其余两组则未发生脑出血及脑梗死。同时检测各组大鼠内皮素 -1（ET-1）、血管紧张素 II（Ang II）、精氨酸血管加压素（AVP）、一氧化氮（NO）水平的变化，结果降温后模型组大鼠 NO、Ang II、AVP 水平较降温前升高，ET-1 水平则较降温前和同时间点的正常组下降（$P < 0.05$）。认为气温骤降促进了高血压大鼠血管舒缩反应性的紊乱，可能是寒邪促发高血压状态脑卒中发病的重要机制。

————————

[1] 宋玉, 镇兰芳, 张六通. 形寒与寒饮对小鼠呼吸道黏膜免疫分子影响的实验研究 [J]. 湖北中医药大学学报, 2014, 16（1）: 15-17.
[2] 刘晓燕, 郭霞珍, 李立华, 等. 寒邪诱发高血压大鼠脑出血发病中血管活性因子的变化 [J]. 中医杂志, 2012, 53（6）: 507-510.

第四节　湿邪的研究

随着现代中国人饮食结构等生活方式的变化，中医界对与此相关的湿邪及湿病研究明确增多，由国医大师路志正主编的《中医湿病证治学》专著第1～3版的出版发行可谓其代表。纵观中医湿邪的当代研究成果，可概括为以下几个方面。

一、对湿邪概念的认知

谢菁华等[1]将中医"湿邪"的特征和致病特点与自然界之"湿（气）"的特征进行类比，认为中医"湿邪"概念的形成来源于自然界之"湿（气）"概念的跨域映射。中医"六淫"概念范畴经历了由真实病因向隐喻病因转变的历史过程，具有隐喻的认知特征。

于斌等[2]在综述了近年来湿邪致病机理研究的基础上，指出湿邪致病损伤阳气、阻遏气机的特性与机体免疫功能以及水液代谢机制相关，湿性重浊的机制与血氧分压、脂质代谢、一氧化氮以及炎性因子等水平的变化相关，湿性致病黏滞的特性与肠道微生物菌群、超氧化物歧化酶活性、T细胞平衡以及免疫功能的改变密切相关，湿性趋下的机制与机体免疫力、病原微生物的感染、机体内酶的活性以及肠道微生物的改变密切相关。临床上湿邪致病往往兼夹痰、热、寒、风

---

[1] 谢菁华, 谷浩荣, 贾春华. 从认知语言学角度探讨中医六淫概念隐喻——以湿邪概念为例 [J]. 中医药学报, 2012, 40（3）: 3-6.

[2] 于斌, 邓力, 张丽, 等. 湿邪致病现代机理研究进展 [J]. 广州中医药大学学报, 2015, 32（1）: 174-177.

等因素，故今后应探讨湿邪夹杂其他因素的致病机制。同时应量化湿邪致病动物模型的检测指标，以更直观地说明湿邪致病动物模型的成功建立。汪海东等[1]认为湿病是中医临床上一种常见的病理改变，"脾气散精"功能失调是湿邪致病的"枢机"和根本原因。现代医学实验研究证实，湿病是在外湿和（或）内湿的持续作用下，导致机体水液代谢障碍、能量代谢障碍，进而发展至病变局部组织微循环障碍和促发炎症反应的病理过程。

路志正[2]通过文献分析与临床调研，提出了"北方亦多湿"的观点。

二、湿邪与现代疾病的相关性

张帆等[3]基于方剂数据挖掘的疾病与证候要素关系研究发现，湿邪致病的病种分布以恶疮、湿癣、泄泻、水肿等出现频率在前；病系归类，肌骨骼疾病占26.0%，运化疾病占16.8%，皮肤疾病占12.5%。

张海燕等[4]通过相关文献统计研究，提出在艾毒损伤元气的过程中，湿邪始终贯穿其中，且因于"同气相求"的中医理论，演绎

［1］ 汪海东，吴晴，王秀薇，等.中医湿病的现代认识［J］.中医杂志，2015，56（13）：1089-1092.

［2］ 路志正.北方亦多湿续论［J］.中华中医药杂志，2006，21（9）：515-518.

［3］ 张帆，任廷革，刘晓峰，等.基于方剂数据挖掘的疾病与证候要素关系研究［J］.中国中医药信息杂志，2010，17（6）：98-99.

［4］ 张海燕，彭勃，谢世平，等.艾滋病"艾毒伤元"发病机制中湿邪作用的探讨［J］.世界中医药，2014，9（5）：568-570，639.

出艾滋病更易发于湿邪体质的人体。张明雪等[1]通过对一线专家大样本SARS中医证候及其演变规律的专家问卷调查，运用频数、决策树和神经网络明确证候因素的判断标准，探讨湿邪在SARS发病中的作用。归纳出SARS的主要证素为毒、热、瘀、湿、虚，湿的证候因素在初期、极期和恢复前期较高，恢复前期至恢复后期逐渐减少，且程度减轻，基本符合"湿"的临床表现特征。

刘向阳[2]有关湿邪与HIV携带者免疫指标的相关性研究，结果表明在自然病程中HIV携带者中感染湿邪偏多，HIV携带者的CD4+T淋巴细胞、HIVVL、IL-2、IL-6、IL-8与湿邪病性证素积分关系密切，其各指标水平变化在一定程度上受湿邪变化的影响，感染湿邪的程度对各指标水平的变化有一定的预测性，但其各指标与湿邪病型证素积分之间不能完全相互反映。

刘芬芬等[3]认为湿邪是痹证的主要病因，内湿是间歇期及慢性期痛风病机之本。脾虚是内湿生成之源，脾虚湿困证是临床常见证型，是间歇期及慢性期痛风重要的病因病机，贯穿其始终。临床上，对间歇期及慢性期痛风的治疗，多从

[1] 张明雪，曹洪欣，翁维良，等.论湿邪在SARS发病中的作用［J］.中医药学刊，2006，24（5）：773-776.
[2] 刘向阳.湿邪与HIV携带者免疫指标的相关性研究［D］.郑州：河南中医学院，2014.
[3] 刘芬芬，羊维，李海昌，等.基于"内湿致痹"理论探讨湿与痛风的关系［J］.中国中医急症，2015，24（1）：96-98.

脾论治，以健脾化湿为主。镇兰芳等[1]研究外湿对胶原诱导关节炎（CIA）血清和滑膜 Fas 系统的影响，发现与正常对照组相比，模型组血清 Fas、FasL 水平均有不同程度的明显升高（$P < 0.001$），且滑膜中 Fas 表达增加，而 FasL 表达减少。与模型组比较发现，外湿组、湿热组及寒湿组大鼠外周血中 Fas、FasL 的表达均明显升高，滑膜中 Fas 表达亦明显增加，而 FasL 的表达减少更明显。变化以寒湿组最为明显，其次是湿热组，外湿组次之（$P < 0.001$）。提示外湿能影响 CIA 大鼠 Fas、FasL 的表达，从而加重关节炎的发展，以寒湿条件下最为明显。

原雪等[2]探讨了湿邪与冠心病发病的关系，提出不管是外感湿邪还是内生痰湿都会阻滞气机，损伤脾阳，血行不畅，痹阻心脉，从而使胸阳不振。外湿和内湿虽可单独致病，但往往内外杂合，再加上湿之兼夹特性，与寒杂糅而至，又使冠心病病情加重，病程迁延反复而难愈。从湿的角度分析与冠心病的关系以及病因病机有助于认识致病因素，改善体质，避免成为冠心病易感高危人群，健脾祛湿也有助于避免疾病愈加复杂化。

仝小林等[3]提出脏腑风湿的概念，认为脏腑风湿的形成，外邪侵袭是必要外因，脏腑功能异常是重要基础，邪气伏留是致病关键。脏腑风湿的概念，涵盖了以外感风寒湿等外邪为始动因素的多种疾

[1] 镇兰芳，张六通.外湿对胶原诱导关节炎大鼠血清和滑膜 Fas 系统表达的影响 [J].长春中医药大学学报，2013，29（4）：574–576.

[2] 原雪，李福凤，王忆勤.湿邪与冠心病的关系 [J].中华中医药学刊，2013，31（3）：499–500.

[3] 仝小林，刘文科，田佳星.论脏腑风湿 [J].中医杂志，2013，54（7）：547–550.

病，强调外邪伏留致病的重要作用，并指出祛邪外出是脏腑风湿的首要治则，应首先考虑散邪、透邪，使风寒湿等宿邪外出。其论治范围较五脏痹和五体痹更为广泛，不仅风湿系统疾病可从脏腑风湿论治，诸多免疫相关性疾病如慢性肾小球肾炎、Ⅰ型糖尿病、格林巴利综合征等，以及一些疑难杂病如原发性脑瘤、病毒性心肌炎等，其发病与外感病邪，邪气伏留密切相关。常用方剂如麻黄附子细辛汤、独活寄生汤、三生饮方、玉屏风散等，一些祛风湿及解表祛邪药如雷公藤、防风、细辛等也常用于治疗慢性肾炎、原发性脑瘤等。

三、湿邪致病与胃肠功能的关系

王昕等[1]根据中医理论，模拟临床病因，建立湿伤脾大白鼠脾阳虚证动物模型，研究发现伤湿模型表现出类脾气、脾阳两虚证状。饮水量显著减少，胃酸、淀粉酶、胃泌素、木糖排泄量显著降低。小肠黏膜变性坏死，黏液上皮增生，肠绒毛破损等形态改变。上皮细胞 DNA、SDH、ATP 酶含量明显减少。胃壁及肢端微循环血流量明显降低。结果表明：外湿伤脾大鼠脾阳虚证模型确立，模型存在多层次脾气虚损等指标改变，提示湿伤脾模型同时有物质能量代谢和水液代谢失常，予以甘温益气健脾中药，可以使脾阳虚大鼠模型复健。

[1] 王昕，张永志，孙跃余.伤湿所致大白鼠脾阳虚证动物模型及其机理研究 [J].辽宁中医杂志，1995，22（4）：187-188.

黄志红等[1]根据中医"湿胜则濡泄"理论，模拟自然潮湿环境，观察大鼠肠道双歧杆菌数的改变，结果提示高湿组、高温高湿组及低温高湿组双歧杆菌数均低于正常对照组，有显著性意义（$P < 0.05$），但 3 组之间无显著性差异。说明湿邪引起大便稀溏的发病机制之一，可能与双歧杆菌数减少有关，可作为"湿胜则濡泄"的客观指标及判断祛湿药疗效的依据之一。章敏等[2]对外湿模型大鼠肠道菌群及其黏附性的研究显示，潮湿环境下，大鼠肠道双歧杆菌、乳杆菌、肠球菌的数量相对减少，大肠杆菌的数量相对增加，可能是"湿胜则濡泄"的病理基础之一。

张六通等[3]研究发现，外湿大鼠粪便分泌型免疫球蛋白 A（SIgA）反应性增高，大便中细菌总数、大肠杆菌数目增加，双歧杆菌数量减少，大肠和小肠肠黏膜糜烂，小肠绒毛上皮细胞变性坏死，淋巴细胞浸润明显，引起大量的肠道微生物繁殖，导致腹泻的产生。吴丽丽等[4]研究发现，湿邪致病后大鼠超氧化物歧化酶（SOD）活性下降，丙二醛（MDA）含量升高。湿邪致病导致 SOD 活性下降，机体清除自由基的能力下降，自由基与生物膜不饱和脂肪酸发生脂质过氧化反应，破坏生物膜结构，导致胃肠黏膜损伤，小肠绒毛遭到破坏，小肠 D- 木糖吸收率下降，胃肠的消化吸收功能障碍，出

［1］ 黄志红，张六通.模拟湿邪对大鼠肠道双歧杆菌的影响［J］.中国中西医结合杂志，1995，基础理论研究特集：135-137.
［2］ 章敏，陈刚，张六通，等.外湿模型大鼠肠道菌群及其黏附性研究［J］.中医研究，2007，20（9）：9-11.
［3］ 张六通，梅家俊，黄志红，等.外湿致病机理的实验研究［J］.中医杂志，1999，40（8）：496-498.
［4］ 吴丽丽，邓中炎，潘毅，等.自由基损伤与湿邪致病机理的探讨［J］.江西中医学院学报，2001，13（1）：20-21.

现便出不爽。吴先林[1]研究报道，湿邪环境中的小鼠，其肠道菌群存在改变，湿热组和常湿组肠球菌数量增多，乳酸杆菌和厌氧菌数量减少，说明湿邪可能影响正常的肠道菌群而使致病菌和共生菌的比例失调，致使湿邪致病患者出现排便黏滞不爽的症状。

章敏等[2]将健康大鼠分别在外湿、寒湿、湿热、寒冷、温热、正常及无菌等环境（设定相应温湿度）中造模30天，观察并记录其进食量、饮水量、体重、精神活动、毛色皮肤及关节、大便等情况，以确定各组动物之间因环境不同而存在的差异。结果：各高湿度组动物进食、饮水量明显改变，且体重增长速度减慢，出现关节肿胀，甚至皮肤破溃，大便不成形，精神不振，活动减少等情况。胃泌素与胃动素检测，相对于正常组，各高湿度组均存在不同程度的统计学差异。说明外湿致病动物模型的体征及发病症状，符合中医中关于外湿致病的理论及临床情况。外湿困脾胃，影响水谷运化，致纳差、便溏，其发生机理与胃肠激素存在一定联系。陈刚等[3]观察外湿模型大鼠胃肠激素变化的情况，结果显示单纯的湿度有可能不足以对胃泌素产生足够的影响，而可能需要微生物的协同作用下才会影响胃泌素的功能。而相对湿度对

[1] 吴先林.基于不同饲养环境中流感小鼠免疫识别和免疫应答探讨湿邪致病特点和本质[D].广州：暨南大学，2013.

[2] 章敏，陈刚，张六通，等.六淫湿邪动物模型研究[J].湖北中医杂志，2007，27（9）：5-7.

[3] 陈刚，张六通.外湿模型大鼠胃肠激素变化的研究[J].中国现代医生，2007，45（10）：87-88.

胃动素的功能有较大的影响，即使在无菌的高湿度情况下，其作用也显而易见。

四、湿邪致病与机体免疫及炎症反应的关系

王丹妮等[1]从外湿对艾滋病免疫功能低下的影响、脾胃受损滋生内湿对艾滋病免疫功能低下的影响、湿邪与艾滋病的相关性文献研究回顾以及临床研究课题回顾进行探讨，认为湿邪与艾滋病免疫功能低下存在一定的相关性，并且湿邪可以加重艾滋病免疫功能低下。

张六通等[2]对湿邪致病机理研究发现，外湿组 T 淋巴细胞亚群 Th/i、IL-2 降低，Th/s 比值有增高趋势。提示外湿可降低细胞免疫功能。吴先林[3]通过对湿邪致病缠绵难愈的机制进行研究发现，湿邪环境下病毒感染小鼠存在免疫识别机制的下调，表现为与免疫识别密切相关的 TLR7 和 RLRs 信号通路 mRNA 和蛋白表达水平明显降低，同时湿邪还导致 Th1/Th2 和 Th17/Trek 的比例下调，导致促炎性反应的增强而机体抑制炎性反应的功能受到抑制，无法有效地启动机体的免疫应答机制，从而使湿邪致病缠绵难愈，而这可能是湿邪致病缠绵难愈的本质。Hardi 等[4]对湿邪致病大鼠相关 T 淋巴细胞受

[1] 王丹妮，陈秀敏，蒋自强，等.湿邪与艾滋病免疫功能低下的相关性探讨[J].中华中医药杂志，2012，27（12）：3038-3041.
[2] 张六通，梅家俊，黄志红，等.外湿致病机理的实验研究[J].中医杂志，1999，40（8）：496-498.
[3] 吴先林.基于不同饲养环境中流感小鼠免疫识别和免疫应答探讨湿邪致病特点和本质[D].广州：暨南大学，2013.
[4] Hardi C F，张诗军，陈泽雄，等.湿邪致病大鼠相关 T 淋巴细胞受体 β 链可变区基因谱系的研究[J].中华中医药杂志，2010，25（2）：304-308.

体β链可变区基因谱系进行研究，结果显示，外湿大鼠模型组的 T 细胞受体 Vβ1（TCRVβ1）、TCRVβ7、TCRVβ9 和 TCRVβ13 呈现明显的升高趋势，而内湿组大鼠的 TCRVβ8、TCRVβ14 和 TCRVβ18 表达降低，内外湿同时存在的模型大鼠 TCRVβ8 和 TCRVβ18 表达降低。提示在外湿环境中，机体可能对外在相关抗原敏感，通过 TCRVβ 相关亚家族的选择性表达来激活相应的 T 细胞增殖来产生有效的免疫反应，达到防御或驱邪目的；在内湿的环境中，TCRVβ 相关亚家族的选择性表达受到抑制，即使在此基础上予以外湿刺激，也未能改变这种情况，提示在内湿环境中，机体可能对外在相关抗原相对不敏感，可能与中医内湿之邪可能具有"蒙蔽性"有关，进而导致湿邪致病大鼠免疫功能障碍，从而导致湿邪致病病情迁延。项婷等[1]通过检测湿证患者和健康人外周血 T 淋巴细胞受体β链 V 区（TCRVβ）亚家族的表达，发现湿证患者 TCRVβ 谱系表达紊乱，经化湿治疗后，TCRVβ 谱系不同程度上得以调节，提示 TCRVβ 的表达异常可能是湿邪的"蒙蔽性"所致。其中 2 例湿证患者治疗前较正常对照组 TCRVβ 表达均低下的亚家族是 TCRVβ4、TCRVβ5.1、TCRVβ8、TCRVβ14、TCRVβ21.1、TCRVβ21.3、TCRVβ23；2 例治疗前较正常对照组 TCRVβ 表达均偏高的亚家族是 TCRVβ3、TCRVβ16、TCRVβ18、TCRVβ24。2 例治疗前 TCRVβ 表达均偏低，经治疗后表达均升高的亚家

[1] 项婷，林佑武，张诗军，等.湿证患者外周血 TCRVβ 亚家族表达及意义探讨 [J].中国医药指南，2012，10（3）：214-216.

族是 TCRVβ4、TCRVβ14、TCRVβ21.3、TCRVβ23；2 例治疗前 TCRVβ 表达均偏高，经治疗后表达均降低的亚家族是 TCRVβ3 和 TCRVβ18。

严灿等[1、2]临床研究发现，湿阻证患者 T 淋巴细胞亚群 CD_3、CD_4 显著降低，而 CD_8 升高，CD_4/CD_8 比例下降，可溶性白细胞介素 -2 水平升高，导致免疫抑制作用，T 细胞免疫功能降低。红细胞免疫指标中 $RBC-C_{3b}RR$ 均下降，RBC-ICR 则明显升高，SIL-2R 亦显著增高。湿阻证患者尿木糖排泄率下降，红细胞 Na^+-k^+-ATP 酶活性降低。研究结果初步提示：湿阻证患者免疫调节功能的紊乱与机体营养吸收障碍，能量代谢不足有关。

李蓉等[3]研究外感寒湿对小鼠丝裂原蛋白活化激酶（MAPKp38）磷酸化水平的影响，发现与正常对照组比较，湿邪小鼠和外感寒湿小鼠小肠组织 MAPKp38 磷酸化水平表达明显增高，差异具有统计学意义（$P < 0.05$）。而 MAPKp38 可以调节肿瘤坏死因子、白介素等炎性因子的表达，参与炎症和纤维化过程。

吴智兵等[4]观察了湿热环境对体内中性粒细胞所分泌的杀菌 / 通透性增加蛋白 mRNA 表达的影响，结果发现湿热环境能使兔在

[1] 严灿，高敏，吴丽丽，等.湿阻证患者免疫调节功能的临床观察及其机理探讨 [J].中国中医基础医学杂志，1998，4（6）：38-40.

[2] 王斌，严灿.湿阻证患者免疫调节功能改变的临床研究 [J].新中医，2005，37（8）：15-16.

[3] 李蓉，张六通，陈会敏.外感寒湿对小鼠丝裂原蛋白活化激酶磷酸化水平的影响 [J].河南中医，2014，34（6）：1044-1045.

[4] 吴智兵，彭胜权，林培政，等.湿热环境对内毒素诱导杀菌 / 通透性增加蛋白 mRNA 表达的影响 [J].中国中医基础医学杂志，2001，7（9）：40-42.

内毒素刺激下杀菌/通透性增加蛋白 mRNA 表达减少，这可能是湿热致病和湿热证缠绵难愈的病理机制之一。而施京红等[1]观察湿热环境对内毒素诱导新西兰兔肝脏、结肠肿瘤坏死因子基因表达的影响，结果湿热环境组肝脏与结肠组织 TNF-α mRNA 的表达水平明显高于正常组，提示湿热环境不仅可以强化内毒素的致病力，而且可以通过上调 TNF-α 的基因表达以产生更多的细胞因子来激发炎症连锁反应。

五、湿邪致病与机体代谢的关系

张六通等[2]模拟潮湿气候环境，观察造模大鼠骨骼肌线粒体氧化磷酸化效率（ADP/0）和呼吸控制率（RCR）的变化，结果表明潮湿组 ADP/0 和 RCR 均较正常组为低，说明潮湿环境使骨骼肌线粒体结构的完整性及其功能发生了改变，引起能量代谢紊乱，ATP 合成减少，能量来源不足，能源物质储存减少，因此模拟湿邪组出现精神萎靡、倦怠懒动、消瘦等症状。提示湿邪致病与能量代谢有关，机理之一可能通过降低线粒体活性，能源物质缺乏而引起。

吴丽丽等[3]利用自制造模箱和灌服液态猪脂肪双重方法

[1] 施京红，丁辉.湿热环境对内毒素诱导新西兰兔肝脏、结肠肿瘤坏死因子 mRNA 表达的影响［J］.陕西中医学院学报，2014，37（5）：62-66.

[2] 张六通，梅家俊，黄志红.潮湿环境对大鼠骨骼肌线粒体呼吸控制率和氧化磷酸化效率的变化［J］.中医研究，1994，7（2）：22-24.

[3] 吴丽丽，邓中炎，潘毅，等.自由基损伤与湿邪致病机理的探讨［J］.江西中医学院学报，2001，13（1）：20-21.

造成湿阻证模型，结果发现湿阻证大鼠超氧化物歧化酶活性降低，肝细胞能荷下降，由此可知自由基损伤与湿邪致病密切相关，并且提出提高机体抗氧化能力，清除自由基是"治湿"的一条新途径。

赵丽等[1]对模拟潮湿环境因素研制的外湿小鼠模型与正常小鼠在机体过氧化与抗氧化方面进行了比较研究，结果显示，外湿模型小鼠出现了体重的下降，丙二醛（MDA）和共轭双烯（CD）指标的升高，过氧化氢酶（Cat）、超氧化物歧化酶（SOD）和谷胱甘肽过氧化物酶（GSH-Px）指标的下降，说明外湿可以导致机体脂质过氧化损伤和抗氧化酶活性下降。

湿邪致病与机体水液代谢关系的研究，也是近年来湿邪研究的新热点之一。水通道蛋白4（AQP4）广泛分布于体内，包括中枢神经系统、肾、肺、胃和结肠，在体内参与多种生理功能，尤其在调节水代谢方面起着重要作用。汪泳等[2]研究认为，AQP4在结肠中的表达及其空间上的分布提示其参与了结肠的水吸收功能。Wang等[3]发现剔除AQP4基因的小鼠其结肠对水分的吸收功能下降，粪中的水分明显增多，因而AQP功能障碍可能是湿邪致病水液代谢

[1] 赵丽，刘波，张效莉.外湿对正常小鼠过氧化与抗氧化影响的实验研究 [J].辽宁中医药大学学报，2009，11（4）：211-212.

[2] 汪泳，张力信，令晓玲，等.大鼠结肠中水通道蛋白4的表达与分布 [J].第四军医大学学报，2004，25（2）：142-143.

[3] Wang KS, Ma T, Filiz F, et al.Colon water transport in transgenic mice lacking aquaporin-4 water channels [J].Am J Physiol Gastrointest Lives Physioh, 2000, 279（2）: G463-G470.

异常的机制之一。梅武轩等[1]通过研究慢性胃炎与胃黏膜 AQP3、AQP4 的相关性,发现慢性胃炎中医证型不同,胃黏膜 AQP3、AQP4 基因表达不同,脾胃湿热组、脾虚湿困组、寒湿困脾组 AQP3、AQP4 基因表达水平均高于正常对照组和胃阴不足组。提示 AQP3、AQP4 与中医的水湿、津液有某种内在的联系,即胃黏膜 AQP3、AQP4 的过高或过低表达是机体水液代谢全身调节的局部表现。李合国等[2]的研究也显示,AQP3、AQP4 以及线粒体内腺苷酸的含量异常是慢性浅表性胃炎脾胃湿热证形成机理之一。周正等[3]研究发现,脾胃湿热证组 AQP4 mRNA 表达量高于脾气虚证组($P < 0.01$),高于对照组,但两者之间无统计学意义差异($P > 0.05$);而脾虚证组则明显低于对照组($P < 0.05$)。说明 AQP4 基因表达的异常可能是脾胃湿热证的发生机制之一。梅武轩等[4]对慢性浅表性胃炎脾胃湿热证与胃黏膜水通道蛋白 3、4 基因表达的相关性研究发现,脾胃湿热程度不同,胃黏膜 AQP3、AQP4 基因表达不同,脾胃湿热程度与胃黏膜 AQP3、AQP4

[1] 梅武轩,劳绍贤,周正,等.慢性浅表性胃炎不同证型与胃黏膜水通道蛋白 3、4 基因表达的相关性 [J].世界华人消化杂志,2007,15 (29):3131-3134.

[2] 李合国,李素娟,高军丽.慢性浅表性胃炎脾胃湿热证与水通道蛋白及线粒体相关性研究 [J].新中医,2012,44 (5):33-35.

[3] 周正,劳绍贤,黄志新,等.脾胃湿热证与水通道蛋白 4 基因表达的关系 [J].中国中西医结合消化杂志,2004,12 (2):71-73.

[4] 梅武轩,劳绍贤,周正,等.慢性浅表性胃炎脾胃湿热证与胃黏膜水通道蛋白 3、4 基因表达的相关性研究 [J].中国中西医结合杂志,2007,27 (10):891-893.

基因表达相关，它随着湿热程度的加重而增加。

韦嵩等[1]研究湿热因素对大鼠胃黏膜水通道蛋白（AQP）3、4基因表达的影响，结果显示，模型组AQP3、AQP4基因表达水平高于对照组、脾虚组（$P < 0.05$），提示通过对大鼠施加内、外湿因素的造模方法可复制出湿热证的证候特征，而AQP3的异常表达可能是湿热证的发生机制之一。

另外，秦鉴等[2]研究发现，高湿环境会导致大鼠血液流变学各指标增高，NO水平下降，ET水平上升，且变化幅度随时间延长而增加。说明高湿环境可以导致血瘀证相关指标的变化，为因湿致瘀的假说提供了初步的实验依据。

单丽娟等[3]以流行病学调查中发现的线索为依据，综合分析西北燥证中燥、湿二邪的病机关系。结果显示，西北燥证中燥邪与湿邪相互转化的病机关系凡四：一为燥滞营卫，外燥内湿；二为遽燥气敛，津停生湿；三为燥极而泽，湿从燥化；四为湿阻气机，燥自内生。说明西北燥证所兼湿证为内湿，系由外感燥邪侵袭人体，邪正交争、病机转化而生。

[1] 韦嵩，劳绍贤，黄志新，等.湿热因素对大鼠胃勃膜水通道蛋白3、4基因表达的影响[J].中国中医药信息杂志，2008，15（6）：34-36.
[2] 秦鉴，金明华，吴国珍，等.高湿环境对大鼠血液流变学、一氧化氮及内皮素的影响[J].中国中西医结合杂志，2003，23（3）：211-212.
[3] 单丽娟，周铭心，吕光耀.论西北燥证中燥邪与湿邪的病机转化[J].新疆医科大学学报，2007，30（1）：20-22.

第五节 燥邪的研究

关于燥邪的现代研究，除有关燥邪性质、致病特点等理论探讨外，主要集中在有关燥邪致病机理的研究方面。

一、燥邪的理论探讨

六淫邪气，总以阴阳来统括，其中唯燥邪难有定论，诸多医家从不同视角阐释燥邪属性，如从秋气肃降，万物凋零，气温转凉而言，则燥偏属阴性；从初秋之时，暑热之气未退，自然界仍然存在着阳气充实，万物盈盛的气象而言，燥偏属阳性。陈一凡等[1]运用文献计量分析法搜集整理古今关于燥邪阴阳属性的文献，从中医理论体系的角度重新认识燥邪阴阳属性的理论观点，发现虽然文献中对燥邪阴阳属性存在不同认识，但"燥邪属阴"的观点目前更受认可，笔者亦提出相应支持依据；"燥邪属阳"的观点日趋式微，但仍具有一定临床价值。周铭心等[2]在对"西北燥证"病因学研究中，着重从厘清燥邪、燥气、燥证、干燥等"燥"字相关概念出发辨识燥邪属性。认为燥邪属性即燥气属性，而燥气之阴阳属性则恰与干燥之燥相异，本性属阴而其标为阳，以阳明燥金为名，与风相对而立，于寒热之性而属凉。其气化属性凡八：一为干燥，二为清冷，三为收敛，四为滞涩，五为外坚，六

[1] 陈一凡，徐艺宸，孔煜荣，等.基于文献计量分析法探讨燥邪的阴阳属性［J］.北京中医药大学学报，2016，39（7）：547-551.
[2] 周铭心，凌泽奎.燥邪属性辨析——西北燥证病因学研究［J］.新疆中医药 2005，23（6）：1-3.

为急切，七为肃杀，八为皴揭。并进一步辨析了燥邪与燥证的关系，认为燥邪有本气燥邪、变生燥邪和内生燥邪之别，均能导致外燥证和内燥证；外燥证多由本气燥邪引起，内燥证多由内生燥邪引起；外燥证病因除本气燥邪外，尚含有六淫他邪变生燥邪成分；引发内燥证之内生燥邪可称作"类燥"，系由阴虚血虚而津少、内火里热而伤津、寒凝血瘀湿阻痰结而滞津等原因产生；燥邪淫盛时，可通过经络、形体组织内外相传，故内燥证可兼见外燥证，外燥证亦可迁延而伴生内燥证[1]。王明明等[2]认为外燥作为外感六淫之一，多发生于秋季，环境相对湿度骤然下降是其产生的主要原因，根据相兼寒热的不同，外燥有温燥和凉燥之别，温燥有别于温病，凉燥多伴寒凉而非寒，二者基本病机皆为"燥胜则干"。

丁建中等[3、4、5]在系统回顾文献资料的基础上，对自然气候中的燥气与人体之联系、六气分治之说、五气与五行相配、外燥与区域地理之特点，以及"秋伤于湿"应为"秋伤于燥"之理论进行系统整理。认为外燥致病特点：一是病变以肺经为主，二是易伤津液，三是易从火化。关于外燥之属性，提出不宜因秋属阴、秋气"次寒"和气机属性特征而简单地将燥邪归为阴、寒、风、火（热）等邪也

[1] 柯岗，周铭心.燥邪与燥证关系辨析 [J].新疆中医药，2010，28（6）:1-4.

[2] 王明明，殷涛，张六通，等.外燥发生学探讨 [J].中医杂志，2011，52（7）:550-552.

[3] 丁建中，张六通，邱幸凡，等.外燥与季节及地理之析议 [J].长江大学学报（自科版），2005，2（9）:325-326.

[4] 丁建中，张六通.外燥之理论研究探析 [J].中国中医基础医学杂志，2005，11（10）:724-725.

[5] 丁建中，张六通，邱幸凡，等.外燥与气象医学研究探析 [J].时珍国医国药，2006，17（2）:284-285.

可致燥证，而不宜以燥证属阳而必谓燥邪属阳，更应考虑病情发展之转化因素综合而论。指出对外燥的研究应包括：重视对外燥与气象医学理论文献的收集整理，探索建立外燥病邪的季节、"温度湿度"量化指标的动物模型，以阐析外燥致病机理，加强对燥证临床辨治的研究和对经典方的开发。

二、燥邪与临床疾病的关系

王燕等[1]对西北燥证病因病机的研究认为，西北燥证的主要病因为燥邪，其次为风、寒、热邪。在社会因素方面，饮食偏嗜及居处环境对燥证的形成也起到一定作用。赵明芬等[2]探讨了燥邪在新疆高血压发病中的影响，认为新疆燥邪不仅多发，且四季均发，不独在秋。其凉燥多于温燥，外燥多于内燥，外燥以寒为多见，内燥以热为常证。常引起肝肾精血不足，与新疆高血压发病密切相关。而对新疆地区高血压病与西北燥证证型相关性分析显示，高血压各类证候与西北燥证主兼各证证候积分均有较强相关性（$P < 0.01$），说明西北燥证是新疆地区大多数高血压患者的伴随状态[3]。

马武开等[4]认为燥痹是感受燥邪或机体津液不足，导致

［1］ 王燕，孙城，周铭心.西北燥证病因病机简析［J］.新疆医科大学学报，2007，30（1）：23-25.

［2］ 赵明芬，荆晶，李鹏.燥邪在新疆高血压发病中的影响［J］.时珍国医国药，2014，25（7）：1685-1686.

［3］ 王燕，田强，周铭心.102例新疆地区高血压病与西北燥证证型相关性分析［J］.中国中西医结合杂志，2012，32（9）：200.

［4］ 马武开，王莹，唐芳，等.燥痹琐议［J］.新中医，2012，44（6）：191-192.

关节、筋骨、肌肉及孔窍失养，表现为关节疼痛、肌肤枯涩、口眼干燥等为临床特征的一类痹证。进而探讨了燥邪致痹的机制，分别为津液不足，筋骨失养与燥瘀痹阻、燥毒为痹。胡永东等[1]在对燥邪相关研究中发现，燥邪与消渴病病因病机密切相关，把2型糖尿病的部分临床表现总结为燥证，认为伤食、情志异常、劳欲过度、脏腑功能失调、外感等所化生的燥邪，可以并发消渴。王斌等[2]提出燥邪致肿的观点，认为燥邪伤肺，肺失清肃，影响其通调水道功能；伤及脾胃，碍其运化，甚至下传及肝肾，水液失主，均可导致水肿。

三、外燥致病机理的研究

丁建中等[3]按"温度－相对湿度－风"模式，根据气象学中"候平均气温"划分，建立早秋、中秋和晚秋气候特点的外燥动物模型如下：温度（22±2）℃、相对湿度（33±2）% 为早秋（温燥）模型，温度（15±2）℃、相对湿度（33±2）% 为中秋（常燥）模型，温度（8±2）℃、相对湿度（33±2）% 为晚秋（凉燥）模型，温度（15±2）℃、相对湿度（70±2）% 为常温常湿对照，各组风速均设定为 2.5m/s，并于第 7 天经鼻常规滴种金黄色葡萄球菌，隔日重复 1 次，第 7 天与第 14 天检测相关指标，开展了外燥致病机理的系列

[1] 胡永东，霍彬，陈怀科，等.燥邪对 2 型糖尿病发病机制的影响 [J].北京中医药大学学报（中医临床版），2010，17（4）：25-26.
[2] 王斌，娄永亮，李惠朋.燥邪致肿浅论 [J].四川中医，2009，27（10）：29-30.
[3] 丁建中，张六通，邱幸凡，等.外燥对小鼠气管上皮纤毛运动与呼吸道液分泌的影响 [J].中医杂志，2006，47（8）：609-610.

研究。

（一）温燥与凉燥致病的共性机理

丁建中等[1]报道用昆明种小鼠制作常温常湿、温燥、凉燥动物模型，研究外燥致病的机理，发现温燥致病与致肺津生成障碍及气道御邪相关的 IgG 明显减少相关。温燥组 IgG-S 随时间延长呈代偿性增高，脾脏均重增加而 IgG-R 却明显降低，表明温燥致气道保护性屏障之一的 IgG 抗体严重受损[2]。温燥燥伤肺气，津为热灼，津耗则生血不足，致血容量减少，血液黏度增加、红细胞聚集性增高及变形性降低，可引起血行滞涩不畅而致血瘀[3]。温燥组小鼠第 7 天与第 14 天小鼠气道组织、气管纤毛运动（CM）加快，第 7 天呼吸道液黏多糖（RS）增高但第 14 天减缓（$P < 0.01$）；凉燥组小鼠第 7 天 RS 减少，第 14 天升高且 CM 加快（$P < 0.01$）。说明温燥通过损伤气道纤毛 – 黏液毯屏障、腺体结构而致肺津生成减少与宣输失司，是燥咳的重要病机之一。凉燥组小鼠 RS 增加与 CM 加快，与凉伤肺阳而致肺津不化，凝成痰饮有关。CM 与 RS 可为研究外燥病机提供量化指标[4]。温燥组、凉燥组第 14 天时气管上皮鳞状化生，温燥组气管纤毛

[1] 丁建中，龚权，朱慧玲，等.外燥对小鼠呼吸道分泌功能与抗体的影响［J］.长江大学学报（自科版），2005，2（12）：341-343.

[2] 丁建中，龚权，朱慧玲，等.外燥对小鼠血清与呼吸道液抗体的影响［J］.湖北中医学院学报，2005，7（4）：18-19.

[3] 丁建中，张六通，邱幸凡，等.外燥对小鼠红细胞流变学的影响［J］.时珍国医国药，2006，17（8）：1386-1387.

[4] 丁建中，张六通，邱幸凡，等.外燥对小鼠气管上皮纤毛运动与呼吸道液分泌的影响［J］.中医杂志，2006，47（8）：609-610.

多呈片状缺损，而凉燥组多呈灶状缺损；两组气管黏膜炎性细胞浸润均较第 7 天为重，伴气管浆液腺上皮黏液腺化生、肺泡瘀血、水肿。温燥组皮肤表皮呈不规则皱缩、毛球数明显减少；两组足垫部皮肤表皮增厚、腺减少伴结缔组织增生[1]。温燥组、凉燥组第 6～18 天气管上皮鳞状化生、纤毛缺损，气管黏液腺化生伴黏膜下炎性细胞浸润，肺泡瘀血；电镜观察显示温燥组、凉燥组肺泡 Ⅱ 型细胞（AT Ⅱ）微绒毛减少；两组以第 12 天气道液黏多糖（RM）下降明显（$P < 0.05$），第 6～18 天二棕榈酰卵磷脂（DPPC）含量持续下降（$P < 0.05$ 或 $P < 0.01$）。提示外燥伤肺致气道病理与肺呼吸膜 AT Ⅱ 之超微结构异常可作为研究外燥伤肺病机的基本组织病理学指标，检测 RM 与 DPPC 可作为外燥伤肺津病机的功能性生物学指标[2]。温燥组、凉燥组第 6～12 天肺泡 Ⅱ 型细胞（AT Ⅱ）的嗜锇性板层小体（OMB）"平均面积"减少（$P < 0.05$），第 12～18 天二棕榈酰卵磷脂（DPPC）含量下降（$P < 0.01$），但第 6～18 天肺表面活性物质相关蛋白 –A（SP-A）升高（$P < 0.01$）。证实外燥可致 AT Ⅱ 超微结构与分泌功能障碍，提出 DPPC 与 SP-A 可作为研究外燥伤肺、耗津病机的特异性指标[3]。倪圣等[4]研究外燥对小鼠肺组织超微结构影响的病理特征，认为肺呼吸膜增厚与纤维组织增生

［1］ 丁建中，张六通，陈刚，等. 外燥对小鼠气管、肺与皮肤影响的病理学研究［J］. 时珍国医国药，2007，18（3）：527-528.

［2］ 张六通，丁建中，肖长义，等. 外燥伤肺的生物学指标研究［J］. 中医杂志，2011，52（18）：1584-1586.

［3］ 张六通，丁建中，肖长义，等. 外燥对小鼠肺泡 Ⅱ 型细胞超微结构与分泌功能的影响［J］. 中华中医药杂志，2011，26（10）：2440-2441.

［4］ 倪圣，丁建中，张六通，等. 外燥对昆明种小鼠肺组织超微结构影响的特征［J］. 时珍国医国药，2014，25（1）：143-144.

是燥证咳喘之证的超微组织病理学基础，提出Ⅱ型肺泡细胞（AT Ⅱ）之嗜锇性板层小体与线粒体结构异常可作为外燥伤肺病机的特异性超微病理学指标。

外燥致气管细胞 bcl-2 表达降低、bcl-2∶bax 蛋白比值改变，bcl-2、bax 阳性细胞以气道炎性病灶或纤毛缺损处多见，提示与外燥分子致病机制有关[1]。温燥组第 12 天、第 18 天气道液黏多糖（RS）持续下降，凉燥组第 12 天最为减少（$P < 0.05$）；温燥组、凉燥组大肠液黏多糖（CS）先升高、后持续降低（第 18 天，$P < 0.05$）；温燥组 RS 与 CS 呈平行减少。说明外燥可致肺津生成减少与宣输失司，肺气则无津以降，而失舟楫传导之职，肠液分泌减少，其病机主在肺卫[2]。温燥组、凉燥组第 6 天至第 18 天气道上皮鳞状化生与纤毛缺损，20% ～ 40% 气管浆液腺上皮黏液腺化生，伴炎性细胞浸润，均以第 12 天为重。与燥相关 3 个组第 12 天至第 18 天气道液总蛋白（P）均减少，同期常温燥组气道液黏多糖（MS）呈升高趋势，温燥组 MS 与 SIgA 则持续下降（$P < 0.05$），凉燥组第 12 天至第 18 天 P 持续下降（$P < 0.01$），伴第 12 天 MS 减少（$P < 0.05$）。提示温燥伤肺劫津，气不布津则气道组织失于濡润，伴 SIgA 持续减少进而加重病变，故减弱气道"纤毛-黏液毯"与局部免疫御邪

[1] 丁建中，龚权，陈刚，等.外燥对小鼠气管细胞凋亡与 bcl-2 基因及 bax 基因表达的影响［J］.时珍国医国药，2007，18（1）：15-16.

[2] 胡利群，丁建中，张六通，等.外燥对小鼠气道与大肠功能影响的实验研究［J］.时珍国医国药，2010，21（5）：1233-1234.

屏障之功是外燥基本病机之一[1]。常温燥组、温燥组、凉燥组、第 6～18 天肿瘤坏死因子（TNF-α）、IgG 同期下降，温燥组第 6～18 天 TNF-α、IgG 与 SIgA 均持续降低。再次证实外燥伤肺耗津时，可降低气道"纤毛－黏液毯"免疫御邪屏障[2]。外燥可致小鼠肺组织 NF-κB 活性下降，破坏其免疫系统，抑制其免疫功能[3]。与常温常湿组第 6 天、第 12 天比较，温燥组、凉燥组气管上皮鳞状化生与纤毛缺损，肺泡瘀血、水肿伴肺气肿。超微结构观察显示温燥组、凉燥组 II 型肺泡细胞（AT II）线粒体与嗜铒性板层小体数量减少，同期气管及肺灌洗液中性粒细胞弹性蛋白酶（NE）升高，但 α1 抗胰蛋白酶（α1-AT）与 IL-10 下降（$P < 0.05$）。温燥组 IgG 与 SIgA 下降（$P < 0.01$），凉燥组 IgG 下降但对 SIgA 影响不显著。说明外燥致气道促炎细胞因子 NE 升高和抗炎细胞因子 IL-10 负调节作用失衡，削弱气道免疫防御功能，与外燥伤肺病机相关[4]。并认为外燥伤肺、灼津损伤肺津之"营养性成分（蛋白质类）""局部御邪成分（抗体分子）"与"肺津特异性成分（DPPC）"3 类组分对气道的营养与保护作用，为精细阐析外燥伤肺津病机、探索特异性病

[1] 丁建中，胡利群，张六通，等.外燥对小鼠气道"纤毛－黏液毯"御邪屏障影响的实验研究[J].北京中医药大学学报，2010，33（1）：20-23.
[2] 张六通，丁建中，王明明，等.外燥对小鼠气道免疫分子影响的实验研究[J].中国中医药远程教育，2011，9（11）：159-160.
[3] 殷涛，张六通，丁建中，等.外燥对小鼠肺组织 NF-KB 活性的影响[J].河南中医，2011，31（4）：351-353.
[4] 倪圣，丁建中，张六通，等.外燥对气道中性粒细胞弹性蛋白酶与 IL-10 的影响[J].北京中医药大学学报，2014，30（2）：103-107.

理指标和促进对津液实质的认识提供证据[1]。倪圣等[2]报道造模后第6天、第12天进行肺超微结构观察，检测气管肺灌洗液中性粒细胞弹性蛋白酶（NE）与α1-抗胰蛋白酶（α1-AT）、肿瘤坏死因子α（TNF-α）与白细胞介素10（IL-10）、内皮素（ET）与血小板活化因子（PAF）含量。结果：与常温常湿组比较，温燥组、凉燥组第6天、第12天肺泡毛细血管内皮细胞肿胀，肺泡基底膜与毛细血管基膜的组织间隙水肿与呼吸膜增厚，Ⅱ型肺泡细胞线粒体肿胀、嗜锇性板层小体减少；同期NE、PAF升高（$P < 0.05$），但α1-AT、IL-10下降（$P < 0.05$），ET变化不显著。说明外燥伤津导致肺泡失之濡润与损伤作为损伤相关的分子模式，启动以NE、PAF为中心的炎性细胞因子级联反应导致肺泡毛细血管内皮细胞水肿、基膜组织间隙渗液与呼吸膜增厚，是燥伤肺络导致气逆喘咳诸症的病理生理学基础。

丁建中等[3]观察外燥对小鼠肺组织水通道蛋白1、4、5（AQP1、4、5）表达的影响，发现外燥伤肺，可致Ⅱ型肺泡细胞分泌二棕榈酰卵磷脂（DPPC）持续减弱而影响调节肺泡张力；AQP4在3个组的低表达提示其与外燥伤肺病机相关性较低；同期肺AQP1、5表达率下降可致肺泡液细胞内外水

［1］丁建中，张六通，李祥华，等.外燥对小鼠肺津3类组分影响的实验研究与意义［J］.辽宁中医杂志，2012，39（7）：1411-1413.

［2］倪圣，丁建中，张六通，等.六种细胞因子与外燥损伤肺络脉的相关性研究［J］.时珍国医国药，2014，25（12）：3069-3071.

［3］丁建中，张六通，李军川，等.水通道蛋白1、4、5在外燥小鼠肺表达的意义［J］.时珍国医国药，2012，23（3）：764-765.

液转运失衡,而与肺泡瘀血、水肿和炎性细胞浸润等病变相关,提出 AQP1、5 与 DPPC 可以作为研究外燥伤肺、耗津病机的特异性指标之一。外燥致肺部炎性改变同时,与肺泡液体的细胞内外转运相关的 AQP1、AQP5 蛋白表达下降,提示与外燥伤肺、耗津的病机相关[1、2]。

(二)凉燥致病的机理

丁建中等[3]研究凉燥对小鼠的主要致病机制,在模拟凉燥条件下造模,发现造模组动物第 14 天气管、肺与皮肤病变明显,肺细菌数增高,气道液 IgG 抗体增高;第 7 天气道液分泌(RS)降低($P < 0.01$),血液流变学影响不明显,但气管细胞 bcl-2 基因表达下降。说明凉燥伤肺、伤津,致气道"纤毛 – 黏液毯"局部御邪屏障受损;肺津凝滞于肺,以致宣输失司则皮肤失养。倪圣等[4]研究凉燥对小鼠呼吸膜超微结构与功能和黏液素基因 5ac(MUC5ac)与核转录因子(NF-κB)的影响,结果显示凉燥袭肺致 II 型肺泡细胞(AT II)能量代谢障碍和分泌肺表面活性物质的结构与功能受损,受邪部位津液骤伤与肺泡病变抑制 NF-κB 活性与肿瘤坏死因子(TNF-α)的调节作用并刺激 MUC5ac 基因表达上调;凉燥之凉可伤肺阳而致肺津不化,病邪之物滞凝成痰而使肺呼吸膜增厚并

[1] 张六通,丁建中,李军川,等.外燥对小鼠肺组织水通道蛋白 5 表达的影响及意义[J].湖北中医学院学报,2010,12(1):3-5.
[2] 丁建中,张六通,李军川,等.外燥对小鼠肺组织水通道蛋白 1 表达的影响[J].时珍国医国药,2010,21(10):2669-2670.
[3] 丁建中,张六通,龚权,等.凉燥致病机制的实验研究[J].时珍国医国药,2007,18(11):2636-2638.
[4] 倪圣,丁建中,张六通,等.凉燥伤肺分子机制的实验研究[J].时珍国医国药,2013,24(12):3052-3054.

损"肺通天气"之功，为阐析凉燥伤肺分子机制提供了实验证据。

（三）温燥致病的机理

丁建中等[1、2]对昆明种小鼠温燥模型的实验研究发现，温燥组第14天气管上皮鳞状化生，≥40%气管浆液腺上皮黏液腺化生，肺部充血、水肿；背部皮肤毛乳头数减少，足垫真皮乳头与汗腺结构紊乱、结缔组织增生；肺细菌数增高，气道液黏多糖（RS）、气道液IgG（IgG-R）降低与血浆黏度增高（$P < 0.01$），气管细胞bcl-2表达下降。说明温燥灼肺伤津，致气道IgG抗体持续降低与"纤毛-黏液毯"局部御邪屏障受损；津伤则生血不足，继之血液黏度增高；肺津宣输失司则皮肤"枯、涸、皴、揭"，为温燥致病提供组织学基础。观察温燥对气道生物屏障的影响发现，常温燥组第6～12天气道病变不明显，但IgG下降与CM加快（$P < 0.05$）。温燥组气管上皮细胞化生与纤毛缺损、黏膜腺上皮化生与肺泡瘀血、水肿，第6天气道液黏多糖（RS）下降（$P < 0.05$）、第6～12天气管纤毛运动（CM）加快（$P < 0.05$），但IgG、SIgA持续下降。提示温燥袭肺，受邪部位津液骤伤，气道抗体下降而损"免疫屏障"与削弱"纤毛-黏液毯"御邪屏障之功，病邪之液滞凝成痰而致气道病

---

[1] 丁建中，胡利群，杜亚明，等.温燥对"肺主皮毛"功能影响的实验研究 [J].长江大学学报（自然科学版），2008，5（3）：1-4.

[2] 丁建中，龚权，张六通，等.温燥致病机制的实验研究 [J].中医杂志，2007，48（11）：1024-1026.

变，并为筛选温燥伤肺证候特异性指标提供实验资料[1]。

温燥组第6天Ⅰ型肺泡细胞（ATⅠ）与ATⅡ连接处肿胀，ATⅡ微绒毛排列紊乱且胞内嗜锇性板层小体（OMB）数量减少；第12天呼吸膜增厚，ATⅡ内OMB明显减少，线粒体（M）数量减少且明显肿胀；常温燥组、温燥组第6天、第12天OMB均面积减少，核因子NF-κB活性下降（$P < 0.05$ 或 $P < 0.01$），DPPC水平下降（$P < 0.01$），肺黏液素基因5ac（Muc 5ac）mRNA表达上调，而肿瘤坏死因子（TNF-α）下降（$P < 0.05$）。与常温燥组同时间比较，温燥组第6天、第12天OMB平均面积、DPPC、TNF-α水平明显降低（$P < 0.05$）。说明温燥犯肺引起ATⅡ能量代谢障碍与分泌肺表面活性物质功能受损，肺呼吸膜病理状态刺激Muc 5ac基因表达上调、抑制NF-κB活性与降低TNF-α的调节作用，进而导致肺呼吸膜增厚而影响肺通气功能。NF-κB活性水平、TNF-α和DPPC可作为温燥伤肺分子机制的特征性指标[2]。温燥引起ATⅡ能量代谢障碍而致肺表面活性物质分泌减少并影响调节肺泡张力功能，中性粒细胞弹性蛋白酶（NE）与α1-抗胰蛋白酶（α1-AT）分子间平衡失调引起肺血管内皮细胞受损与呼吸膜增厚，共致肺通气不畅与肃降失司则气逆喘咳；燥易伤津并致血黏涩行，伤及肺络则咳嗽带血，提出呼吸膜结构与功能受损是温燥伤肺的病理生理学基

［1］丁建中，张六通，向光盛，等．温燥对小鼠气道生物屏障的影响［J］．中华中医药杂志，2012，27（8）：2067-2069．

［2］丁建中，张六通，向光盛，等．温燥伤肺的分子机制实验研究［J］．中医杂志，2012，53（11）：952-955．

础[1]。

（四）两种品系小鼠模型燥邪致病机理研究

丁建中等[2]课题组系统研究了外燥对 BABL/C 小鼠（BABL/c）和昆明种小鼠（KM）两种品系小鼠呼吸道结构与功能以及免疫功能的影响等，发现温燥犯肺致受邪部位津液骤伤，凉燥之凉更伤肺阳，合以细菌攻击，两邪相感则致气道"纤毛–黏液毯"御邪屏障受损，细菌与毒素加重肺津输布失司，炎性之物滞凝并酿生痰饮而致肺细菌数剧增，且昆明种小鼠较 BABL/c 小鼠更为敏感与其体质相关，并宜于选择合适的实验动物品系以建立外燥小鼠动物模型。温燥组与凉燥组第 6、第 12 天气道出现炎性病理改变，伴气管肺灌洗液中黏多糖（RM）、IgG、SIgA 持续减少（$P < 0.05$）。再次证实外燥伤肺、灼津之时，可引起两种品系小鼠气道炎性病理改变和减弱气道分泌功能与降低气道抗体水平，RM、IgG 与 SIgA 可作为研究外燥伤肺、耗津病机的特异性指标[3]。温燥组与凉燥组气管上皮鳞状化生与纤毛片状缺损，20%～40%腺体呈黏液腺化生伴炎性细胞浸润，同期气道液黏多糖（AM）含量下降（$P < 0.05$）而气管纤毛运动试验（CM）加

[1] 倪圣，丁建中，张六通，等.温燥影响小鼠肺呼吸膜结构与功能的实验研究［J］.时珍国医国药，2014，25（8）；2041-2043.

[2] 丁建中，张六通，李侃，等.两种品系外燥小鼠对细菌攻击敏感性的评价研究［J］.时珍国医国药，2012，23（6）：1525-1526.

[3] 倪圣，丁建中，张六通，等.外燥对两种品系小鼠气道分泌功能与免疫功能影响的评价［J］.时珍国医国药，2013，24（11）：2825-2826.

快（$P < 0.01$）；肺泡瘀血、水肿伴肺气肿；呼吸膜增厚，Ⅱ型肺泡细胞（AT Ⅱ）内线粒体明显肿胀与嗜锇性板层小体（OMB）数量减少，皮肤毛球数量与汗腺萎缩伴结缔组织增生，病理改变均以第12天明显。提示气道病理可作为外燥伤肺的特异性指标、皮肤病理为辅助性指标，肺呼吸膜增厚与 AT Ⅱ 之 OMB 与线粒体结构异常是特异性超微结构病理指标[1]。观察外燥对两种品系小鼠气管纤毛运动的影响，发现气管纤毛缺损、黏膜腺体化生伴炎性细胞浸润，气管液黏多糖（RM）含量下降。提示外燥伤肺使气道津液散失骤增，细胞与腺体病变致分泌减少，肺气失宣则津液不能及时输布，气道"纤毛－黏液毯"黏滞性增加和深度下降，合以炎性病理刺激使纤毛运动加速但转运率下降，继之气道炎性渗液滞凝为痰而致病[2]。常温燥组与温燥组第 6 ～ 12 天全血黏度（WBVI）与红细胞聚集指数（EAI）增高且以第 12 天为重（$P < 0.01$），凉燥组 WBVI 变化不明显但 EAI 下降。说明温燥伤肺、耗津与肺津输布失司，燥伤肺气致"中焦受气取汁"受损而生血不足，血不行气则两个品系小鼠红细胞聚集性与血液黏度增高，以致诱发血瘀诸证[3]。

（五）寒燥的实验研究

以高振为代表的团队，从新疆维吾尔自治区特有的寒燥环境出

［1］倪圣，丁建中，张六通，等.外燥对两种品系小鼠气道与皮肤组织影响的病理特征与评价［J］.时珍国医国药，2014，25（2）：487-488.

［2］丁建中，张六通，黄江荣，等.外燥对两种品系小鼠气管纤毛运动影响的意义评价［J］.时珍国医国药，2012，23（7）：1758-1759.

［3］丁建中，张六通，黄江荣，等.外燥对两种品系小鼠血液流变学的影响与意义［J］.辽宁中医杂志，2012，39（8）：1645-1647.

发，较为系统的研究了寒燥的成因、致病机理等。高振等[1]以人工气候箱的方法模拟新疆维吾尔自治区特有的寒燥环境，研究干燥寒冷环境对小鼠生物表征的影响，结果显示，模型组小鼠外周血中的去甲肾上腺素（NE）、多巴胺（DA）明显低于对照组（$P < 0.01$），5- 羟色胺（5-HT）高于对照组（$P < 0.05$），而脑中 NE、DA 和 5-HT 含量均显著高于对照组（$P < 0.01$）。提示寒燥环境是西北寒燥证形成的主要原因，西北寒燥证不是机体某一脏器的改变，而是整体性、全身性、系统性的改变。观察寒燥对免疫功能的影响，结果与空白对照组相比，西北寒燥证模型组脾脏、胸腺存在器官组织形态学和细胞超微结构的改变，外周血 CD4+ 细胞百分含量降低（$P < 0.01$），CD8+ 细胞百分含量未见明显差异，CD4+ / CD8+ 比值下降（$P < 0.01$），血浆中 IgG 明显升高（$P < 0.01$）。说明西北寒燥证候模型存在免疫功能紊乱、免疫调节能力下降，这可能是西北寒燥环境导致机体产生不同于其他地区人群的病理生理特征[2]。观察西北寒燥证模型小鼠下丘脑－垂体－肾上腺轴的功能状态，结果西北寒燥证模型组小鼠下丘脑、垂体、肾上腺存在器官组织形态学和细胞超微结构的改变，血清中促肾上腺皮质激素（ACTH）含量升高（$P < 0.01$），促肾上腺皮质激素释放激素（CRH）、皮质酮（CORT）、β-内啡肽（β-EP）含量未见明显差异（$P > 0.05$）。提示西北

[1] 高振，阿地力江·阿布力米提，哈木拉提·吾甫尔.干燥寒冷环境对小鼠生物表征的影响[J].科技导报，2008，26（14）：84-87.
[2] 高振，阿地力江，哈木拉提·吾甫尔.西北寒燥证证候模型免疫功能紊乱的研究[J].中华中医药杂志，2010，25（8）：1225-1228.

寒燥证模型小鼠下丘脑－垂体－肾上腺轴存在结构和功能状态的紊乱[1]。

高振[2]对新疆寒燥型慢性阻塞性肺疾病（COPD）的研究认为，寒燥诱导和加剧了 COPD 的发病，是新疆 COPD 异于内地 COPD 发病、地域化发病的重要病因病机特点之一。并通过新疆寒燥型 COPD 动物模型的研究，揭示寒燥通过 COPD 肺部 AQPSmRNA 和 MUC5ACmRNA，MUC5BmRNA 表达及其相应蛋白分泌的调节，降低了水通道蛋白的分泌，增加了黏蛋白的分泌，打破了水通道蛋白和黏蛋白的平衡，进而影响了气道黏液的功能状态，增加气道阻塞程度，促进以肺部炎症反应为主的肺部及全身炎症反应，扰乱了机体的免疫功能，导致机体肺气虚、卫外功能减弱，加重 COPD 的蛋白酶－抗蛋白酶失衡，进而促进和加重了 COPD 发病，可能是寒燥型 COPD 的重要生物学基础。观察血清 TNFα、MMP-9 和骨组织 MMP-1mRNA 在慢性阻塞性肺病西北寒燥证中的表达，发现 COPD 西北寒燥证组血清 MMP-9 含量明显升高（$P < 0.05$）；COPD 西北寒燥证组和 COPD 模型组骨组织中 MMP-1mRNA 表达也明显升高（$P < 0.01$，$P < 0.05$），且 COPD 西北寒燥证组 MMP-1mRNA 表达明显高于 COPD 模型组（$P < 0.01$）。3 组血清 TNFα 含量比较，差异无统计学意义（$P > 0.05$）。提示西北寒燥证可以增加 COPD 模型大鼠血清 MMP-9 含量和骨组织 MMP-1mRNA 的表达，这可能

[1] 高振，胡汉华，刘莹莹，等.西北寒燥证证候模型下丘脑－垂体－肾上腺轴紊乱状态研究［J］.中医杂志，2010，51（10）：928-930.

[2] 高振.新疆寒燥型慢性阻塞性肺疾病的系统研究［D］.新疆：新疆医科大学，2013.

是西北寒燥环境导致 COPD 机体增加骨吸收和骨降解的原因之一[1]。李风森等[2]观察寒燥对不同致病因素诱发模型骨组织基质金属蛋白酶 1mRNA 表达的影响，结果显示：寒燥+熏烟组骨组织中基质金属蛋白酶 1mRNA 表达高于熏烟组（$P < 0.05$）；寒燥+熏烟+胰酶组骨组织中基质金属蛋白酶 1mRNA 表达高于寒燥+胰酶组（$P < 0.01$）。提示寒燥可以加剧熏烟、熏烟加胰酶等不同疾病诱发因素对骨组织的损伤程度。

[1] 高振，李风森，王晶，等.血清 TNFα、MMP-9 和骨组织 MMP-1 mRNA 在慢性阻塞性肺病西北寒燥证中的表达[J].中国中西医结合杂志，2012，32（8）：1103-1106.

[2] 李风森，高振，徐丹，等.寒燥对不同致病因素诱发模型骨组织基质金属蛋白酶 1mRNA 表达的影响[J].中国组织工程研究，2012，16（50）：9414-9418.

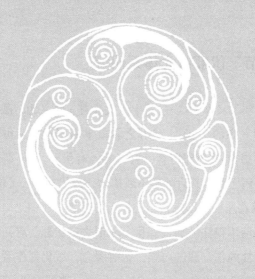

第三章　伏邪理论研究

现代有关伏邪的研究可谓中医病因病机研究的热点之一，从中国知网（CNKI）以主题词"伏邪""伏气""伏毒"，可检索到各类论文2300余篇，近十年每年发表相关研究论文100篇左右，研究内容涉及伏邪理论的源流梳理、概念、形成、致病特点以及临床应用等。

第一节　伏邪概念体系研究

伏邪，又称为伏气，《中医大辞典》释义为"藏于体内而不立即发病的病邪"。伏邪之名最早由明代吴又可在《温疫论》中提出："凡邪所客，有行邪，有伏邪。"早期伏邪仅指伏气温病之邪，其后外延不断扩大，清代刘吉人《伏邪新书》曰："感六淫而不即病，不定期后方发者，总谓之曰伏邪；已发者而治不得法，病情隐伏，亦谓之曰伏邪。有初感治不得法，正气内伤，邪气内陷，暂时缓急，后仍复作者，亦谓之伏邪；有已发治愈，而未能尽除病根，遗邪内伏，后又复发，亦谓之伏邪。"将伏邪范围扩大至外感六淫，提出"夫伏气有伏燥、有伏寒、有伏风、有伏湿、有伏暑、有伏热"。叶子雨于《伏气解》中强调："伏气之为病，六淫皆可，岂仅一端。"同时提出，五脏皆有伏邪，未必皆发为温病，还可发为疟疾、痿痹、泄泻、咳嗽、头痛等其他疾病。清代王燕昌《王氏医存》中认为："伏匿诸病，六淫、诸郁、饮食、瘀血、结痰、积气、蓄水、诸虫皆有之。"可见伏邪不仅是外感疾病的重要病因，而且还成为内伤杂病致病的重要因素。故伏邪可指一切伏而不即发病的邪气，既包括外感六淫而潜藏机体的邪气，还包括机体内生的痰浊、水饮、瘀血、积液、蛔虫等积累聚集而潜藏机体的邪气，以及因先天遗传和疾病转化而伏藏在体内的邪气等。如郝斌[1]认为伏气是潜伏在人体内的，伺机而发的不正之气。无论外感、内伤，凡六淫、疫病、瘀血、痰、水、滞气、食积、虫积以及内湿、内寒、内热等，一切致病因素，皆可谓之"邪"。感邪之后，有当即发病者，但更多却是当时未能发病，凡此皆可以称为伏邪。因此，伏邪应该包括一切伏藏于人体内之邪，除了中医学传统观点所固有的外感六淫、内伤七情等诸邪之外，还可以包括用现代科学检查方法发现的诸如潜伏于人体的肿瘤、结石、寄生虫卵以及原虫、细菌、病毒等病原微生物以及停留于人体的诸多病理产物、代谢废物等。张鑫等[2]认为在已经感受邪气和邪气导致发病出现临床症状之间，或临床症状消失到下次旧病复发这一时间段，已经存在于体内的致病因素都是伏邪。伏邪应包括外感六淫，即时未发，潜伏人体，导致过时疾病而发的致病因素；由起居不慎或外伤导致的致病因素；消除临床症状，未能尽除病根，导致的遗邪内伏；由先天因素导致的易患某些特定疾病的致病因素。严玉林等[3]认为"伏气"非"潜伏期"，伏邪与现代医学流行性发热疾病的潜伏期有概念和本质的不同。潜伏期主要着眼于病原体本身而不过多地涉及人体的抗

[1] 郝斌.伏气学说的源流及其理论的文献研究[D].北京：北京中医药大学，2007.

[2] 张鑫，张俊龙.伏邪概念实质研究[J].北京中医，2006，25（3）：155-157.

[3] 严玉林."伏气"非"潜伏期"辨[J].医学资料选编，1982，（1）：42-44.

病能力，而中医伏邪概念本身则强调邪正交争引起的结果与表现。因此，单用潜伏期来解释伏邪的伏留时间，尚嫌牵强。

一、外感伏邪

根据伏邪的来源、潜藏机制、发病特点的不同可以把伏邪分为外感伏邪和杂病伏邪两大类。外感伏邪是指外感邪气侵入人体不立即发病，伏藏于人体之虚处过时而发的邪气。外感伏邪主要包括六淫之邪和瘟疫之邪，发病时可伴有表证出现。

王玉贤等[1]认为伏邪所指与现代感染病学中的潜伏期感染、隐形感染、病原携带状态有相似之处，与艾滋病、病毒性肝炎、流行性感冒等传染病的发病也有密切关系。王大伟等[2]从现代传染病学的角度阐述了伏气与新感的差异，认为新感学说从传染源的角度强调了外来的致病因素，伏气理论是从内因与外因两个角度强调了发病原因，既有"四时不正之气"，也有伏邪于内，伏气的潜伏是相当于形成了传染病三要素中的易感人群。并强调关注易感人群的群体特点及致病因素作用于机体所产生的反应，更应成为中医药在新发突发传染病辨治方面着力的重点。

[1] 王玉贤，韩经丹，范吉平.浅议伏邪与传染病发病[J].中国中医基础医学杂志，2014，20（2）：187-189.
[2] 王大伟，岳利峰，马克信，等.从现代传染病发生三要素解读温病病因中伏气与新感的差异[J].中华中医药杂志，2015，30（5）：1566-1559.

二、杂病伏邪

杂病伏邪主要是指人体内生、转化、先天遗传等邪气不立即发病，潜藏在人体随机而发的病邪。杂病伏邪主要包括内生伏邪、转化伏邪和先天伏邪等。内生伏邪主要是由于摄生不当，导致脏腑功能失常所致的伏邪；转化伏邪主要是由于对原有邪气的处理不当，使该邪气转而伏藏体内，经过一定时间的积累又可在外感或内伤诱发下复发；先天伏邪是邪气藏匿于父母体内，通过胞胎以精血相传，然后再伏藏于子女体内的邪气。任继学[1]即指出，伏邪还包括内伤杂病所致的伏邪，如：经过治疗的内伤疾病，病情得到控制，但邪气未除，病邪潜伏，可引发他病；或者某些内伤疾病经治疗达到了临床治愈，但未能彻底祛除发病原因，致使残余邪气潜伏下来遇诱因则反复发作；或者某些患者因遗有父母先天之邪毒伏藏体内，逾时而诱发；或者由于先天禀赋各异，后天五脏功能失调，自气生毒，渐而伏聚，遇因而发等。

关于外感伏邪和杂病伏邪的区别，丁宝刚等[2]研究认为主要反映在两个方面：一是来源不同，前者邪自外入，后者邪由内生或秉承于父母；二是包含的内容不同，前者包括外感六淫之气和乖戾之气，后者包括自身摄生不当所致之伏邪、驱邪未尽所致之伏邪和秉承于父母之伏邪，显而易见，杂病伏邪所含内容更为丰富。

[1] 任继学."伏邪"探微（上）——外感伏邪 [J].中国中医药现代远程教育，2003，1（1）：12-14.

[2] 丁宝刚，张安玲.伏邪理论初探 [J].山东中医药大学学报，2010，34（1）：38-40.

三、情志伏邪

情志伏邪，又称为七情伏邪，隶属于杂病伏邪的范畴。刘英杰等[1]认为情志伏邪指七情所伤导致的伏于人体而不即发的邪气，此表现为平素不良的心理情绪而致的邪气潜伏于人体，当邪气尚未超越人体正气的自身调节范围时，则不立即发病，伏藏于内，因七情过激而被触动，再次发作，或进一步加重，引发疾病。魏盛等[2、3]对七情伏邪的研究较为深入，提出可将七情伏邪定义为：情志所伤，不即时发病，潜伏于内，遇有引发或诱发因素即行发作且以情志异常表现为主的一类致病邪气，包含胎体伏邪，传及子代的先天伏邪和自身伏邪，遇感诱发的后天伏邪。七情伏邪学说即以探讨七情伏邪的发生发展规律，总结临证诊疗经验为主要内容的理论，主要观点包括：①七情伏邪发生或得之于遗传自父母先天胎毒，或得之于自身情志所伤后天感伏；②七情伏邪为病多见情志异常症状，多有先天或后天情志感伤病史；③七情伏邪为病，病未起时无证可辨，一如常人，病起之时多表现原发病证；④七情伏邪伤人致病与否主要取决于正气是否充

［1］刘英杰，齐向华. 从情志伏邪理论探讨失眠症的病因病机［J］. 湖南中医杂志，2014，30（10）：124-125.

［2］魏盛，王海军，乔明琦. 伏邪理论发挥——七情伏邪学说的提出及论证［J］. 世界科学技术——中医药现代化，2014，16（3）：469-472.

［3］魏盛. 七情伏邪学说的提出及初步验证——母鼠孕前肝疏泄不及对雄性子代行为及神经生化的影响［D］. 济南：山东中医药大学，2015.

盛，正气充盛，邪伏日久而不病，正气不充则易遇感诱发；⑤七情伏邪为病治疗不遵循所谓的原因疗法，而是非特异性的系统干预，尤其关注疾病早期系统干预。并通过社会挫败范式母鼠模型的实验研究，初步验证先天伏邪影响子代发病机制假说，发现遭受慢性社会挫败应激后肝疏泄不及母代可将焦虑和抑郁样行为改变及认知功能缺损等肝气郁样"症状表现"传递给子代，使得子代出现类似行为表型，而应用疏肝解郁对母代进行治疗可改善并逆转母代和子代的上述异常行为变化。子代的行为异常表现可能涉及体内的 HPA 轴调节激素、单胺类神经系统及 CREB、BDNF 等转录调控因子的级联传导通路的改变，且有证据表明遭受社会挫败应激母代也有同样的生理生化改变，展示出母代和子代行为表型及神经生化轮廓的同源性。

四、伏毒

周仲瑛[1, 2]以"伏邪"及"苛毒"发病说为依据，提出"伏毒"论，认为"伏毒"是指内外多种致病的邪毒潜藏人体某个部位，具有伏而不觉，发时始显的病理特性，表现毒性猛烈，病情危重，或迁延反复难祛的临床特点。伏毒不能单纯认为是外感六淫疫毒，它包含外毒与内毒，但以内生伏毒为特点。

"伏毒"的形成，既可由外而感，亦能从内而生，或两者相因为病。外感"伏毒"与通称之伏气温病类同，一是由六淫酝酿而成；

［1］ 周仲瑛.“伏毒”新识［J］.世界中医药，2007，2（2）：73-75.
［2］ 叶吉晃.周仲瑛教授“伏毒”学说初探［J］.中国中医药现代远程教育，2006，4（10）：4-7.

一是感受天地间的一种戾气，表现为一气一病，有其特异性。内生"伏毒"常始于微而成于著，是在多类内伤疾病发展过程中，因多种病理因素，如湿、热、痰、瘀等蓄积体内，不得化解，转酿为毒，伤害脏腑功能，导致实质性损害，虚实互为因果，形成质变，藏匿深伏，性质多端，且可交错为患，每因多种诱因自内外发而为病。总之，"伏毒"是在正虚的基础上，复加内外多种致病因子的侵袭而酿成。"伏毒"的所在病位有其广泛性，病及脏腑经络气血，甚至还包括鲜为人知的脑腑、骨髓之毒。

"伏毒"的病理基础以湿、瘀、风、火（热）、痰为主导，五者之间尚可相互转化，多种病理因素兼夹并见，发作期多见风、火等阳毒的病理表现，缓解期则多见湿、瘀等阴毒的病理表现。而痰则可介于阴阳两毒之间，表现为风火痰或湿瘀痰两组相互为因的病证。另外，湿是毒邪蕴伏的重要因素，伏毒病久最易成瘀，故湿与瘀两者可说是致病的关键。其致病特点为：①隐伏：伏而不发，待时再动；②缠绵：迁延难愈，伺机反复发作，甚至屡发屡重；③暗耗：暗耗气血津液，脏腑体用皆伤，以致正虚毒郁；④暴戾：急性暴发，病势凶猛，病情乖戾无常；⑤杂合：阴阳交错，虚实夹杂，多脏并病；⑥多变：邪正消长多变，传变复杂多变。张继烈等[1]认为现代常见的伏毒致病有乙型肝炎（包括乙肝病毒携带者）、急性白血病、急性感染性多发性神经炎、重症慢性肝炎、狂

[1] 张继烈，鞠鲤亦.伏邪与伏毒[J].中国医药导报，2007，4（23）：153.

犬病、破伤风、恶性肿瘤、艾滋病、巨细胞病毒感染、急性肾小球肾炎、肾功能衰竭、慢性胃炎、冠心病、中风后遗症、痛风、肺尘埃沉着病、麻风病、结核病等。

"伏毒"的辨治要领：一辨毒的外受内生；二辨毒的阴阳属性及其相关病理因素；三辨所在病位及其病理传变；四辨毒的特异性或普遍性，是一毒一病（如乙肝病毒），还是一毒多病，如热毒、瘀毒；五辨邪正的标本缓急及其动态变化。其治疗应以祛毒护正、化解透托为原则。

第二节　伏邪发病学研究

现代学者对伏邪的特征、发病机制以及临床表现特征研究较为广泛，在此基础上又进一步探讨了伏邪理论的实质。

一、伏邪的致病特征

张鑫等[1]研究认为，伏邪特征主要有四个方面：①动态时空：随着时间的推移，随着机体内外环境的改变，伏邪就有可能发生由此发展为彼的改变，伏邪位置也会发生由浅入深或由深出浅的变化。伏邪的时空特征表现为伏邪感邪晚发，伏邪潜伏部位深，发病从内而发。②隐匿特征：既包含有对伏邪特征和正邪交争态势的描述，又暗示特定的人体内外环境可以导致伏邪潜藏。可以说隐匿是对伏

---

[1] 张鑫，张俊龙，郭蕾，等.伏邪特征的诠释 [J].中医研究，2006,19（4）：11-14.

邪自身状态，正邪交争态势，人体内外环境的概括。③自我积聚特征：指邪气潜伏在人体是一个量的积累和由量到质的不断积聚变化的过程。伏邪致病是邪气的自我积聚、渐强，改变着正邪的动态平衡，当邪气积聚达到了暴发的阈值就会发病。④潜证导向：指伏邪具有导致机体呈现潜证状态的特征，是对致病因素作用于机体后至机体发病前这一时期生理反应状态的概括。伏邪的四个特征相互依赖、不可分割，其中尤以"隐匿"最为根本，它是伏邪最为本质的特征，是导致临床资料难以收集的根本原因。"潜证导向"也是由于伏邪隐匿的特征所决定。"动态时空""自我积聚"是伏邪在"隐匿"特征的基础的动态变化过程。马军[1]补充认为，伏邪致病还具有：①缠绵复发性：即因正虚邪实，正气不能驱邪外出或因失治误治，导致驱邪不尽，邪气内陷，造成正邪长期对峙，正气耗伤而邪气积聚，再遇邪气触发亦可发病。②复杂多变性：伏邪不仅具有外感、内生之别，而且其病位的广泛无常性，病理因素的多样性，不同因素的相互关联性等，都常常造成人体阴阳交错、虚实夹杂，出现多脏并病，证候表现难以定格的复杂局面。另外，伏邪为病虽然常以由里外发为基本病理特点，但还可见表里分传，伏邪内陷之变。在具体传变中也有六经、三焦、卫气营血的不同表现，涉及脏腑病位各异，病情发作与潜伏相互交替，邪正消长变化复杂

---

[1] 马军.当代中医伏邪理论的文献研究[D].咸阳：陕西中医学院，2015.

多样。卢毅[1]提出伏邪致病的临床特点：①有表证误治史，反复发作病史。②表里同病，表证轻微隐匿，久羁不去，伏邪因外邪引动反复发作。③季节交节时病作，子午时发病。④经前、经期发病。⑤周期性发作。江顺奎[2]提出伏邪有一个繁殖、孳生、氤氲、蔓延到鸱张的过程，并且暗耗人体阴阳气血。伏邪发病，病重难疗，容易复发，蓄作有时，病情缠绵，毒根深藏，消耗人体气血，邪气久稽，酿邪成毒，这些都是伏邪的特点。宋乃光[3]认为伏气致病特点为：①起病隐秘，或少有卫分证表现；②病邪内陷，难以治愈；③病邪遗伏，反复发作。

二、伏邪的致病机理

江顺奎[4]对伏邪致病机理的研究认为，邪气伏匿的机制为：①从正邪角度看，正虚是邪伏的基础，正所谓最虚之处，便是容邪之所。②外感邪气之强弱决定藏邪与否。③痰瘀结成窠囊。④四时气序更替影响邪气潜藏。⑤病邪性质影响邪气伏留。相对而言，阴邪具有收敛、凝滞、沉降、潜藏之性，蓄毒不流，更易伏藏。⑥脏腑功能失调，毒邪内生。⑦胎毒遗传。⑧正邪混处。⑨病邪残留。⑩失治、误治。⑪卫气失于监视、防御。关于邪气伏匿的部位，如

[1] 卢毅."伏邪"理论在临床中的应用[J].中国中医急症，2014，23（7）：1295-1296.

[2] 江顺奎.浅论伏邪理论中邪气伏匿的机理[J].中华中医药杂志，2005，20（3）：140-141.

[3] 宋乃光.伏气温病与杂病[J].浙江中医杂志，1996，（11）：461-462.

[4] 江顺奎.浅论伏邪理论中邪气伏匿的机理[J].中华中医药杂志，2005，20（3）：140-141.

三焦、脏腑、经络、气血营卫、阴分、阳分、三阴三阳、膜（募）原、肌腠、骨节、骨髓、脂膜、俞穴，都是藏邪之处。并认为伏邪具有暗耗气血、容易复发、蓄作有时、病情缠绵、毒根深藏、酿邪成毒的特点。李可[1]对外感伏邪理论有系统深入的研究，他认为凡久治不愈，反复发作的重病、顽症、痼疾，必有六淫外邪深伏。外感表邪之内伏，主要有以下几点原因：①外感失表，由表入里，深入脏腑；②表未解而误攻，则邪陷入里，变生不测；③表未解而误补，则闭门留寇，后患无穷；④表未解而误投寒凉，则损伤正气，遂成痼疾。伏邪发病，或交节病作，或经前必犯，或周期性发作。在证候方面可有如下特点：①表里并病；②表证隐匿，轻微：很少有典型的表证寒热、无汗、头痛等表现，多为肩背沉困感，背部似冷水浇灌，胸上如压一石磨感，全身如捆之感，偏头无汗等；③表证久羁不去；④里证深伏：伏邪入里，既可侵入五脏，又可深伏血分，尤其要注意详辨三阴。对于伏邪的治疗，则强调扶正开表透邪的治疗原则。

郝斌[2]提出伏气"静则内伏，动则外发"是其共同的规律，伏气潜伏和发病的关键是动静的变化。并从现代医学的角度对伏气及其潜伏、发病进行了阐释，认为产生伏气的关键是人体的免疫应答机制。伏气的实质主要是外来邪气（包括气候环境变化、病原微生物、各种污染等）侵犯人体，诱

［1］ 孙其新.论伏邪——李可学术思想探讨之二［J］.中医药通报，2007，6（1）：14-18.
［2］ 郝斌.伏气学说的源流及其理论的文献研究［D］.北京：北京中医药大学，2007.

发人体的免疫应答，导致连锁性的免疫反应，使人体内产生的某处或多处的免疫物质堆积及其他病理改变，形成了局部潜伏性病灶。伏气产生的同时，可造成正气的消耗和损害。伏气的潜伏是人体免疫应答造成的局部病灶相对稳定，不扩大、不发作，相当于气机偏静不动的状态；伏气的发病是因为各种原因造成人体内正邪力量的对比发生转变，局部的免疫性病灶发生活动，引发连锁性免疫反应，病灶迅速扩大并扩散，出现各种症状，相当于气机活动甚至伏气化火的状态。临床与伏气相关的慢性疑难性疾病具有以下特点：①时发时止，反复发作，缠绵难愈；②与人体的免疫机制有密切相关性，多具有慢性感染病灶或因免疫反应产生的局部病变；③伏气潜伏处的病灶须具有一定的活动性；④发病多具有正虚邪实双重特点。

叶霜[1]对伏邪理论的研究认为：①伏邪理论的目标对象，一是举发多以急骤或激烈形式，起病即显里证，不同于一般外感证的表里浅深传变常规；二是具有缠绵反复的病程、慢性病变与复发倾向。②伏邪理论为上述区别于常规的目标对象提供更深层次的，或中介性的辨证模型。③伏邪论的疾病观是内因转化决定论，而非外因（致病因素）决定论。④诊断上相应的不是微观实体的溯因分析，而是目标动力的前瞻预控。⑤治疗上不是所谓的原因疗法，而是非特异性的系统干预。⑥治疗思想尤重给出路与透达邪气，而不是关门打狗或闭门留寇。

[1] 叶霜.伏邪理论发挥[J].中国医药学报，2000，15（6）：17-21.

第三节 伏邪理论的临床应用研究

随着伏邪认识的深入，概念外延的不断扩展，有关伏邪理论的临床应用成了该理论研究的重点，涉及临床各科的诸多疾病。如任继学[1、2]对伏邪与临床疾病关系的研究认为，涉及外感伏邪的疾病有非典型肺炎、急性肾小球肾炎、急性感染性神经根神经炎、支气管哮喘、风湿性心脏病，杂病伏邪的疾病有血管性痴呆、冠心病、肝硬化、慢性肾功能衰竭、短暂性脑缺血发作、中风与复中、原发性癫痫。赵进喜[3]认为现代疾病中如结缔组织病、牛皮癣、肾脏疾病、顽固性头痛、妇女痛经等均与伏邪致病有关。总括当前研究情况，概述如下。

一、伏邪理论与传染性疾病

（一）伏邪理论与慢性乙型肝炎的诊疗

慢性乙型肝炎是由乙型肝炎病毒（HVB）引起的一种流行性、进展性传染病。当代医家多认为其属于中医"伏邪"范畴，病毒伏而不发或时发时止，难以清除，病程较长，常发生变证，易向肝硬化、肝癌等方向转变。慢性乙型肝炎之

［1］ 任继学.“伏邪”探微（上）——外感伏邪［J］.中国中医药现代远程教育，2003，1（1）：12-14.

［2］ 任继学.“伏邪”探微（下）——杂病伏邪［J］.中国中医药现代远程教育，2003，1（2）：8-9.

［3］ 赵进喜.伏气发病学说对中医现代临床的重要启示［J］.中国中医药现代远程教育，2006，4（7）：34-35.

伏邪多分为"火毒"与"湿毒"两类，治以"清""透"之法为主。如刘果等[1]提出慢性肝病发病具有反复发作、迁延难愈的特点，其临床表现也与中医伏邪致病有相似之处。湿热留恋、瘀阻肝络、脾气亏虚既是慢性肝病局部与全身的重要病理变化，亦是使其复发的病理基础。以清利活血健脾法为主，结合四时五脏阴阳变化灵活加减，常取得满意疗效。王书杰等[2]分析慢性肝病（病毒性肝炎、肝硬化、肝癌）的致病因素——乙型肝炎病毒（HBV）的病邪属性及其致病特点，提出"湿热伏邪"的概念。通过卫气营血辨证，分析湿热伏邪传变过程中所导致不同的证候群以及新的病理产物如"痰""瘀"等，并阐释了痰、瘀作为枢纽因子，在肝络病变中起到的作用，最后形成湿热痰瘀互结壅盛之象，而形成"癌毒"。纵观慢性肝病发展，明确"湿热伏邪"作为疾病的始动因素，并贯穿全过程，总结出以清热化湿解毒为大法的治疗原则。聂红明等[3]依据"伏邪学说"扶正托毒的治疗理念，提出慢性乙型肝炎从肾论治的治法理论。经30余年的临床和实验研究证实，应用补肾冲剂联合拉米呋啶或苦参素等，可明显改善患者症状。童光东等[4]提出慢性乙型肝炎的病毒属于"疫毒"或"温毒"，其病机为"肾虚湿热毒邪内伏

[1] 刘果，唐旭东.伏邪理论在中医药调治慢性肝病中的运用[J].中华中医药杂志，2011，26（5）：935-938.

[2] 王书杰，韦艾凌.肝癌"湿热伏邪"——"癌毒"发病机制及疗法探讨[J].中国中西医结合杂志，2013，33（2）：266-269.

[3] 聂红明，董慧琳.从"伏邪学说"论述慢性乙型肝炎从肾论治的理论渊源[J].中医杂志，2012，53（7）：541-543.

[4] 童光东，彭胜权.从"肾虚伏气"论慢性乙型肝炎的治疗[J].中医杂志，2004，45（10）：726-728.

肝血"，从而总结出清、透、活、补为一体的治疗方法。张凤等[1]也认为"肾虚邪伏"是导致HBV持续感染，即乙型病毒性肝炎慢性化的主要原因之一，HBV持续感染又可能与人类白细胞抗原有关，其中HLA-DQB1与慢性乙型病毒的感染、治疗、预后具有紧密的联系。赵冰洁等[2]提出运用中医伏气温病的辨证用药理论来指导慢性乙型肝炎的治疗。在治疗过程中以泄热透邪、养阴补托为原则，用黄芩汤加减清泄里热，达原饮加减宣透表里，同时还应佐以养阴补托之品，防止正虚邪陷。蔡春江等[3]认为慢性乙型肝炎邪伏血分，病情迁延，当从浊、毒论治慢性乙型肝炎，其中浊属阴邪，毒为阳邪，两者当辨孰轻孰重，分而治之，使浊、毒分离，或外泄或内彻，或从二便而出，或从汗解，或通过呼吸而外泄，给邪以出路。李勇华[4]认为本病的病因为"伏邪"，病位在肝、脾、肾。伏邪隐伏血分，有潜在变生湿、热、毒三大病理因素的倾向，邪正暗斗，日久缠绵，可导致肝气郁滞、肝郁脾虚、肝肾阴虚、脾肾阳虚，而湿热、瘀血则可贯穿整个病理过程，总不外"郁、瘀、毒、虚"等几个方面。治疗上，采用及时

［1］ 张凤，冯全生，郭尹玲.从"肾虚邪伏"认识慢性乙型肝炎［J］.成都中医药大学学报，2016，39（3）：92-95.

［2］ 赵冰洁，马喜桃，钟森.从伏气学说辨治慢性乙型肝炎［J］.中国民族民间医药，2011，21（3）：27-28.

［3］ 蔡春江，裴林，李佃贵.伏邪理论在慢性乙型肝炎治疗中的应用［J］.浙江中医杂志，2002，37（2）：51-52.

［4］ 李勇华.中医认识无症状慢性HBV感染状态浅析［J］.现代中西医结合杂志，2004，13（7）：965-966.

截断、扶正与祛邪并进的原则。刘震等[1]指出慢性乙型肝炎的病机关键是毒损肝络，从疾病的过程看，其实质是正邪交争的过程，湿热疫毒侵袭人体，正气与毒邪相对平衡，毒邪伏而不发，由于某种诱因打破了这种平衡时，正邪交争，引发疾病，损伤肝络，而日久成瘀，湿、热、瘀、毒互结，肝络壅阻，正气耗伤，脏腑受损，形体败坏则病情发展，变证丛生，预后不良。张赤志[2]认为慢性乙型肝炎属"疫毒内伏"，常用升麻葛根汤解肌透邪清热解毒，对治疗慢性乙型肝炎疗效显著。

张传涛等[3]认为HBeAg阳性慢性无症状乙型肝炎病毒携带者的病机为"肾虚"无力抵御外邪而易感湿邪（HBV），感邪后正虚无力驱邪外出，邪伏于肾，加之"湿邪"黏滞，致病缠绵，邪"伏"时可无任何不适症状，无证可辨。每遇劳累、酒酪等诱因而"发"而表现临床症状，即"逾时而发"，此时有证可辨，此即"肾虚伏邪"致病。采用温补透解方临床治疗HBeAg阳性慢性无症状乙型肝炎病毒携带者有一定的抗病毒作用，中医"肾虚伏邪"理论论治HBeAg阳性慢性无症状乙型肝炎病毒携带者安全、可行，可能与升高 $CD4^+T$ 细胞、降低 $CD8^+T$ 细胞有关。

[1] 刘震.慢性乙型肝炎毒损肝络病机[J].辽宁中医杂志，2005，32（11）：1126-1127.

[2] 杨瑞华.张赤志教授用升麻葛根汤治疗慢性肝炎思路探微[J].国医论坛，2012，27（5）：12.

[3] 张传涛，扈晓宇，周道杰，等.基于"肾虚伏邪"理论论治HBeAg阳性慢性无症状乙型肝炎病毒携带者的临床观察[J].中国实验方剂学杂志，2014，20（3）：175-179.

另外，陈建杰[1]根据慢性丙型肝炎具有"气虚邪恋"发病特点，邪恋以湿、毒、瘀的夹杂内伏常见，正虚以肝、脾、肾的气血阴阳虚损为主，提出"伏邪理论"用于指导其诊治，围绕湿毒内伏，湿热瘀毒的病因病机特点，以化湿、解毒、清营等祛邪治法为主，同时采用健脾益气，补肾扶正等治法，灵活施治。舒发明等[2、3]提出酒精性肝病、脂肪肝发病与伏邪致病相符，酒精性肝病初期正能胜邪，邪气内藏，伏而待发，中、后期正不胜邪，触动而发。脂肪肝的产生乃以肝脾功能失调为本，痰、湿、毒、瘀等邪气内伏，继而后发。

（二）伏邪理论与艾滋病的诊疗

艾滋病是由人类免疫缺陷病毒（HIV）引起的传染性疾病，对于艾滋病的诊疗，现代医学还存在很多困难和障碍，而对中医伏邪理论的充分挖掘和探索为艾滋病的基础和临床研究可提供有益的思路和方法。郭会军[4]等认为艾滋病病毒属于伏毒为患，"伏"的过程是邪气在内因主导下"量"的积

［1］ 董慧琳，聂红明，陈逸云，等.陈建杰教授应用"伏邪理论"诊治慢性丙型肝炎的经验［J］.中西医结合肝病杂志，2013，23（1）：54-55.

［2］ 舒发明，黄英，刘业方，等.从伏邪学说探讨酒精性肝病治疗思路［J］.时珍国医国药，2015，26（7）：1708-1710.

［3］ 姜岑，舒发明，黄英，等.从伏邪学说探讨脂肪肝的治疗思路［J］.中华中医药杂志，2016，31（3）：914-916.

［4］ 郭会军，于晓敏.从毒探析艾滋病的病因［J］.山东中医药大学学报，2009，33（6）：471-472.

累过程。艾军等[1]从伏气温病学说论述艾滋病"疬、郁、瘀、虚"相关病因病机。认为"疬"概括了其病因性与易传播性；"郁"指其漫长的潜伏期特征；"瘀"总结了其发病期病症的复杂多端；"虚"指其病因性与病理性。舒发明等[2]也以温病学"肾虚伏气"理论为指导来认识艾滋病致病病机特点，提出其产生是由于正虚（肾虚为本），疫毒内伏，逾时而发的观点，总结归纳提出艾滋病肾虚伏气发病特点为初即见里热证；邪伏于内，自我积聚，逾时而发；渐进加重，缠绵难愈，反复发作。陈珊珊等[3]认为艾滋病的病变及发展机理与伏邪理论较相似，免疫缺陷病毒入侵人体后迅速扩增，而后潜伏在不同的靶细胞中形成病毒潜伏库。在一定时期内，感染者的免疫系统没有受到严重破坏，病毒隐伏于体内而不发病，常无症状表现。但随着病毒复制得不到有效的控制，机体所活化的免疫反应不能完全抑制和清除病毒，HIV 感染呈现慢性持续性状态，并且伴随免疫系统的不断被破坏而并发大量的机会性感染。而且艾滋病有"久伏"不发的部分感染者，高效抗逆转录病毒疗法治疗停药后病毒反弹也与邪伏有关。宗亚力等[4]认为艾滋病的临床症状都可由"毒""瘀""虚"概括和解释，在"毒邪伏络"的过程中，"毒"是启动因子，即络脉受损由"毒邪"启动；络脉受损导致络脉血瘀和

[1] 艾军，戴铭.从伏疫学说探讨艾滋病的病因病机［J］.新中医，2009，41（1）：3-4.

[2] 舒发明，黄英，黄舟，等.从'肾虚伏气"理论探讨艾滋病病机特点［J］.中国中医基础医学杂志，2016，22（5）：599-601.

[3] 陈珊珊，危剑安.浅议伏邪瘟疫与艾滋病［J］.环球中医药，2010，3（5）：355-357，391.

[4] 宗亚力，尹燕耀，林云华.中医从"毒邪伏络"论治艾滋病的思考［J］.中国中医基础医学杂志，2011，17（4）：363-365.

络脉空虚，引起络脉病变；"瘀"是其枢纽因子，是艾滋病发展的中心环节，也是艾滋病恶化的关键环节。这可能是由于毒自络入，深伏为害，易致络伤瘀阻。"虚"为"气不虚不阻"，"至虚之处，便是留邪之地"，络虚气聚。故艾滋病可以从伏邪或伏毒来论治。

（三）伏邪理论与 SARS 的诊疗

当代医家认为 SARS 的致病因素属中医伏气温病范畴，具有病发于里，由里达表和以里热证为主的特征。临床以升降散、达原饮、三仁汤、藿朴夏苓汤等进行治疗，疗效明显。刘弼臣[1]提出 SARS 是"疫毒之气"与"时行之气"的相感而发，冬令肾气先虚精气不藏，寒邪内伏郁而化热，春令春阳发泄郁热外达，新感诱发引动伏邪而成时行疫病。张明雪等[2]应用量表学方法，通过对一线专家大样本 SARS 中医证候及其演变规律的问卷调查，运用频数、决策树和神经网络明确证候因素的判断标准，归纳出主要证素。结果显示：伏邪的证候因素在初期和极期较高，进入恢复前期和恢复后期依次递减，基本符合伏邪的临床表现特征。说明其病因应当是先有体内伏邪，复加外感时邪疫毒而发病，其由里达外的病机是确认伏气的第一步，而临床采取清泄里热的治法能减轻病势，阻断病变进程，也进一步验证了"伏邪致病"作为本病的证候因素其结论的正确性。

---

［1］ 刘弼臣.传染性非典型肺炎中医防治思路探讨［J］.山西中医，2003，19（3）：28-30.

［2］ 张明雪，曹洪欣，翁维良，等.论伏邪在 SARS 发病中的作用［J］.中华中医药杂志，2007，22（8）：521-522.

二、伏邪理论与反复发作的感染性疾病

现代中医学对感染性疾病病因病机有深入的认识，如原金隆[1]从中医的病因病机理论出发，提出"外毒启动，内毒介导"的致病观点，认为由外侵入的细菌、病毒、毒素等外来致病因素可视为"外毒"，由"外毒"刺激机体产生过量的细胞因子等病理介质则可视为损害机体的"内毒"成分，"外毒"的化热、致瘀、生变等致病作用主要是通过内毒的介导而产生。姜良铎等[2]认为正邪理论是中医理论与微生态学最具相通之处，微生态平衡时的定植抗力和"自净"机制，是机体"正气"的重要内容，微生态失衡是微生态系统由"正气"向"邪气"转化，是微生物引起人体发病的根本原因，可表现为菌群失调、菌群异位和外籍菌入侵，人体的免疫功能状态与病原微生物的关系，也就是正气与邪气的关系。黄彩平等[3]探讨了伏邪在肠伤寒、慢性活动性乙型肝炎、红斑性狼疮、变应性亚败血症、登革出血热等感染性疾病治疗中的意义。仝小林等[4]提出从伏气温病论治慢性炎症疾病的急性发作理论。临床多应用于慢性扁桃体炎、慢性肾盂肾炎、慢性胆囊炎、慢性胰腺炎、慢性盆腔炎等疾病的急性发作期，治疗以清里热、除伏邪、顾虚实、分缓急为原

［1］ 原金隆. 略谈病毒感染的辨治特点［J］. 辽宁中医杂志, 1986, 10（1）:6-7.

［2］ 姜良铎, 焦扬, 张喆. 中医正邪理论与微生态学关系初探［J］. 陕西中医, 2006, 27（8）: 970-971.

［3］ 黄彩平, 韦大文. 伏邪说在感染性疾病治疗中的意义［J］. 河南中医, 2001, 21（6）: 15-16.

［4］ 仝小林, 刘文科, 姬航宇. 从"伏气温病"论治慢性炎症疾病的急性发作［J］. 中国中医基础医学杂志, 2011, 17（3）: 290-291.

则。童延清等[1]研究认为尿路感染后用药不当、失治误治，未能彻底祛除发病原因，使邪气潜伏而不得透发，膀胱气化不利，下焦水渎不畅，形成伏邪盘踞下焦、寒湿壅滞证，治疗用由茴香、官桂、马齿苋、荔枝核、通草、琥珀粉、虎杖、赤芍、天葵子组成的温阳通淋汤，疗效显著。张福利等[2]以温病伏邪学说为指导，以祛伏邪、调体质之法治疗小儿以痰湿郁热体质为主因的反复呼吸道感染，以银翘散为基础方，解表退热祛伏邪；用温胆汤加味清除痰湿郁热并兼以柔肝、健脾、滋阴而调整体质，取得了较好疗效。张云等[3]通过对伏邪致病特点与宫颈人乳头瘤病毒（HPV）感染发病的分析研究，认为HPV病毒感染即为伏邪，可从伏邪论治。杨辰等[4]提出从伏气温病辨治抗中性粒细胞胞浆抗体相关血管炎。

高洁等[5]对伏邪理论在临床棘手的耐药菌感染问题上的应用做了深入探讨，指出目前临床耐药菌感染的途径主要有本身感染的耐药菌，不合理用药诱导了细菌的耐药性以及二

［1］ 童延清，任喜洁.温阳通淋汤治疗尿路感染伏邪盘踞下焦寒湿壅滞证临床研究［J］.中医药通报，2007，6（4）：44-47.

［2］ 张福利，赵京京，吴明娟，等.祛伏邪调体质治疗小儿反复呼吸道感染的临床体会和理论探讨［J］.中国医学创新，2012，9（12）：134-135.

［3］ 张云，李淑萍.从"伏邪"论宫颈人乳头瘤病毒感染［J］.浙江中医药大学学报，2016，40（2）：100-102.

［4］ 杨辰，韦子卓，方吕贵，等.从伏气温病辨治抗中性粒细胞胞浆抗体相关血管炎探析［J］.中国中医药信息杂志，2016，23（2）：117-119.

［5］ 高洁，刘清泉，马群，等.从伏邪理论看耐药菌感染［J］.中医杂志，2011，52（6）：536-538.

重感染等，这与广义伏邪的内涵一致。提出在耐药菌治疗上应用抗生素联合中药扶正、透邪是非常有必要的，其中扶正重点强调温阳。杨金亮等[1]认为中医温病之伏邪理论是病原菌耐药的发病方式，指出细菌生物被膜耐药理论与伏邪理论相似，治疗时以清里热、散邪、破结为主，可在达原饮的基础上进行加减。刘清泉等[2]基于伏邪理论提出以扶正透邪法干预多重耐药菌株感染的理论，通过扶正透邪法干预多重耐药铜绿假单胞菌的实验室及临床研究，结果显示均能够改善机体免疫状态，协同抗生素作用，在多重耐药菌感染的防治方面应用前景广阔。

三、伏邪理论与心脑血管疾病

李艳阳等[3]认为心血管疾病高血压病、冠心病、心肌梗死、心力衰竭、心律失常、病毒性心肌炎等各期符合伏邪致病的特点，即急性期正不胜邪，触动而发；缓解期正能胜邪，邪气内藏，伏而待发。基于伏邪理论，从中医学角度思考探讨心血管疾病的治疗，可为临床提供新的治疗思路。舒发明等[4]以中医传统伏邪学说为指导来认识高血压病，提出高血压病的发生本虚责之于气血阴阳，"气郁、痰、瘀、毒"邪气伏藏于脉络（单纯脉络和脏腑脉络），继而

［1］ 杨金亮，齐文升.达原饮在细菌耐药中的应用［J］.环球中医药，2008，3（1）：42-43.
［2］ 刘清泉，孔令博，高洁，等.扶正透邪法干预多重耐药菌株感染的理论及实验研究［J］.中国医院用药评价与分析，2011，11（9）：773-774.
［3］ 李艳阳，吕仕超，仲爱芹.伏邪理论在心血管疾病中的运用［J］.新中医，2014，46（8）：1-3.
［4］ 舒发明，黄英，黄舟.试论"脉络伏邪"在高血压病治疗中的运用［J］.中华中医药杂志，2016，31（8）：2959-2962.

后发或反复发作的思想观点，进而提出未病先防、清除伏邪、长期治疗的高血压病防治思路。代晓芳[1]以中医传统伏邪学说为指导，根据伏邪病因病机、致病的特点及发展、变化规律来认识老年高血压，提出老年高血压的产生是以正虚（肾虚）为本，痰湿、瘀血等邪气伏藏，继而后发的观点。并总结归纳提出老年高血压病肾虚邪伏致病特点为邪伏于内，逾时而发；伏邪初发，里热亢盛；伏邪积聚，蕴蓄生变；伏邪交结，反复发作。对老年高血压病的治疗，在潜伏期、缓解期用药和日常饮食调理中应特别注意补肾为本以扶正，同时亦勿忘驱除体内伏邪，令邪无所藏，病无由发，尤其对于无证可辨时，针对肾虚伏邪先证而治至关重要。急重期、发病期又当识别痰湿、血瘀孰轻孰重，选方用药各有侧重或诸邪并治。

当代医家多从伏邪理论探讨冠心病的病机与治疗，任继学[2]创造性地将伏邪理论引入冠心病的研究中，提出冠心病因邪毒伏于心脉，复受外邪、烦劳等因素诱发，严重者血滞痰结，阳郁毒生，而使心肌受害，即出现真心痛。黄永生等[3]阐述了冠心病先天伏寒证的临床表现除见有胸痛或憋闷外，突出表现为顽固性足凉或手足凉，伴有易疲乏，气短，背痛，胃痛或胀，腰膝酸软等症，舌淡隐青有齿痕，脉沉弦

［1］ 代晓芳.从肾虚邪伏探讨老年高血压病［J］.中医学报，2016，31（4）：535-538.

［2］ 任继学.伏邪探微［J］.长春中医学院学报，2005，21（1）：4-7.

［3］ 黄永生，郭家娟，邓悦.先天伏寒证理论内涵及其对临床指导意义［J］.实用中医内科，2007，21（6）：3-4.

细弱。治疗上在温补脾肾之阳的同时，要补益中气以协助脾肾阳虚的恢复；还要应用辛开苦降之法，引阳归阴，使壮火回归少火，离寄坎下，恢复少火生气的生理状态；并且，疏肝理气法要贯彻治疗的始终。先天伏寒作为疾病的共性存在，尚可见于高脂血症、动脉粥样硬化、高血压、冠心病、中风、糖尿病、肝炎、肿瘤、自身免疫系统疾病等。吴焕波等[1]针对亚健康人群具备先天伏寒证特征者，采用伏寒方可有效改善亚健康先天伏寒证症状表现，没有明显的不良反应。从方证相应的角度印证亚健康先天伏寒证临床表现的客观性，以及在证－理－法－方－药上存在着内在逻辑性和合理性，初步证实了亚健康"先天伏寒"证患者的临床表征特点：①均有顽固性足凉，以及特征性的演变病史；②以气（阳）虚气滞，寒热错杂为共性特征；③在漫长的疾病发展过程中都存在着极其相似的规律。李双娣等[2]采用横断面流行病学方法，总结冠心病心绞痛"先天伏寒"患者的主要临床特点，根据出现频次不同依次为：胸闷、胸痛、足凉、气短。说明冠心病"先天伏寒"证实际存在，并具备特有的临床病史及症状。李雪[3]认为伏邪致胸痹的特点有三：一即病由内伏之邪气而发；二为伏邪隐匿，难以祛除，易于复发；三是外感引动伏邪。邓悦等[4]从中医伏邪病因论治冠心病，提出伏邪病

[1] 吴焕波，朱翠翠.伏寒方治疗亚健康先天伏寒证32例临床观察[J].四川中医，2014，32（7）：102-104.

[2] 李双娣，魏岩，郭家娟.冠心病心绞痛中医"先天伏寒"证的临床辨证研究[J].中国中医药现代远程教育，2016，14（4）：54-56.

[3] 李雪.从伏邪病因探胸痹心痛[J].杏林中医药，2012，32（8）：763，781.

[4] 邓悦，郭家娟，李红光，等.从中医伏邪病因论治冠心病的思考[J].长春中医药大学学报，2007，23（6）：1-2.

因学在心病辨治体系中的重要应用价值，在长期的临床实践中逐渐形成了以"伏邪内藏""毒损络脉"学说为中心的诊治思路。胡旭等[1]提出结合中医"治未病"理论对冠心病进行早期预防，认为冠心病早期患者常无临床症状，但致病之邪已潜伏于内，在临床上应加强微观辨证研究，做到早认识、早预防、早治疗。

邓悦等[2]提出痰瘀伏络是心血管疾病链各病变环节逐级传导的内在病理基础，也是造成心血管疾病易反复、难治愈、预后差的根本原因。提出以伏邪多与痰瘀相关，把握伏邪致病特点，遵循伏邪入络的致病规律，采用益气化瘀、豁痰通络为主要治疗原则，为中医药全面干预心血管疾病链拓宽思路。牟宗毅等[3、4、5]提出"痰瘀伏邪留滞血脉是急性冠脉综合征发病的重要潜在病理因素"，平时"伏"而不发，遇诱因则使心绞痛发作或病情加重，这也正是临床上冠心病稳定性心绞痛患者往往在出现典型症状后才被临床所辨识的主要原因。因此在冠心病稳定性心绞痛发作早期应积极有效地

[1] 胡旭，周慧敏.运用伏邪学说对冠心病早期防治探讨[J].辽宁中医药大学学报，2009，11（5）：24-25.

[2] 邓悦，吴宗贵，陈颖，等.痰瘀伏络是心血管疾病链的主要机制[J].中医杂志，2011，52（20）：1733-1735.

[3] 牟宗毅.急性冠脉综合征与"痰瘀伏邪"的相关性[J].中国老年学杂志，2015，35（2）：294-295.

[4] 牟宗毅，张茂云.基于"痰瘀伏邪"探讨冠心病稳定性心绞痛相关证素[J].中国中医基础医学杂志，2014，20（5）：576-577.

[5] 牟宗毅，张茂云，陈颖.冠心病稳定性心绞痛痰瘀伏邪本质探索[J].长春中医药大学学报，2013，29（4）：711-712.

进行化痰蠲饮、活血行气消瘀治疗是减少或减轻患者临床症状的关键。齐锋等[1]亦提出痰瘀贯穿微血管性心绞痛（MAV）始终，只是正气充盛，痰瘀伏邪不能外达，形成胸闷痛症状。在正气不足，痰瘀伏邪可以外出，在情绪、劳累、寒冷、饱食等外因诱导下，表现出胸闷痛症状。故在整个MAV疾病的过程中，祛除"痰瘀伏邪"极为重要。常立萍等[2]依痰瘀伏邪理论自拟方参红化浊通络颗粒配合西药基础治疗能够明显降低PCI术后冠心病再狭窄发生率及狭窄程度、减少心绞痛发作以及心梗再发率和心衰患病率，明显改善胸闷痛、心悸、乏力等中医症状，提高患者生存质量。翟昂帅等[3]则认为PCI术"破血"作用明显，易耗伤正气，加之冠心病患者素体心气亏虚，脾肾不足，痰湿积聚于血脉，阻塞血液正常运行，在感冒、激动、饱食等诱因作用下发病，符合伏邪"逾时发病"的特点。因此，从伏邪和治未病角度出发，提出预防伏邪产生及祛除伏邪是防治PCI术后无复流、慢血流等危险因素的重要手段，为中西医结合治疗拓宽了思路。

罗威等[4]认为，高脂血症除具"痰浊"的典型特征外，其"伏痰"特征更加明显，从脂质代谢异常到导致高脂血症疾病的发生必须经历长期的过程，这恰恰是伏邪晚发的特征；其在漫长的发病过

[1] 齐锋，靳宏光，王义强，等.基于痰瘀伏邪理论干预大鼠冠状动脉微血栓炎症因子实验研究［J］.中华中医药学刊，2016，34（5）：1055-1057.

[2] 常立萍，邢笑佳，邓悦.伏邪理论指导治疗血管重建术后冠状动脉粥样硬化性心脏病临床疗效研究［J］.环球中医药，2012，9（5）：669-672.

[3] 翟昂帅，张军平，郭晓辰，等.伏邪理论与治未病思想在防治PCI术后无复流的应用探讨［J］.中华中医药学刊，2012，30（11）：2430-2431.

[4] 罗威，盖国忠，任继学.伏痰与高脂血症相关性初探［J］.中国中医基础医学杂志，2009，15（3）：171.

程中多无明显症状，临床不易发现，符合伏邪隐匿特征；高脂血症是脂质代谢紊乱逐步加重、突破自身调控能力的结果，与伏邪自我积累特征相合。因此，应从伏邪理论出发，开展高脂血症的各项研究。

四、伏邪理论与自身免疫性疾病

自身免疫性疾病是指机体对自身抗原发生免疫反应而导致自身组织损害所引起的疾病，临床多呈现出发作 – 缓解 – 复发 – 缓解等迁延不愈的特征。当代医家认为自身免疫性疾病与传统中医伏邪理论相通，是因先天不足或后天失养导致人体正气亏虚、邪气得以潜伏，日久造成人体阴阳气血失衡免疫功能紊乱。如孔祥聿等[1]从伏邪发病与系统性红斑狼疮（SLE）的病因病机，伏邪病位与 SLE 的多发症状等方面入手，探寻 SLE 发病与伏邪的关联，发现伏邪的致病广泛性与 SLE 发病的系统性、伏邪藏匿与 SLE 潜伏、先天伏邪与 SLE 遗传性、伏邪发病与 SLE 环境因素、伏邪发病与 SLE 感染因素，以及伏邪留止腠理与面部红斑、伏邪藏于血脉与血液异常、伏邪留止筋骨与关节炎症、伏邪集聚脏腑与多脏腑病变之间具有相关性。谢锐龙等[2]提出运用伏气温病理论治疗系统性红斑狼疮活动期，认为系统性红斑狼疮的发作与伏气温病气血两燔证、湿热内阻证相似，治疗以清瘟败毒饮或

[1] 孔祥聿，黄琳，李海昌.伏邪学说与系统性红斑狼疮发病的关系探析［J］.中国中医急症，2016，25（3）：384-386，389.

[2] 谢锐龙，徐伟，李晓昊.伏气温病理论治疗系统性红斑狼疮活动期探讨［J］.中国中医急症，2004，13（3）：372.

蒿芩清胆汤加减。陈银环等[1]以伏气温病理论为指导，运用清养透解法方药（主要由青蒿鳖甲汤加减）为主综合治疗81例系统性红斑狼疮，结果显示，该方案不仅总体疗效优于对照组，明显改善症状，且能明显减少激素用量及西药的毒副作用、减少复发次数。刘红姣等[2]从伏气温病探讨狼疮性肾炎的病因病机、临床表现和治疗用药，认为狼疮性肾炎属本虚标实病证，素体不足，真阴亏损为本虚；伏邪（胎毒、热毒）及外感之毒邪为标实。临床表现出热毒炽盛和阴虚或阴阳两虚之证候。治疗上当健脾养肾治其本，解毒化瘀治其标，急性活动期以祛伏邪为主，用清营汤合犀角地黄汤加减，清热解毒、凉血生津；亚急性期或轻度活动期，方选竹叶石膏汤合黄连阿胶汤或连梅汤加减，清热生津、泻火育阴；恢复期应滋阴透热，用青蒿鳖甲汤加减；缓解期或稳定期宜滋养肝肾，方选加减复脉汤合归芍地黄汤加减。

宋绍亮[3]从邪毒内伏论治类风湿关节炎，认为免疫功能紊乱导致的类风湿关节炎属中医邪毒内伏，反复发作的"顽痹"范畴，发病机制与伏邪致痹相似。治疗常以伏邪理论为指导，始终贯彻宣痹达表、清透达邪的原则。刘清平等[4]从病因病机、证候表现及中医治疗的角度对伏毒与类风湿关节炎的关系进行阐述，提出伏毒作为

[1] 陈银环，钟嘉熙，刘叶，等.清养透解法为主综合治疗81例系统性红斑狼疮临床疗效评价[J].辽宁中医杂志，2009，36（2）：215-217.

[2] 刘红姣，彭剑虹.从伏气温病论治狼疮性肾炎[J].中医杂志，2008，49（2）：101-103.

[3] 宋绍亮.从邪毒内伏论治类风湿关节炎[J].江苏中医药，2008，40（1）：8.

[4] 刘清平，李楠，林昌松，等.从伏毒论治类风湿关节炎[J].中华中医药杂志，2016，31（4）：1168-1170.

类风湿关节炎的病理产物及致病因素，是类风湿关节炎发生发展、迁延不愈的一个重要因素，避免诱发因素，控制伏毒外发，可提高临床疗效。李梢等[1]认为类风湿关节炎是由于外邪诱发伏邪，逆犯人体肢节脉络所致。邪损肢节络脉，络脉虚滞，气血不能宣行于四肢，筋脉失养，可见手足麻木，关节酸胀、疼痛、肿胀、畸形等，关节周围肌肉萎缩、活动障碍等症状。治以分证论治、截邪防变、通畅络脉为原则，针对病邪的虚实寒热之别采取不同的论治方法。考希良[2]从伏邪致痹理论探讨类风湿关节炎的复发及临床证治，认为伏邪难以祛除，痹病日久不愈则必有湿痰、败血瘀滞经络，造成痹病反复发作、缠绵难愈，与类风湿关节炎病因病机相似。通过伏邪致痹的治疗思路对类风湿关节炎进行分期治疗，在活动期强调清热利湿解毒，在缓解期通过益气养血来透解伏毒，临床常以搜剔络结之虫类动物药和藤类草药为主。陆柳丹等[3]从伏邪致痹角度对类风湿关节炎的发病机制进行了初步的探讨，提出宣发膜原法治疗类风湿关节炎的思路。

贾红伟等[4]提出痹证为伏邪致病，邪在膜原，病位在半表半里之地，如类风湿关节炎为自身免疫性疾病，多有病毒、

[1] 李梢，王永炎.类风湿关节炎从"络"辨治的理论体系初探[J].中医杂志，2002，43（2）：85-88.

[2] 考希良.从伏邪致痹理论探讨类风湿关节炎的复发及临床证治[J].中华中医药杂志，2011，26（5）：1157-1160.

[3] 陆柳丹，韦嵩.从伏邪致痹理论探讨宣发膜原治疗类风湿关节炎的机制[J].中华中医药杂志，2015，30（2）：365-368.

[4] 贾红伟，徐世杰，吴萍，等.伏邪致痹初探[J].中国中医基础医学杂志，2001，7（3）：11-13.

细菌等感染病史，符合伏邪发病特点。王之虹等[1]认为痹病多有伏邪内生之源，或外感反复发作，淫邪留止于体内。亦有湿邪、寒邪等内生五邪之伏。由于其病程长，顽缠难愈，缓解期仍见有湿浊内伏，均是伏邪为患见症。而在痹证临床用药上，搜剔络结之虫类动物药和藤类药，不仅能针对痹证的湿、痰、饮、瘀之邪，也具有透达伏邪之意，符合伏邪宜采用开达透邪的治疗原则。

另外，沈洁等[2]认为强直性脊柱炎（AS）病因的遗传因素、HLA-B27、免疫复合物及体液、细胞免疫等在某种意义上都可归属于中医伏邪范畴，伏邪是 AS 发病的内在因素和必要条件。王立新[3]认为外感内伏、内伤伏邪是多发性硬化的病因，其病位在脑髓、脊髓、督脉，核心病机为督脉、脑髓、脊髓虚损，风邪内伏，遇感触发。补益肝肾，温通督阳，祛风通络为其大法。彭皓均等[4]提出治疗多发性硬化应结合伏气的特点，在发作期以利湿驱邪为主，缓解期以固肾扶正为主，可达到减少复发的目的。

五、伏邪理论与过敏性疾病

过敏性疾病是一种通过接触过敏物质引起的变态反应性疾病，主要包括皮肤过敏反应、呼吸道过敏反应、消化道过敏反应及过敏

[1] 王之虹，盖国忠.痹病的伏邪病因研究与临床诊治体会 [J].长春中医药大学学报，2007，23（6）：3-4.

[2] 沈洁，李海昌，杨燕青，等.伏邪与强直性脊柱炎的关系探讨 [J].陕西中医学院学报，2015，38（6）：22-24.

[3] 王立新.从伏邪学说论治多发性硬化 [J].南京中医药大学学报，2014，30（6）：507-509.

[4] 彭皓均，吴彦，吴智兵，等.以"伏气学说"探讨多发性硬化的病因及发病规律 [J].广州中医药大学学报，2014，31（4）：648-650.

性休克等，当代医家提出以伏邪理论为指导对部分过敏性疾病进行辨证论治。如郑燕飞等[1]提出伏邪致病与特禀体质具有一定的相关性，而脱敏调体法可以改善伏邪积聚的土壤和环境，运用乌梅、蝉蜕、灵芝、首乌等贯穿调理特禀体质的始终，使机体对外界因素刺激的适应性逐渐增强而向愈，为临床防治伏邪所致疑难病症提供了崭新的思路和视角。白长川[2]认为正虚体质是慢性荨麻疹发病基础，风邪伏络乃致病因素，创造性地提出邪伏浮络致病学说及顺势疗法为治疗本病大法，并将其分为邪伏卫分、邪伏营分、邪伏血分三个证型来论治，邪伏卫分者，汗而透之，用桂枝麻黄各半汤加减治疗；邪伏营分者，清而透之，以清营汤来加减治疗；邪伏血分者，用佛手散合升降散加减治疗。温成平[3]认为荨麻疹发病多由感受风邪，侵袭肌表，致水湿、瘀血内停，产生伏邪，郁于皮肤，瘙痒益甚。治疗上以固表祛风、运脾除湿、活血化瘀、凉血解毒为主，用药上活用虫类及花类药，多能获得显著疗效。张扬等[4]认为丘疹性荨麻疹具有"初感染，CBM α8 缺陷者致敏""再感染，致迟发过敏反应"的发病机制和特点，与"伏邪蛰于精亏之体""伏邪因阳动、时邪内

[1] 郑燕飞，李玲孺，王济，等.从伏邪致病用调体药对治疗过敏性疾病 [J].中华中医药杂志，2013，28（5）：1198-1201.

[2] 闫若庸，阎超.白长川教授从邪伏浮络论治慢性荨麻疹 [J].中医研究，2008，21（11）：55-57.

[3] 鲍玺，温成平.温成平教授辨证治疗荨麻疹经验 [J].中华中医药杂志，2014，29（11）：3460-3462.

[4] 张扬，虞晓宇，秦悦思，等.基于伏气学说探讨丘疹性荨麻疹的中医治疗 [J].新中医，2011，43（10）：131-132.

发"的伏邪致病特点相似，故可依据伏邪理论辨证论治。临证应辨邪伏深浅、邪之微甚、因之内外等，常用甘寒达热、辛凉导邪之法，因势利导，助邪透达，慎用大苦大寒之药，恐遏其生机，闭其出路，怫郁为患，故应慎之。

李彦军等[1]指出"风邪引动五脏伏风"为过敏性哮喘的病机关键。一方面，外风侵袭五脏失治误治形成"五脏伏风"，遇外风引动则内外合邪，致肺失宣降。风胜则挛，轻则发生过敏性咳嗽，重则气、痰、瘀互结发为哮喘。另一方面，五脏内风潜伏，遇饮食、情志、运动、禀赋等因素所触发而易致气管痉挛，轻则过敏性咳嗽，重则发生哮喘。临床以祛风药为主，结合化痰止咳药、补虚药、解表药等，在对过敏性哮喘的治疗方面效果明显。孟繁东[2]提出过敏性紫癜是热毒伏于体内，郁蒸肌肤，气血相搏，损络动血，血不循经，溢于脉外，渗于皮下而出现皮肤丘疹或红斑。以"热""瘀""虚"为主要特征，治疗应以清热滋阴、凉血解毒、化瘀止血为主，临床以犀角地黄汤、茜根散等加减进行治疗，有明显疗效。唐宽裕等[3]认为过敏性紫癜性肾炎的根本病机为邪毒内伏血分，禀赋不足之体，每易因感受新邪，引动体内伏毒而发病，伏毒往往依附于热毒、瘀血两种病理因素而存在，贯穿于紫癜性肾炎发生发展的整个过程，导致过敏性紫癜性肾炎患者久治难愈。临床上以祛

[1] 李彦军，赵学萍，肖遥，等.从祛风药论风邪在过敏性哮喘发病中的重要作用[J].吉林中医药，2012，32（7）：721-723.
[2] 孟繁东.过敏性紫癜的中医辨治研讨——附50例临床病例总结[D].北京：北京中医药大学，2005.
[3] 唐宽裕，于俊生.从伏毒论治过敏性紫癜性肾炎初探[J].中华中医药杂志，2013，28（6）：1779-1781.

毒护正、化解透托为原则,以加味升降散(女贞子、墨旱莲、紫草、茜草、僵蚕、蝉蜕、姜黄、大黄)为主方辨证加减,从根本上治疗过敏性紫癜性肾炎。

六、伏邪理论与呼吸系统疾病

郑忻[1]从伏邪理论阐述支气管哮喘的病因病机,认为支气管哮喘,一方面是肺、脾、肾三脏亏虚,感受外邪不能及时表散,邪伏于内,壅阻肺气,气不化津,聚湿为痰,痰饮伏留而为哮喘发病的潜在"夙根"。另一方面是脏腑功能失调,津液输布不畅,痰饮内生,潜伏于肺,成为哮喘反复发作的病理基础。治以补其虚脏、调摄正气、攻逐伏邪、祛除"夙根"为原则,药用麻黄、细辛、半夏、五味子、桂枝、杏仁、黄芪、防风等。袁琛等[2]认为哮喘是一种病情迁延,持续进展的慢性疾病,风痰瘀毒等伏邪是其反复发作,逐渐恶化的主导因素。汪受传[3]认为"伏风"与"伏痰"为小儿支气管哮喘之宿根,从伏邪论治该病,提出哮喘发作期,以外风引动内伏风痰、肺失宣肃为主要病机,治疗当以消风宣肺为主,并佐以豁痰平喘。迁延期,多为正虚邪恋,或为肺脾肾不足,风痰恋肺时发动,治疗以消风化痰,补虚扶正。缓

[1] 郑忻.伏邪理论在支气管哮喘防治中应用探析[J].辽宁中医药大学学报,2012,14(4):131-133.

[2] 袁琛,刘贵颖,张慧琪,等.伏邪理论在哮喘缓解期治疗中的思考与应用[J].辽宁中医杂志,2013,40(2):264-265.

[3] 陶嘉磊.汪受传从伏邪学说论治小儿支气管哮喘经验[J].中医杂志,2015,56(23):1996-1998.

解期，以正虚为主，临床辨证多从肺、脾、肾三脏之气阴阳虚损论治，兼顾消风化痰，临床以肺脾气虚证最多见，治疗以补肺益气、固表御风。对于难治性、反复发作性哮喘，常需运用搜风通络之品，如全蝎、蜈蚣等。姚晓岚等[1]将伏邪理论应用于慢性阻塞性肺病的治疗中，认为慢性阻塞性肺病内生痰饮不能及时祛除，与余邪胶着黏滞，伏留于内，成为其病缠绵反复，迁延不愈，长期通气不利的重要原因。在其发生、发展过程中，痰邪、浊气、血瘀相继为患，三者相互影响互结为患。整个病程中，邪实是发病的具体表现，本虚是邪伏的重要前提。伏邪具有固着难除、阻碍气机、屡伤正气的特点，导致肺胀病的恶性循环，使其成传变重危之证。张天嵩[2]认为伏痰、伏火、伏风等伏邪盘踞为弥漫性泛细支气管炎（DPB）发病的要因，新感引动伏邪为疾病加重和进展的重要诱因。提出从伏邪论治DPB，加重期以清透伏邪为主，常以柴前梅连散加减；稳定期以扶正托邪为主。

另外，刘旻等[3]提出特发性肺纤维化可从中医理解为邪伏肺络是病因，枢机不利启动血瘀，瘀血内结致新血不生是过程，肺、脾、肾气虚是结果，气血失和可加速疾病进展，引动伏邪易诱发急性加重。脏非本虚，是因瘀致虚、互为因果，且"瘀"含两端，即气郁、血瘀，故瘀解则虚复，治疗攻瘀忌猛，重在枢转气机，养血活血，

[1] 姚晓岚，王真.伏邪理论在慢性阻塞性肺病中的应用［J］.浙江中西医结合杂志，2011，21（1）：21-22.
[2] 杨克敏，潘宝峰，张伟伟.张天嵩从伏邪论治弥漫性泛细支气管炎特色浅析［J］.浙江中医杂志，2015，50（2）：83-84.
[3] 刘旻，赵启亮，刘贵颖，等.从"邪伏肺络、因瘀致虚"析特发性肺纤维化［J］.世界中医药，2016，11（8）：1559-1561.

疏通肺络。刘兴隆等[1]从病因病机、邪伏机制与治则治法角度探讨了运用"伏气"学说指导放射性肺炎的辨证论治。侯天将等[2]认为放射性肺损伤的病机主要为射线直中肺脏,然后热毒内伏,耗伤人体气阴,导致湿、痰、瘀等病理产物与热毒蓄积,最后发生放射性肺损伤,属于伏毒的范畴。初起隐伏、缠绵、暗耗,伏而不觉,急性期暴决、杂合、多变,发时始显。从伏毒的角度看,其关键治法应为扶正透毒。

七、伏邪理论与消化系统疾病

王颖怡等[3]认为伏邪是导致慢性脾胃病复发的重要因素,脾虚是导致伏邪的前提和基础,真正的伏邪则是湿热、痰浊、瘀血、邪毒等内停于脾胃。针对脾胃病之伏邪特点,治以健运脾胃为主并适当运用清热化湿、理气活血之品以驱除体内湿、热、痰、瘀等邪气。李军[4]提出从伏邪论治慢性萎缩性胃炎,认为慢性萎缩性胃炎的发生、发展和转化都与伏邪有着密切的关系。由于各种原因造成脾胃运纳功能受损,气血生化乏源而致胃络失养,气滞、湿阻、寒凝、郁热、血瘀等邪潜内伤胃,致气机郁阻、迁延难愈,严重时可伴肠化和不

[1] 刘兴隆,刘爱琴,祝捷,等.基于伏气温病理论辨治放射性肺炎[J].四川中医,2014,32(6):40-41.
[2] 侯天将,由凤鸣,祝捷.基于"伏毒"学说论治放射性肺损伤[J].吉林中医药,2016,36(1):13-16.
[3] 王颖怡,林燕,李兴广.从伏邪理论探讨脾胃病复发之病机特点[J].中国中医基础医学杂志,2011,17(10):1078-1079.
[4] 李军.从伏邪论治慢性萎缩性胃炎思路探讨[J].江苏中医药,2012,44(11):9-10.

典型增生，甚至癌变。治疗应顾护正气、分期而治，同时还应守方宜久，防止反复。

刘果等[1]认为溃疡性结肠炎常因过食嗜食辛辣厚味，加之过逸，气血郁滞不畅，损肝伤脾，湿浊郁伏于中下二焦。下虚不动，则郁火上腾，造成上盛下虚、中有湿浊内伏的病机。同时，本病具有时发时止、反复发作、迁延难愈的特点，潜伏病灶具有一定活动性，遇内环境发生变化或者情志失调、饮食失节等影响扰动，容易复燃甚至扩散，是伏邪遇感而发的典型特征。罗云坚[2]认为，溃疡性结肠炎患者伏毒的病理基础以湿、瘀、风、热为主，四者之间尚可相互转化，多种病理因素可兼夹出现。活动期多见湿、热、风等阳毒的病理表现，缓解期则多见湿、瘀等阴毒的病理表现。湿与瘀两者可说是致病的关键。从病位而言，伏毒多潜伏在手阳明大肠经和足厥阴肝经，伺机而动。

八、伏邪理论与慢性肾病

李涛等[3]认为多种原发性肾小球肾炎均有上呼吸道感染、肠道感染、泌尿系感染等前驱感染病史，风寒湿之邪深伏于少阴肾，遇外邪引动，可发为慢性肾炎。且本病多起病隐匿、反复发作、久治不愈，也符合伏邪致病特点。另外，某些风湿性疾病，如系统性红

［1］ 刘果，王新月．伏邪理论在中医药抗溃疡性结肠炎复发中的运用［J］．中国中西医结合消化杂志，2009，17（6）：391-394.
［2］ 李叶，张北平．罗云坚教授从伏毒致病学说论治溃疡性结肠炎经验介绍［J］．新中医，2011，43（3）：157-159.
［3］ 李涛，陈洪宇，王永钧．伏邪理论在肾病中应用探讨［J］．中华中医药学刊，2012，30（3）：478-479.

斑狼疮、类风湿关节炎、强直性脊柱炎、多发性肌炎皮肌炎、系统性硬化等，属于中医痹证范畴，本身亦多与伏邪致病密切相关，在其发展演变过程中，均可导致继发性肾病。因此，以伏邪论治慢性肾病及继发性肾病，具有扎实的理论积淀。冯伟峰等[1]提出 IgA 肾病的病因病机当有外感伏邪、新感引动伏邪、内生伏邪三个方面，其病位传变大多在三焦膜原和少阴肾脉，治疗以扶本逐邪为原则，主张以清热、养阴、透邪、补血、活血为一体的方法。

黄为钧等[2]结合现代医学关于糖尿病肾病慢性炎性反应和免疫损伤机制的研究成果，提出了糖尿病肾病的"伏风致病"假说，认为患者起居不慎，风邪乘虚侵袭人体，由于正气不足，无力抗争，风邪便伏于肾中络脉，此时相当于现代医学的早期糖尿病肾病。肾络伏风积少成多，由弱变强，肾络伏风内动，致肾不藏精，故出现大量蛋白尿，表现为尿中大量泡沫；肾络伏风内动，鼓动肝风，肝风上犯脑窍，故出现眼底出血、视物模糊、头晕耳鸣等症状，此期相当于现代医学的临床糖尿病肾病。总之，糖尿病肾病肾络"微型癥瘕"形成为其发病的基本病机，而"肾络伏风"为糖尿病肾病发展的关键因素。王珍等[3]认为糖尿病肾病与伏邪相关，伏邪

[1] 冯伟峰，孙升云.以"伏邪学说"探讨 IgA 肾病 [J].浙江中医药大学学报，2009，33（6）：748-749.

[2] 黄为钧，赵进喜，王世东，等.基于"伏邪学说"试论糖尿病肾病的发病机制 [J].中华中医药杂志，2016，31（11）：4428-4430.

[3] 王珍，王耀献，刘玉宁.从伏邪论治糖尿病肾病的思路与方法 [J].中国中西医结合肾病杂志，2016，17（7）：635.

贯穿于糖尿病肾病发生发展的整个过程，其病机关键是伏邪潜藏，因加而发，伤及少阴，正虚邪恋，易于反复，治疗上强调分消诸邪，透邪外达，清源固本。

九、伏邪理论与代谢性疾病

肖敬[1]从伏邪致痹理论探讨痛风性关节炎复发之病机特点，为正气亏虚而湿热、痰浊、瘀血内伏。针对痛风之伏邪特点，在治疗用药和日常饮食调理中应特别注意扶助正气，宣肺健脾补肾，活血利湿通络，通畅三焦，旨在解决湿热、痰浊、瘀血之邪。王新贤等[2]从伏气学说的角度探讨痛风，认为痛风伏邪的性质为痰、热、瘀，脾为生痰之源，痰又化热成瘀，痰浊易下流犯肾，肾渎不畅导致痰浊内蕴，邪伏的部位为经脉，伏邪与气血相合，随经脉气血运行而流注五脏、外渗溪谷。故痛风的治疗以祛邪为要，可以清、解、通、利四法概之，因势利导，引邪外出，同时注重急性期、缓解期分期论治。

长期高血糖状态可引起"代谢记忆"效应，即使血糖控制后，代谢紊乱依然存在，并对大血管持续造成损害，是导致糖尿病大血管并发症发生的重要因素。高泓等[3]认为代谢记忆类似于伏邪体内伏匿的过程，痰浊、瘀血是伏邪的主要构成部分，脉络是伏邪滞留

[1] 肖敬. 从伏邪致痹理论探讨痛风性关节炎复发之病机特点 [J]. 现代中西医结合杂志, 2013, 22（24）: 2701-2703.

[2] 王新贤, 殷海波, 陈亚光, 等. 从伏气学说探讨痛风的发病特点及临床辨治 [J]. 中医杂志, 2016, 57（13）: 1168-1170.

[3] 高泓, 谢春光, 郭宝根, 等. 从伏邪理论对糖尿病大血管病变代谢记忆的理论探讨 [J]. 时珍国医国药, 2013, 24（9）: 2203-2204.

的主要部位，脏腑功能失衡是伏邪产生的基本条件，脉搏坚病是伏邪所致的直接后果。白洁等[1]提出2型糖尿病前期的病机为伏火为患，治当用清透之法。马超等[2]从伏邪角度出发，探讨糖尿病微血管病变的发病机制并确定治疗大法，提出痰浊、瘀血、气机逆乱是糖尿病微血管病变中主要的内生伏邪，三焦和血脉是伏邪流窜和引起各种糖尿病微血管病变的路径，治疗上以化解伏邪为原则，根据伏邪种类、正气强弱和病情轻重的不同，具体分为扶正托化和疏导通化法。

十、伏邪理论与病毒性心肌炎

王小玲等[3]认为在病毒性心肌炎发病中，病毒和病毒信号即是伏邪，伏藏于心肌之中，当患者感冒或遇其他诱因引动，病情则反复缠绵难愈。提出邪毒留恋伏藏是病毒性心肌炎的基本病机之一，清除伏邪是治疗病毒性心肌炎的关键所在。郭晓辰等[4]从伏邪性质、邪伏之所、清透伏邪法则在病毒性心肌炎治疗中的具体运用及临床疗效等四个方面，论述清透伏邪是治疗病毒性心肌炎的重要法则。提出气阴两虚是导致病毒性心肌炎伏邪存在的前提和基础，真正的伏邪则是

[1] 白洁，黄大祥，李淑贤，等.从伏邪论治2型糖尿病前期的思路和方法[J].四川中医，2014，32（2）：59-60.

[2] 马超，柴可夫.中医从伏邪论治糖尿病微血管病变探析[J].中华中医药杂志，2015，30（10）：3498-3500.

[3] 王小玲，张军平，吕仕超.病毒性心肌炎从伏邪论治探析[J].中医杂志，2011，52（10）：826-827.

[4] 郭晓辰，张军平.论清透伏邪是治疗病毒性心肌炎的重要法则[J].中华中医药杂志，2014，29（3）：677-679.

湿热、痰浊、瘀血、邪毒等内停于心、咽、肝、络等部位。治疗当以清透伏邪法则贯穿疾病始终，采取不同治疗方法，目的是给邪气以出路，同时勿忘扶止及顾护阴液。张军平[1]等通过总结病毒性心肌炎证候分类特点和演变规律，突破以"热毒损心"立论局限，根据邪毒蛰伏心脉、伤气耗阴阻络的证候特点，创立"解毒护心、益气养阴、清透伏邪"法则，形成了优化干预治疗方案，在改善症状，提高生活质量，调节焦虑抑郁状态方面明显示出良好的远期疗效，有提高痊愈率、减少复发的作用。季帅等[2]认为病毒性心肌炎发病多由外邪侵袭、伏邪为患、大气下陷所致，属于温病学范畴。透热转气法立足于予邪出路，兼顾清营养阴，使邪气外透，大气得运，在指导病毒性心肌炎防治过程中具有重要意义。

十一、伏邪理论与肿瘤

张玉人等[3]认为由于恶性肿瘤在临床中含有起病隐匿，易转移，预后差等特点，具有伏而发病，病情深重和病势易变的"伏毒"特征，故将中医伏毒学说与恶性肿瘤及肿瘤干细胞病理特性相结合进行理论阐释，结合正虚毒结的临床常见证型及历代医家学术总结，提出扶正祛毒法作为防治恶性肿瘤转移的基本治则，为进一

[1] 张军平，朱亚萍，刘虹，等.解毒护心、益气养阴、清透伏邪法治疗病毒性心肌炎的研究 [J].天津中医药，2012，29（4）：318.

[2] 季帅，张军平，吕仕超，等.透热转气法指导病毒性心肌炎治疗探讨 [J].中医杂志，2012，53（20）：1732-1733.

[3] 张玉人，林洪生，张英.基于"伏毒"学说的扶正祛毒法防治恶性肿瘤转移的理论探讨 [J].北京中医药大学学报，2014，37（9）：586-588.

步科学论证提供理论支持。刘立华等[1]认为肿瘤患者体内的"伏毒"，既包含癌基因、微小癌转移，也包括刺激肿瘤复发与转移的细胞因子等。"伏毒"并非一个单一的概念，应是痰湿、瘀血、热毒的胶结状态。伏毒不能独自发病，尚需风、火、燥、寒等邪气的引发与鼓动，因此其发病既可有风邪致病时的多动、流窜，开泄动摇；火邪的燔灼、炎上，生风动血；寒邪的凝滞、收引，耗伤阳气；也可有湿邪的黏腻、重浊，困阻脏腑；燥邪的伤津、劫液，干燥固涩。治疗当扶正清化"伏毒"，搜剔藏伏经络"伏毒"。张梅等[2]运用伏邪理论干预肿瘤微转移，指出肿瘤的微转移是指瘤毒已大部分被祛除，少量残留机体属余邪难以清除，残余瘤毒伏于体内不断积聚再发。肿瘤的转移与人体正气有关，治以补虚、解毒、截断传舍之势为思路，临床常用大量补益中药来增强机体抗肿瘤免疫反应，以诱导肿瘤细胞凋亡，逆转肿瘤多药耐药等。

张霆[3]提出从伏气理论探讨肺癌的病因病机，认为肺癌患者毒邪内伏、起病隐秘、发病突然，发病前往往长期无症状或仅有轻微咳嗽、胸闷、口干等症，常不易被察觉而处于无证可辨的初期阶段。然其发病急，发则即显里证，多处于病邪内陷、难以治愈的中晚期。另外，治疗常出现祛邪未尽，

[1] 刘立华，宁方玲，高丽霞，等.从"伏毒"谈病证结合干预肿瘤转移复发[J].环球中医药，2015，8（11）：1370-1373.

[2] 张梅，李平.中医药对肿瘤微转移干预思路的探讨[J].中国中医药信息杂志，2007，14（2）：79-80.

[3] 张霆.从伏气学说探讨肺癌之病因病机[J].中医研究，2007，20（3）：5-7.

痰、瘀、毒等遗邪伏留，或再次积聚发病。田建辉等[1]探讨了非小细胞肺癌患者外周血中循环肿瘤细胞（CTC）的表达规律与"伏邪"致病的关系，认为CTC在体内的分布和致病特点具有与中医"伏邪"相似的特性，可为完善肺癌术后患者的中医药治疗策略提供新的思路。

乙型肝炎病毒 –DNA X 基因区编码的 X 蛋白（HBX）能激活蛋白质间相互作用，参与肝癌细胞的信号转导、细胞凋亡和对肿瘤细胞的周期调控，对 HBV 复制、病毒的激活作用和细胞毒性作用具有十分重要的意义。黄覃凤等[2]从"伏邪"学说角度，阐述了HBX与温病理论中"伏邪"的相似之处，认为探索伏邪与肝癌发病中HBX 的关系，可进一步完善中医肝癌的发病与诊治理论。

黄振翘[3]对成人急性白血病试从虚劳与伏气温病的关联上，分析阴阳偏衰与伏火甚微的辨证特点，提出邪衰宜补，盛火当清和"宜平宜合、忌偏忌离"的治疗总则。虚劳伏火者，当从以气化精或养精化气调治脾肾，灭其伏火，一旦伏邪外发而为伏气温病者，当从透泄热邪，清营凉血，兼顾精气，勿使邪火益深，以致耗伤阴精，脾肾衰败。史大卓等[4]观察了 30 例急性白血病的临床症状和治疗

[1] 田建辉，罗斌，毕凌，等.非小细胞肺癌循环肿瘤细胞表达规律及其与"伏邪"致病关系的研究［J］.上海中医药杂志，2016，50（1）：15-19，33.

[2] 黄覃凤，韦艾凌，潘哲，等.肝细胞癌发病中HBX与伏邪的相关性探讨［J］.四川中医，2016，34（2）：26-28.

[3] 黄振翘.急性白血病从虚劳与伏气温病论治［J］.上海中医药杂志，1986，（2）：3-6.

[4] 史大卓，李芮.伏气温病与急性白血病——附30例临床分析［J］.山东中医学院学报，1989，13（4）：38-40.

经过，发现无论急性发病还是缓慢起病，开始除热毒表现外，都有营阴耗损的症状，这与伏气温病的发病情况颇为相似。由此认为可把急性白血病归于伏气温病的范畴，用伏气温病理论指导急性白血病的中医治疗。李振波[1]从伏气温病论治白血病，认为白血病是由胎毒、热毒伏于骨髓所致，以热毒炽盛和正气亏虚为主要表现。治疗应标本兼顾，一方面清热解毒、凉血止血、活血化瘀；另一方面扶正固本、健脾益气、滋阴补肾。代兴斌等[2]认为温热毒邪潜伏于骨髓血分是急性白血病的基本原因，伏毒外发累及营卫气血是其主要病机，余毒深伏暗耗精血是其复发的关键，散邪解毒、养阴活血为其主要治法。孙哲红等[3]认为，微小残留白血病的中医病机是气阴两虚而余毒伏留。其发病乃因正虚与邪实，正虚一方面是由余留毒邪引起，一方面乃因药毒所致，邪实由余留毒邪单方面引起，二者导致机体正气对于致病邪气斗争无力，且不能载药（化疗药）以达邪处，机体对药物敏感性降低，致病情危重，治疗效果不佳。治疗应清除伏邪，培本固元，托毒外出。

[1] 李振波.白血病从伏气温病论治[J].中医杂志，1998，39（7）：393-395.

[2] 代兴斌，曹兆平，孙雪梅.急性白血病之伏毒理论浅说[J].新中医，2014，46（11）：8-9.

[3] 孙哲红，史哲新.中医对微小残留白血病的认识与治疗[J].吉林中医药，2011，31（1）：10-11.

十二、伏邪理论与妇科疾病

黄飞翔等[1]探讨了伏寒理论与子宫内膜异位症的相关性，认为先天之寒、后天之寒、寒气潜藏成"伏"，寒伏胞宫或肾、肝、冲任是子宫内膜异位症"伏寒"形成的原因，正虚邪盛是内异症"伏寒"发生的病理基础。马遇春等[2]也认为子宫内膜异位症的发病特点与机体内环境特征均与"伏邪"理论相符。黄英等[3]认为多囊卵巢综合征的病机有伏郁、伏痰、伏瘀，从伏邪理论来探讨该病的诊治及预防，不仅可以治疗已发症状，对伏而未发的症状可以起到预防作用。韩延华等[4]运用伏邪学说探析盆腔炎性疾病后遗症，认为该病具有邪伏体内、遇因待发的发病特点，涉及的伏邪主要有伏寒、伏湿、伏毒、伏瘀，治疗上应扶正祛邪，防治并重。

十三、伏邪理论与其他疾病

孙玉洁[5]提出癫痫的发生发展与元气亏虚，脑髓失养，或气郁、痰阻、瘀血、毒聚、惊风等病机变化有关，尽管病机复杂，总

[1] 黄飞翔，丛慧芳.从伏寒理论探讨子宫内膜异位症[J].上海中医药大学学报，2016，30（5）：5-8.

[2] 马遇春，丛慧芳，王素，等.从伏邪理论探讨子宫内膜异位症的发病特点[J].辽宁中医杂志，2015，42（3）：496-498.

[3] 黄英，王媛媛，刘丽娟，等.从伏邪理论探讨多囊卵巢综合征的治疗思路[J].云南中医中药杂志，2015，36（7）：9-12.

[4] 韩延华，张雪芝，王雪莲，等.运用伏邪学说探析盆腔炎性疾病后遗症的发病与治疗[J].辽宁中医杂志，2016，43（8）：1628-1630.

[5] 孙玉洁.癫痫从伏邪论治探析[J].湖北中医杂志，2015，37（10）：43-44.

不离正虚邪恋，这与伏邪致病相同。吴敏等[1]临床发现部分抽动障碍患儿发病或复发与外感六淫邪气有一定的病程相关性，与伏邪致病机理相似，提出抽动障碍之"伏邪致动"学说，认为其病位在肺与肝，与风邪关系密切，外风引动内风，治宜肝肺并调，一则宣肺肃降以疏散外风，二则疏肝通络以熄内风，表里同调，标本兼治。

吴健放等[2]提出颈椎病形成当重视伏邪致痹，因为临床上颈椎病多由伏邪所致，而颈椎病的病情发展，邪初在表，失治则由表入里，正虚无力驱邪外出，邪伏于皮、脉、肉、筋、骨成五体痹，常见于颈型、椎动脉型、神经根型颈椎病；邪伏于脏腑成五脏痹，常见于交感型、脊髓型颈椎病。临床研究发现从伏邪致痹论治较按一般痹证论治神经根型颈椎病，在缓解疼痛及提高临床疗效方面具有一定优势。柳海平等[3]认为酒精性股骨头坏死发病的病因病机与伏邪理论有相似之处，早期临床症状、体征隐匿，病程长，邪毒留恋伏藏、伺机而发，反复为病，具有迁延进展性。其病机以"痰湿阻滞、气滞血瘀"为主，治当以健脾利湿，行气、活血化瘀为主。

[1] 吴敏，周亚兵.抽动障碍之"伏邪致动"学说初探［J].云南中医学院学报，2007，30（6）：11-14.

[2] 吴健放，阮永队，叶碧霞，等.从伏邪论治颈椎病116例疗效观察［J].新中医，2014，46（10）：107-109.

[3] 柳海平，李盛华，周明旺，等.从伏邪理论探讨酒精性股骨头坏死发病的病因病机［J].中国中医骨伤科杂志，2016，24（9）：68-71.

吕茜倩等[1]认为继发性噬血细胞综合征的发病原因、临床表现以及邪伏部位、邪气传变规律符合中医伏邪温病的特点,依据"伏邪"理论指导进行中医辨治,结合西医诊疗手段,或许能为噬血细胞综合征提供新的治疗思路。

李庆生[2]发现有多种眼科疾病(比如视网膜血管炎,中心性浆液性视网膜脉络膜病变、中心性渗出性视网膜脉络膜病变、青光眼睫状体炎综合征等)均具有病因不明、发病较急、无明显全身症状、容易复发等特点,并常由过度劳累或焦虑等诱发。从中医角度上看,此类患者正气本虚,疾病初发病位即在风轮、水轮,少见气轮、肉轮,同时没有明显的全身的外感征象,因此考虑为伏邪潜藏于内,遇正气虚衰而发病,直中肝肾(风轮、水轮),结合裂隙灯及眼底检查,可见夹湿、瘀血等表现。

另外,关于伏邪疾病的治疗规律,江顺奎等[3]概括为以下几方面:①专药向导,直捣募原;②放邪外出,畅通出路;③分消孤邪,驱邪外出;④虫类搜剔,伏邪缓攻;⑤邪结病痼,痰、瘀、毒并治;⑥一病一药,以物制气;⑦邪踞募原,开达伏邪;⑧邪伏脏损,邪正两顾;⑨和解少阳;⑩外治逐邪。

综上所述,现代临床对伏邪理论的探讨与应用,已不再局限于温病学领域,而扩展了临床诸多系统的疾病,包括传染性疾病、反

[1] 吕茜倩,王秀莲.从"伏邪"理论探讨继发性噬血细胞综合症的伏邪温病特点[J].时珍国医国药,2016,27(6):1457-1458.

[2] 陈子燕,李庆生.李庆生"伏邪-病原体隐性感染"假说及其眼科临床应用[J].中国中医眼科杂志,2014,24(6):440-442.

[3] 江顺奎,李雷,侯敏.试论伏邪疾病的治疗规律[J].中医杂志,2012,53(13):1160-1162.

复发作的感染性疾病、心脑血管疾病、呼吸系统疾病、消化系统疾病、慢性肾病、自身免疫性疾病、过敏性疾病、代谢性疾病、肿瘤、妇科疾病等。虽然研究的范围甚为广泛，但大多数深度不够，常常出现一些模式化的套用现象，既不能有效地指导临床，也缺乏理论的高度总结与升华。

第四节　伏气理论的存废争论

对于伏气学说的存在价值，持否定态度的不在少数。有代表性的如戴春福[1]认为：伏邪病因实为当令病邪，邪伏部位以现症定位，病理特点以现症为准，治疗方法"有是证则投是药"，伏邪学说没有独立存在的必要，应当扬弃。王玉生[2]则认为"冬伤于寒，春必温病"并非伏邪论，春必温病的原因，冬不藏精是其中一个方面，另有寒邪伤阳、寒伤肾水等说，否定伏寒化温说。吴宏文[3]认为伏寒化温说是一种假说，无从提出由寒化热的可靠依据，又无从证实邪气所伏的确切部位，因而不能指导临床实践。李致重[4]认为把握住

[1]　戴春福，翁晓红.温病伏邪学说应扬弃[J].贵阳中医学院学报，1999，21（1）：10-11.

[2]　王玉生."冬伤于寒春必温病"非伏气论[J].辽宁中医杂志，1995，22（3）：109-110.

[3]　吴宏文.伏气与新感的衍变[J].四川中医，1987（9）：5-6.

[4]　李致重.温病新感与伏邪说探源[J].国医论坛，2002，17（4）：47-49.

辨证论治就可把握温病全过程的各个方面，伏邪之说属于思辨性的东西，是多余的，容易造成学生认识上的混乱，应该从温病学教材中删除掉。

多数学者对伏气学说持肯定的态度，并认为应该积极进行整理和发展。代表性的如许家松[1]认为，实践是检验真理的唯一标准，评价伏邪学说当存当废的关键在于实践证明伏邪学说能正确地阐述部分温病的病机，并能有效地指导临床诊治，不宜轻易否定和废除。朱松生[2]认为，伏邪学说对伏邪的成因、伏邪的临床表现、潜伏部位、治疗原则，自成一派，形成了一种学说，其历史价值和临床意义不可低估。同时，历代医家对伏邪的论述，是建立在不同证候的基础上的，对临床辨证施治有实践指导意义。宋乃光[3]认为，伏气学说由来已久，随着中医学的发展，又有了新的含义，除温病之外，也广泛用来认识临床各科有关疾病的发生、发展、传变、转归、预后，并指导治疗。伏气学说应当适应自身发展的规律，赋予其新鲜的内容，适应时代的需求，以保持旺盛的生命力。刘鹏[4]认为，作为温病学发展史中的理论产物，伏气学说有很多可借鉴、值得研究的地方，伏气学说可以帮助认识易于从阳化热体质发病的特点，重视外感热病治疗进程中兼夹致病因素的处理。对某些慢性反复发作性热病，认识到邪气内伏的特点，在缓解期治疗伏邪，体现"治未病"的预防原则。有些热病或表现出火热为主的内科杂证，外

[1] 许家松.伏邪学说及其评价[J].山东中医学院学报，1980（2）：14-20.
[2] 朱松生.伏邪学说述评[J].浙江中医学院学报，1997，21（1）：22-23.
[3] 宋乃光.伏气温病与杂病[J].浙江中医杂志，2000（11）：461-462.
[4] 刘鹏.关于"伏气温病"的讨论及其意义[J].中国中医基础医学杂志，1999，5（5）：41-42.

感病史不明显，初起即表现为血分证，应按邪伏血分的原则辨治。如在慢性肾炎、白血病、再生障碍性贫血等疾病的治疗中，按伏邪学说可取得较好疗效。叶霜[1]也指出，伏邪理论随传统热病理论发展而来，充分体现中医学学术思想，根植于临床而富于启发性，其与免疫相关性疾患关系密切，涉及感染与免疫、自身免疫、变态反应、免疫缺陷等方面，具有相当的理论价值和实践意义。刘清泉等[2]认为伏邪理论注重邪、正两方面，扶正以透邪，透邪以护正，在临床棘手的疑难杂病、顽症、重症的治疗上，提供了新的思路。郝斌[3]指出伏气学说和其他辨治体系的区别和优势在于：一是当前临床上慢性疑难性疾病明显增加，伏气致病的因素日益突出；二是伏气学说特别重视伏气（潜在病灶）的辨识，对伏气的潜伏和发病有独到的认识角度，符合临床实际；三是因伏气导致的温热性疾病，辨证上以伏气化火、伏气潜伏处正虚明显为病机要点，治疗原则以清补、清透、升降气机、药到病所、给邪出路为要点，特别重视正邪的一体性，更适合用伏气学说进行辨治。因此，现代对伏邪理论大多持肯定性认识，并从多方面加以研究与拓展。

［1］ 叶霜.伏邪理论发挥［J］.中国医药学报，2000，15（6）：17-21.

［2］ 刘清泉，高洁.伏邪探源［J］.中医杂志，2011，52（2）：95-97.

［3］ 郝斌.伏气学说的源流及其理论的文献研究［D］.北京：北京中医药大学，2007.

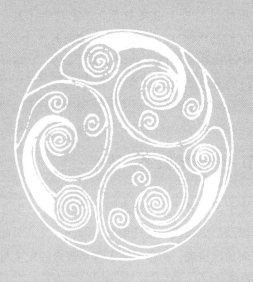

第四章　中医毒邪理论研究

随着现代科学技术的发展、人们对疾病病理认识的深化，以及中医临床实践的丰富，环境恶化造成污染等外环境的变化等，对毒的研究也称为中医病因病机研究的关注点之一。从中国知网（CNKI）以主题词"毒邪"＋"中医"，截至 2019 年 12 月，可检索到各类论文 1700 余篇，其中国家重点基础研究发展计划（973）论文 41 篇，国家自然科学基金论文 77 篇，国家科技支撑计划论文 7 篇，国家科技攻关计划论文 8 篇，国家中医药管理局科研基金论文 4 篇，其研究的主要内容涉及以下诸多方面。

第一节　毒邪的概念、特性

传统中医学对"毒"概念的使用范围十分宽泛，随着语境不同以及历史时代的变迁而有不同的含义，对此现代学者从多方面加以梳理，初步阐明了毒邪概念的发生与演变以及致病特点等。

一、毒邪概念及其形成

于智敏[1、2、3]对中医"毒"的概念有较为深入系统的研

［1］　于智敏．"毒"的本义和引申义考辨［J］．中国中医基础医学杂志，2005，11（2）：101-102.

［2］　于智敏．中医学之"毒"概念的演变［J］．中国中医基础医学杂志，2005，11（12）：881-882.

［3］　于智敏．中医学之"毒"的现代诠释［D］．北京：中国中医科学院，2006.

究，他通过文献考证，基本可以认为"毒"的本义是指对人体有害的或作用猛烈的物质，主要是指药物。"毒"字的出现和药物密切相关，后人以此为基础广泛引申运用，词义逐渐扩大。引申为邪、五行暴烈之气、疫病、剧烈的致病因素、所有病因、药物的性能等。中医学"毒"概念的演变经过从"药物—有毒药物—有毒物质—有害因素—致病因素—强烈的致病因素"的过渡，病因病机层次的"毒"从"有毒药物"中分离出来，二者成为并列关系，成为根据致病因子进行分类的又一主干。进而运用诠释学的四原则、五步骤、三要素对中医"毒"进行了解析，认为中医学之"毒"肇始于"毒药"，丰富于病因，固化于病机，除少数特定的有害物质（有毒物质）、病原微生物（传染性疾病，即疫病）导致的疾病，"毒"是作为病因出现外，绝大多数是以病机概念的形式出现的。作为"毒"的基本概念，其本质是中医认识复杂性疾病的一个理论模型，是一种逻辑思维方式，是中医解决复杂问题的理论工具，是人类思维对复杂事物高度抽象的结果。发展到今天，作为基本概念的"毒"，已经少有实体性概念的含义，而更多具备复杂系统的模型特征。

张蕾等[1]认为毒邪是一类致病猛烈，能引起机体功能严重失调，而产生剧烈反应和特殊症状的致病因素。作为病因，毒邪致病相当广泛，但其既不同于能够涵盖一切致病因素的广义之邪，也不局限于温病所特有的温邪。赵智强[2]提出毒邪的定义似可为危害人体的较强烈的致病因素，或是致病凶险、顽固、难以治疗的因素。

[1] 张蕾，刘更生.毒邪概念辨析[J].中国中医基础医学杂志，2003，9（7）：7-8.
[2] 赵智强.略论毒邪的致病特点、界定与治疗[J].南京中医药大学学报，2003，19（2）：73-75.

因此，大凡内外致病因素，当其致病性很强，对机体危害严重时，便成为毒邪。常富业等[1]对毒相关名词历史沿革的梳理认为，古人记载的毒，或以毒言病、言证、言症、言病因、言病机、言病性、言药物等。其内涵比较广泛，甚至所指意义不明，其义多歧惑，应当重新诠释或加以摈弃。在此基础上，对病因学毒的概念、形成和临床表征进行了初步探讨，认为毒乃为一类特殊的致病因素。有外毒与内毒之分，外毒乃源于自然界的一类致病邪气，内毒多缘于邪气蕴结，化变为毒。毒邪致病，以败坏形质，损伤脏腑，功能受损为鲜明特点。同时就毒的形成和临床表征作了初步的分析[2]。毒的概念尚有广义与狭义之分。狭义的毒，乃为一类特殊的致病因素，如糖毒、脂毒、食毒、虫毒等。广义的毒，则是指寓于病因和病机双重属性的一个概念，该概念的实质，强调在病因的作用下，疾病发生和发展的骤然变化，出现功能破坏和形质受损。概而言之，毒是有害于机体的、引起机体功能破坏、丧失和（或）败坏形质、导致病情突然加重或呈沉疴状态并难以干预的、隶属于病因和病机学范畴的一类特殊的致病因素[3]。常富业等[4]还认为中风先兆期和急性期，尤以

[1] 常富业，张允岭，郭蓉娟，等.毒相关名词历史沿革[J].北京中医药大学学报，2008，31（1）：30-34.

[2] 常富业，王永炎，张允岭，等.中医论毒[J].环球中医药，2009，2（2）：115-117.

[3] 常富业，张允岭，王永炎，等.毒的概念诠释[J].中华中医药学刊，2008，26（9）：1897-1899.

[4] 常富业，王永炎.中风病毒邪论[J].北京中医药大学学报，2004，27（1）：3-6.

热毒为多，而在恢复期之后，热毒势减，寒毒显现，且痰毒、瘀毒、湿毒往往混杂，从而构成了中风复杂的毒邪病理机转。敖海清等[1]梳理中医古籍中毒邪病因概念的含义，主要有四种：一是泛指一切致病邪气；二是特指疫毒，是具有强烈传染性并可引起广泛流行的一类致病因素；三是指有毒的致病物质，如蛇毒、食物中毒等；四是指过于亢盛并能使人体产生危、急、重证候的各种邪气。

王海亭等[2]提出毒邪与邪毒之分，认为毒邪是广泛存在于自然界、侵入人体后对机体有毒害作用的外感邪气，是引起多种毒症性外感疾病的直接病因。邪毒是毒邪所含有的毒素或邪气在致病过程中所产生的毒性病理产物，是染病后对机体产生毒害作用的罪魁祸首。凡是毒邪均含有邪毒，而一般邪气并不一定含有邪毒。骆丰等[3]毒邪概念包括了病因和病机双重含义，从病因学看，毒邪是一类对人体有强烈刺激和危害的致病物质，无论来自于外界，还是发自于体内，一般具有猛烈性、火热性、传染性、特异性等毒邪致病特征。从病机学看，毒邪具体又有风毒、热毒、火毒、寒毒、湿毒、燥毒、阴毒、阳毒等不同区分，这表明了其所具有的证候属性。

毒邪一般可分为外感与内生两大类，而张允岭等[4]认为毒的来源主要有三：一是机体在代谢过程中产生的各种代谢废物；二是指

[1] 敖海清，朱艳芳."毒邪"的内涵及其致病特点[J].山东中医杂志，2008，27（1）：5-6.

[2] 王海亭，祝建才.毒邪、邪毒概念辨析[J].山东中医杂志，2007，26（4）：225-227.

[3] 骆丰，周庆博.毒邪辨析[J].江苏中医，1999，20（11）：7-9.

[4] 张允岭，常富业，王永炎，等.论内毒损伤络脉病因与发病学说的意义[J].北京中医药大学学报，2006，29（8）：514-516.

人体正常所需的生理物质，由于代谢障碍，超出其生理需要量，也可能转化为致病物质形成毒；三是指本为生理性物质，由于改变了它所存在的部位而成毒。徐浩等[1]认为从现代医学角度讲，各种致病微生物可认为是中医外毒的一部分，而氧自由基、兴奋性神经毒、酸中毒、微生物毒、过敏介质、钙离子超载、凝血及纤溶产物、微小血栓、新陈代谢毒素、突变细胞、自身衰老及死亡细胞、致癌因子、炎性介质和血管活性物质的过度释放等，均可看成是中医的"内生毒邪"。邱丙庆[2]提出毒邪从病因学和病理学的角度可划分为原发性毒邪和继发性毒邪两类。继发性毒邪，可以说绝大多数都隶属于邪毒的范畴。另外，张朝宁等[3]认为辐射损伤属于中医学之毒邪，称之为辐射毒，其致病猛烈，耗伤机体气血阴津，且具有传舍性。

二、毒邪的特性及致病特点

关于毒的特性，唐年亚等[4]认为毒邪的致病特点为形体流窜性、形体腐败性、功能丢失性、急危性和隐匿性。于

[1] 徐浩，史大卓，殷惠军，等."瘀毒致变"与急性心血管事件：假说的提出与临床意义[J].中国中西医结合杂志，2008，28（10）：934-938.

[2] 邱丙庆.论毒邪[J].中医药学报，2013，41（4）：7-9.

[3] 张朝宁，李金田.试论辐射旁效应损伤的中医学病因：辐射毒[J].中华中医药杂志，2019，34（2）：503-506.

[4] 唐年亚，陈丽琛.从六淫邪气论毒邪[J].湖北中医学院学报，2006，8（3）：34-35.

智敏[1]认为"毒"的临床特征有暴烈性、顽固性、多发性、内损性、依附性、传染性、特异性、危重性,提出临床上"诸病暴烈,竞相染易,皆属于毒""诸病重笃,伤神损络、败坏形体,皆属于毒""诸邪秽浊,皆属于毒""诸邪迁延,蕴积不解,皆属于毒"。并对"毒"的理论解析认为"毒"有抽象性、复杂性、模糊性。张允岭等[2、3、4]总结毒邪致病特性为:①兼夹性:具有很强的依附性,常与其他邪气相夹侵害人体;②酷烈性:毒邪亢盛致病力强,极易损伤人体的正气,败坏形体,对人体造成严重危害;③暴戾性:具有发病急骤,来势凶猛,变化迅速,甚至变化于顷刻之间,变证、坏证较多的特点;④秽浊性:表现在分泌物秽浊,且毒邪易在污秽、湿浊、肮脏、腐败的环境中产生;⑤从化性:具有以体质学说为根据发生变化的性质;⑥损络性:毒邪形成于络,更善窜络脉,更滞气浊血,进而伤及脏腑而成络病;⑦多发性:毒邪致病的广泛性,临床表现多样,可累及多部位、多脏腑;⑧正损性:毒邪可败坏形体,极易耗伤正气,形成正虚邪实之证。并指出毒邪发病急骤,病症多端,变化迅速,异象纷呈,病情沉疴。基于中医"毒"的特性《专家问卷》,对九个地区不同专业高级职称的110位专家进行问卷调查。首先对毒邪特性的全部条目进行信度效度检验,行认同率

[1] 于智敏.中医学"毒"的病机研究[J].中国中医基础医学杂志,2006,12(12):895-896.

[2] 张允岭,郭蓉娟,常富业,等.论中医毒邪的特性[J].北京中医药大学学报,2007,30(12):800-801.

[3] 常富业,王永炎.中风病发病学研究述评[J].辽宁中医杂志,2004,31(2):102-103.

[4] 张允岭,郭蓉娟,王嘉麟,等.基于专家问卷的中医"毒"的特性分析[J].中医杂志,2010,51(1):27-29.

描述性统计，再通过聚类分析及因子分析对其做出分类，最后取毒邪特性为自变量，"邪气亢盛、败坏形体"为因变量做 Logistic 回归分析。专家对"毒"的八个特性（酷烈性、暴戾性、正损性、秽浊性、损络性、兼夹性、多损性、从化性）认同率均在 84% 以上。聚类分析及因子分析，提示酷烈性、暴戾性、正损性常聚为一类，并构成"毒"的主要特性的因子。Logistic 回归分析，发现酷烈性、暴戾性、多损性与"邪气亢盛、败坏形体"的认识关系密切。说明中医"毒"的主要特性是酷烈性、暴戾性、正损性；"邪气亢盛、败坏形体"的认识在一定程度揭示了毒的共性特征。赵昌林[1]认为毒邪可分为生物性毒邪、物理化学性毒邪和内源性毒邪三大类。其发病特点是毒邪致病具有一定的传染性，毒邪可以与六淫相互夹杂而致病，感染人体后发病迅速，也可潜伏后发病。证候特点是初期可以不出现典型的症状，也无明显的阴阳寒热属性；毒邪致病可以出现瘀血、肿块、痰液等病理产物；不同的毒邪而作用于不同的五脏六腑；毒邪致病有顽固性迁延难愈和广泛内损性的特点。

赵智强[2]提出毒邪致病的发病学特点为暴戾性、顽固性、多发性、内损性、依附性；其证候特征为凶险、怪异、繁杂

[1] 赵昌林.论毒邪病因学说[J].中华中医药杂志，2010，25（1）：80-83.
[2] 赵智强.略论毒邪的致病特点、界定与治疗[J].南京中医药大学学报，2003，19（2）：73-75.

及难治。谢颖桢等[1]认为毒邪致病的发病及演变特点为起病急骤、重笃、善变；蕴结壅滞，入血入络；虚虚实实，顽恶深伏。毒证的特征为毒性火热，毒性秽浊；动血生风，败坏形体；扰神闭窍，升降失调。周仲瑛等[2]提出，毒邪致病的临床特点主要表现为凶险、怪异、繁杂、难治，外感毒邪常具有一定的传染性，而内生毒邪一般则无。并具体阐述了风毒遏表、热（火）毒燔灼、寒毒伤阳、湿毒郁遏、燥毒伤津、痰毒蕴结、瘀毒凝滞、水（浊）毒内停、正虚毒恋等证治。

另外，常富业等[3]提出辨识毒的方法有五种：因邪气的依附性和邪气的累积成毒性而有归因求毒法；同类病邪袭人，多可从化生毒而有聚类辨毒法；邪气损正，毒更过之，而有知损识毒法；众邪纷呈，病程演变多有酝毒之势，而有杂邪别毒法；毒邪为病可引起病情突然变化，而有病进推毒法。

第二节　特异性毒邪与顽难杂证发病

特异性毒邪主要是指中医学对于一些现代西医疾病认识所提出的有关毒邪的新概念，如艾毒、癌毒、脂毒等。由于是一些创新性

[1]　谢颖桢，高颖，邹忆怀.试论毒邪致病及证候特征［J］.北京中医药大学学报，2001，24（1）：11-13.

[2]　周仲瑛，周学平.中医病机辨证学［M］.北京：中国中医药出版社，2015：203-217.

[3]　常富业，王永炎，张允岭，等.论毒的五种辨识方法［J］.中国中医药科技，2010，17（5）：436-437.

的病因概念，故研究的深入程度以及表述的规范性、共识性等，还有待进一步完善。

一、艾毒

艾滋病作为一种传染病，以往缺乏系统的中医理论研究。现代学者采用文献研究、临床病例对照研究、流行病学调查等方法，对艾滋病的中医病因病机进行了系统的研究，提出了艾毒伤元等病机假说。

（一）艾毒的概念

早期对艾滋病中医病因的认识大多倾向于毒邪致病，如刘学伟等[1]提出艾滋病从毒邪论治等。郭选贤等[2]最早提出将艾滋病的中医病因名称命名为"艾毒"或"艾邪"，此后得到了学界的共识。彭勃等[3]以长期临床实践、大样本流行病学调查和系统文献为基础，提出了艾滋病"艾毒伤元"的病因病机假说。认为艾滋病是一种新发疫病，其致病原因为"艾毒"。艾毒是一种疫病之邪，其性质兼有湿、热、毒、疠等病邪特征，以湿热为主。艾毒自破损的皮腠入络或直入血络，伏于膜原，沿上、中、下三焦渐进性发展，进而弥漫三焦，布散全身，直接损伤并渐进性地消耗人体元气，最终导

---

［1］ 刘学伟，郭会军，刘琦，等.艾滋病从"毒邪"论治探析［J］.中医杂志，2006，47（11）：803-805.

［2］ 郭选贤，郝秀梅，谢世平，等.艾滋病中医病因命名探讨［J］.河南中医学院学报，2008，23（5）：5-6.

［3］ 彭勃，李华伟，谢世平，等.论艾毒伤元［J］.中华中医药杂志，2010，25（1）：17-21.

致多脏腑之气亏损，从而气化失常，继发痰饮、瘀血、毒聚等实邪，虚实交错，互为因果，终致变证丛生，进而累及命元诸脏衰竭，阴阳离决而亡。艾毒伤元是艾滋病的基本病机，培元解毒是艾滋病的基本治则。

（二）艾毒的致病特点与机理

彭勃等[1]对艾滋病中医病因病机的专家调查显示，艾滋病的最常见病因为疫毒、湿毒、湿邪、热邪；临床常见病机为元气亏虚、脾肾阳虚、气阴两虚；病邪侵犯部位出现较多的依次为脾、肾、肺、胃、肝。说明艾滋病系湿热疫毒之邪为患，艾滋病疫毒为直接致病因素，毒邪直伤本元之气为其主要病机特点，病变部位以脾肾为主。薛敏等[2]对艾滋病中医临床文献病因病机信息分析显示，艾滋病的外因为疠气，内因以虚为主，表现为气、血、阴、阳、精亏虚；病机为毒邪入侵机体，日久则正气虚损，以致气虚血瘀，痰、湿、热阻滞，变证丛生。王勇等[3]基于现代文献研究艾滋病中医证候规律，数据显示艾滋病临床证候以虚证为多，分布较为分散；病位集中在肺、脾（胃）、肾等；病机为气虚、火（热）、湿、阴虚、毒、痰、血瘀、阳虚等；其证候分型概括为脾气虚证、肺气虚证、气虚血瘀证、脾虚湿浸证、气阴两虚证、痰热壅肺证等。说明艾滋病临床证候复杂多样，虚实错杂，以虚证为多。艾滋病证候的规律和特点反

[1] 彭勃，刘学伟，黄朝阳.对艾滋病中医病因病机调查表的结果分析［J］.中华中医药杂志，2008，23（1）：9-12.

[2] 薛敏，谢世平，梁润英，等.艾滋病中医临床文献病因病机信息初步分析［J］.上海中医药杂志，2008，42（6）：1-3.

[3] 王勇，谢世平，梁润英，等.基于现代文献的艾滋病中医证候规律研究［J］.中医学报，2011，26（2）：129-131.

映了其本虚标实、阴阳失调、虚实夹杂的基本病机,提示艾滋病发病具有正气亏虚、邪毒入侵、脏腑受损、瘀血阻络、湿热内蕴等病理机制。

关于艾毒的致病特点,彭勃等[1]认为艾滋病所感毒邪具有一般毒邪的致病特点:骤发性、广泛性、酷烈性、从化性、火热性、善变性、趋内性、趋本性、兼夹性、顽固性等。此外,艾滋病所感"毒邪"还有自身特点,如特定传染性、伤元性等。殷光辉[2]认为艾滋病病邪具有多方面特性,如易于流行,接触相染;攻窜流走,证候多变,蕴聚壅塞,易结局部;伏藏体内,逐渐发展,戕伤元气;颇具湿性,黏腻淹滞;入营动血,耗伤真阴;毒伤五脏,虚极致痨等。谢世平等[3]研究认为,艾毒为疫毒之一种,具有强烈的传染性,自血络进入人体,而后深伏体内,其性质具有湿和热的双重属性,其攻击的靶位是元气,易兼夹风、寒等六淫之邪,可转化为痰浊、血瘀、积聚等。郭选贤等[4]进而讨论了艾毒与疫毒、疠气等病因概念上的联系与区别,认为艾毒属疫毒之一,可归属于杂气(异气)之中;致病严重,造成流行者,又可为疠气之一。艾毒本身所具有的最本质之特性是毒、疫,其毒

[1] 彭勃,刘学伟.艾滋病中医病因探析[J].河南中医学院学报,2008,23(1):5-6.

[2] 殷光辉.艾滋病疮疡病因病机[J].中国社区医师,2012,14(16):239.

[3] 谢世平,郭选贤,胡研萍,等.再论"艾毒"[C].中华中医药学会防治艾滋病分会第八次年会论文集,2011.

[4] 郭选贤,谢世平,郭会军,等.关于"艾毒"若干理论问题的探讨[J].中华中医药杂志,2012,27(9):2274-2276.

的主要表现在疫之为毒、邪甚为毒、邪化为毒、伏邪为毒、局部症状（局部红肿热痛、糜烂流水）等；疫指强烈的传染流行性。并提出艾毒致病既有伏气温病的特点，又有内伤杂病的特点，具有深伏缓发、伤元损脏、繁杂多变等方面的临床表现。其后谢世平等[1]论艾毒的病邪特性和致病特点，指出艾毒最本质的特性是疫、毒，兼有湿、热等六淫之邪的特性，还可杂合痰饮、瘀血等病理产物；艾毒进入人体之后所造成的临床表现具有善深伏、多缓发，伤元气、损脏腑，虚损重、兼重感，转化杂、变证多等特点。

张海燕等[2]通过相关文献统计研究，提出在艾毒损伤元气的过程中，湿邪始终贯穿其中，且因于"同气相求"的中医理论，演绎出艾滋病更易发于湿邪体质的人体。许前磊等[3]进一步研究提出艾滋病的病邪具有疫、湿、毒、热四大特性，在"艾毒伤元"的基础上，又提出了"脾为枢机"[4]"气虚为本"[5]的病因病机学说。许前磊等[6]在总结前期临床经验和研究成果基础上，提出了艾滋病中医"艾毒伤元""脾为枢机""气虚为本"等病因病机学说，并对学说的

［1］谢世平，郭选贤，胡研萍，等.试论艾毒的病邪特性和致病特点［J］.中华中医药杂志，2015，30（1）：26-28.

［2］张海燕，彭勃，谢世平，等.艾滋病"艾毒伤元"发病机制中湿邪作用的探讨［J］.世界中医药，2014，9（5）：568-570，639.

［3］许前磊，谢世平，郭会军，等."艾毒伤元"假说与艾滋病中医发病机制研究［J］.中医学报，2012，27（9）：1080-1082.

［4］徐立然，陈关征，李欢.艾滋病中医"脾为枢机"探讨［J］.中医研究，2010，23（2）：1-3.

［5］徐立然，陈关征，李欢.论气虚是艾滋病的基本病机［J］.中医学报，2010，25（2）：196-199.

［6］许前磊，徐立然，郭会军，等.艾滋病发病与防治中医理论的初步构建［J］.中医杂志，2015，56（11）：909-911.

内涵进行了阐释：①艾滋病中医病名亦为"艾滋病"；②艾滋病病邪为艾滋病"疫毒"，称之为"艾毒"；③艾滋病之"艾毒"为基础病因，病因归属于"不内外因"；④艾滋病总体病性为"艾毒伤元，因虚致实，虚实夹杂"；⑤艾滋病之"艾毒"易直接伤及人体元气，即"艾毒伤元"；⑥艾滋病病变复杂，然总以脾为核心，延及其他脏腑，即"脾为枢机"；⑦艾滋病之"艾毒"伤人元气，艾滋病的病机基础，即"气虚为本"。

二、癌毒

癌毒概念源自中医毒邪理论，古今医家皆有肿瘤与毒邪有关的类似论述，如《中藏经》曰："夫痈疽疮肿之所作也，皆五脏六腑蓄毒之不流则生矣，非独营卫壅塞而发者也。"张泽生[1]在论述宫颈癌、阴道癌病机时指出："病理上由于癌毒内留，湿热内伏，瘀血凝滞，这是实的一面"，较早提出"癌毒"概念。国医大师周仲瑛倡导"癌毒"学说，进一步促进了癌毒理论的研究。

（一）癌毒的概念

凌昌全[2]将"癌毒"定义为机体在平衡失调情况下产生的"已经形成和不断新生的癌细胞，或以癌细胞为主体形成的积块"，并指出癌毒是引起恶性肿瘤发生的根本原因。岳小

---

[1] 张成铭. 恶性肿瘤病机初探 [J]. 辽宁中医杂志, 1988, (12):9-11.
[2] 张金峰. 凌昌全癌毒学说运用经验 [J]. 中医杂志, 2008, 49 (8): 693, 700.

强[1]针对凌昌全提出的癌毒定义，从有助于阐明恶性肿瘤的病因，指导其诊断和治疗方面探讨了其提出的科学价值，并围绕癌毒这一定义，指出应该从深化对癌毒病理属性的认识，加强癌毒与中医证候量化及药效关系研究，探索癌毒产生的原因几个方面开展对癌毒的中西医结合研究。周仲瑛[2]认为癌毒属毒邪之一，是在内外多种因素作用下，人体脏腑功能失调基础上产生的一种对人体有明显伤害性的病邪，是导致发生肿瘤的一种特异性致病因子。王圆圆等[3]提出癌毒的定义应包含以下几方面内容：①物质性：表现为客观存在的实体肿物或恶性肿瘤细胞。②动力性：即具有不断生长的特点。③破坏性：它在一定条件下产生，也在一定条件下影响着所在环境，即它作为"第二病因"所表现的特点。

（二）癌毒的产生

多数医家认为，癌毒是在外邪侵袭、情志失调、饮食不节、正气亏虚等内外因素的综合作用下产生的，而不同医家观点各有侧重。作为恶性肿瘤的特异性致病因素以及恶性肿瘤产生的先决条件，癌毒与肿瘤的产生原因具有相似性。李俊玉[4]认为，恶性肿瘤的主要病因包括外源性因素（化学致癌物、霉菌毒素、致癌病毒等）、内源性因素（遗传等），恶性肿瘤是多因素、多步骤、多基因事件长期累

［1］ 岳小强.对"癌毒"定义的再认识［J］.中西医结合学报，2010，8（9）：829-831.

［2］ 程海波，吴勉华.周仲瑛教授"癌毒"学术思想探析［J］.中华中医药杂志，2010，25（6）：866-869.

［3］ 王圆圆，李娜，张青.癌毒的阴阳属性浅议［J］.中医杂志,2014,55（15）：1271-1274.

［4］ 李俊玉.癌毒的病因病机及临证治法的概念探析［J］.江西中医药，2005，36（8）：14-15.

积形成的。郁仁存[1]认为，内虚是肿瘤发生发展的关键因素，包括由于先天禀赋不足，或后天失养引起脏腑虚亏，或由于外感六淫、内伤七情、饮食不节等因素引起气血功能紊乱，脏腑功能失调。凌昌全[2]认为，正气亏虚不是癌毒产生的必要条件，癌毒产生的前提在于"阴阳不和"，即机体脏腑平衡失调才会导致癌毒产生。杨帆等[3]认为，癌毒为邪气所化，它的形成与"蓄毒"和外邪侵袭有关；癌毒的成因可以从阴、阳两方面分析，从阳论为邪气化毒、邪毒互结，从阴析则为结瘀留滞、气血不畅。周仲瑛等[4]认为，癌毒的产生是一个漫长的过程。在癌毒产生之前，就可能存在着脏腑功能的失调、气血阴阳的紊乱，或者有痰、瘀、湿、热等病理因素的蓄积，体内平衡状态被打破或病邪蓄积到一定程度，就有可能酿生癌毒。总之，癌毒产生的原因是多方面的，包括各种外源性致癌因素（如辐射、化学致癌物质、致癌病毒等）和内源性致癌因素（包括癌基因的过度激活、体内正气亏虚、脏腑功能失调、痰浊瘀血等各种病理性产物的蓄积等），以及情志不遂、日久化火等。

[1] 郁仁存.郁仁存中西医结合肿瘤学［M］.北京：中国协和医科大学出版社，2008：14-15.

[2] 张金峰.凌昌全癌毒学说运用经验［J］.中医杂志，2008，49（8）：693，700.

[3] 杨帆，孟静岩，贾宁.试论癌毒瘀滞导致癌瘤发生的理论基础［J］.天津中医药，2010，27（3）：213-214.

[4] 程海波，吴勉华.周仲瑛教授"癌毒"学术思想探析［J］.中华中医药杂志，2010，25（6）：866-869.

（三）癌毒的阴阳属性

关于癌毒的阴阳属性，学界认识并不一致，主要有三种观点：①癌毒为阴毒[1、2]；②认为癌毒为阳毒[2]。杨永等[3]也认为癌毒自身有猛烈、善行、易流注等特性，易耗伤精、血、津液，临床使用清热解毒药物有较好疗效，故认为其病理性质属阳。③癌毒体阴而用阳，同时具有阴阳两种属性[4]。崔雁飞等[5]认为，癌毒既有沉伏缠绵属阴的一面，又有暴戾多变，流窜伤气，属阳的一面，肿瘤阴阳两类属性常同时并见，故提出"肿瘤体阴而性阳"假说。田同德等[6]也认为癌肿形态平塌下陷，硬度坚硬如石等与阴寒的病理特征相似，说明积块多是由寒邪导致血液凝滞不畅，日久逐渐形成；另外，恶性肿瘤易于侵袭与转移，以及局部炎症的形成常表现出属阳属热的特点，表明肿瘤与热毒亦有极为密切的关系，据此推断癌毒具有体阴而用阳的属性。胡凯文等[7]认为，恶性肿瘤是一种阴阳合体的邪气，具有生命属性。体阴而用阳，与五脏有相似之处，又较正常脏腑旺盛。恶性肿瘤其体有形可征，肿块均具有生长发育趋势，

[1] 张海.攻防策略在中医肿瘤临床应用举隅[J].南京中医药大学学报，2007，23（5）：332.

[2] 饶斌，余功，谢斌，等.肿瘤的发病特点及其阴虚病机归属初探[J].时珍国医国药，2015，26（6）：1435-1437.

[3] 杨永，杨霖，于明薇，等.癌毒阴阳辨[J].中医杂志，2016，57（17）：1522-1523.

[4] 罗毅.试论寒温并用治疗消化道恶性肿瘤[J].新中医，2013，45（10）：8-9.

[5] 崔雁飞.恶性肿瘤"阴阳"属性探析[J].江苏中医药，2013，45（7）：6-7.

[6] 田同德，杨峰.癌毒理论探讨及其治疗对策研究[J].辽宁中医杂志，2011，38（9）：1795-1796.

[7] 胡凯文，卫月.癌症的中医诠释及相关病名辨析[J].中华中医药杂志，2011，26（1）：16-18.

局部温度升高，具有"阳动"的功能。王圆圆等[1]对癌毒阴阳属性的辨析认为，从病因角度看，综合考虑外感诱因的阴阳属性及机体内部的阴阳偏颇，癌毒可有阴毒、阳毒之分，即通过患者的临床表现及四诊合参，间接判断癌毒的属性。从病机角度看，癌毒的核心特征是具有阳的特点，为肿物形成生长的动力所在，也是恶性肿瘤区别于其他良性肿物或结节的关键环节。从元气与癌毒阴阳属性的关系分析，癌毒的生成更符合元阴元阳的对立制约关系失调，元阴控阳制阳的能力减弱，阴不制阳，失节之阳气渐化为邪阳，耗竭人体元气。有形之肿物客观存在，其性沉伏，此即邪阴。邪阴不与正常之阳气互根互用，致使阳气无法得到正常的滋生和助长，正常的阳气逐渐消散，取而代之的则是"邪阳"，也可看作是机体对阴阳失衡的一种过度代偿，只不过它所激发出的是幼稚、无规则的、具有原始动力的邪阳，失节之邪继续演化为毒，即癌毒。邪阳可炼液为痰，灼血成瘀，阴随阳长，毒物乃成，此皆可为有形之物，邪阴与邪阳在运动中互相感应交合，推动着癌毒的生长和变化。

（四）癌毒的致病特点与机理

周仲瑛[2]认为癌毒具有猛烈性、顽固性、流窜性、隐匿性、损正性等特性。癌毒与痰、瘀、湿等病理因素胶结存在、互为因果、兼夹转化、共同为病，构成恶性肿瘤的复合病机。

［1］ 王圆圆，李娜，张青.癌毒的阴阳属性浅议［J］.中医杂志，2014，55（15）：1271-1274.
［2］ 程海波，吴勉华.周仲瑛教授"癌毒"学术思想探析［J］.中华中医药杂志，2010，25（6）：866-869.

癌毒致病的机制可概括为: 癌毒留结为肿瘤发病之根, 癌毒走注为肿瘤转移之因, 癌毒残留为肿瘤复发之源, 癌毒伤正为肿瘤恶化之本。"癌毒郁结"证是癌毒致病的基本证型, "癌毒郁结"证衍生四大子证: 痰毒互结证、瘀毒互结证、湿毒互结证、热毒互结证。从"癌毒"辨治恶性肿瘤的治疗大法为"消癌解毒、扶正祛邪", 据癌毒与痰、瘀、湿等病理因素兼夹主次情况, 配合化痰、祛瘀、利湿、清热等治法。程海波[1]在随后的研究中认为, 癌毒的致病特性为隐匿、凶顽、多变、损正、难消。并进一步阐述了癌毒与正虚、气郁、痰瘀的关系, 深化了癌毒病机理论。郁仁存[2]认为, 癌毒是一类特殊毒邪, 较其他内生邪气而言, 其性更加暴烈顽固、黏滞不化, 病变更加深在, 易与痰瘀互结, 易于耗伤正气, 易于流窜他处。陈柯羽等[3]认为癌毒是一种特殊的复杂的致病因素, 是一类特殊的毒邪, 其性更暴烈, 易于耗伤人体正气, 对人体内在环境造成恶劣影响; 其性顽固, 更加凝滞不化, 易与痰饮、瘀血等相互胶结, 缠绵难愈; 其性流窜, 易于随经络循环至周围组织甚至其他脏腑造成危害。王笑民等[4]提出癌毒的性质主要包括易伤正气、其性沉伏、发病猛烈、其性善行、易与痰瘀凝结等几个方面。癌毒既有隐伏缠绵暗耗等属阴的一面, 又有暴戾杂合多变等属阳的一面, 而阴阳两类特性又常

[1] 程海波. 癌毒病机理论探讨 [J]. 中医杂志, 2014, 55 (20): 1711-1715.

[2] 郁仁存. 郁仁存中西医结合肿瘤学 [M]. 北京: 中国协和医科大学出版社, 2008: 22.

[3] 陈柯羽, 张青. "癌毒"异变之思考 [J]. 中医杂志, 2015, 56 (22): 1919-1922.

[4] 王笑民, 张青. 基于"癌毒"的肿瘤发生发展规律探讨 [J]. 中华中医药杂志, 2011, 26 (7): 1533-1536.

交叉并见，这种阴阳交错的病性，决定了癌毒的难治性。癌毒致病表现为邪毒内结导致肿瘤的发生，癌毒流散引发肿瘤的侵袭与转移。与此同时，肿瘤的发生与机体的正气也有着密不可分的关系，患者的气血阴阳虚弱、脏腑功能失调是癌毒发生、发展的必要条件。

凌昌全[1]认为癌毒诱生瘀血、痰湿、热毒，耗气伤阴，使恶性肿瘤进一步恶化。叶乃菁等[2]对癌毒转移的中医理论探讨认为，生理情况下，人体存在着经络、气街、四海通道，以及由内到外的三焦、膜原、腠理通道，为人体运输各种物质。病理情况下，正气亏虚，癌毒可以侵入这些通道进行转移。陈柯羽等[3]讨论了临床上很大一部分肿瘤患者在接受多种现代医学治疗手段之后肿瘤仍在发展，"癌毒"仍在加重，其内在原因与中医所言正气虚损以及西医学界肿瘤"异变"密切相关。肿瘤容易"异变"是因为肿瘤细胞存在"异质性"和肿瘤耐药。

刘胜等[4]认为"毒邪"是贯穿乳腺癌发生、发展和转移始终的病因和病理产物，"六淫伏毒"和"七情郁毒"是乳腺癌发生的两大主要病因，"癌毒内生"是乳腺癌发生的核心变

[1] 张金峰.凌昌全癌毒学说运用经验[J].中医杂志，2008，49（8）：693，700.

[2] 叶乃菁，刘宣，李琦.癌毒转移的中医理论探讨[J].中医杂志，2014，55（3）：185-188.

[3] 陈柯羽，张青."癌毒"异变之思考[J].中医杂志,2015,56（22）：1919-1922.

[4] 刘胜，花永强，孙霃平，等.试论乳腺癌痰毒瘀结病机的理论基础与临床应用[J].中西医结合学报，2007，5（2）：122-125.

化，"痰毒瘀结"是乳腺癌发展的核心病机，"余毒未清"是术后的主要病机，"余毒旁窜"是术后复发转移的关键病机，"散结解毒"是术后抗复发转移治疗的重要治则。乳腺癌痰毒瘀结病机理论和散结解毒治则治法完善和发展了乳腺癌中医理论，具有一定的临床应用价值。

另外，韩尽斌等[1]基于吴有性的"杂气论"和中医的"天人合一"哲学观点，结合现代医学中与肿瘤发病相关基因的发现、与自身免疫病相关的自身抗体的发现，以及这两类疾病的发病机制，提出内疫病机概念，认为人体自身有杂气，健康人体杂气受正气制约，正气一旦亏虚，则可能对杂气失于控制，杂气变逆，甚而作疫，导致疾病。内疫与外疫之区别在于内疫是因生命个体的杂气失于制约造成的，具有个体特征，不在个体间传染，而是在体内组织器官中流转蔓延。如果外界环境因素引起不同个体发生相同的病理变化，不同个体相同的杂气均导致内疫发生，可表现为群体性发病和疫病的流行；同时，外疫可引起人体正气的亏虚，致生内疫，两者可互为端源。

（五）癌毒的生物学基础研究

现代研究认为，肿瘤炎性微环境是肿瘤微环境的重要组成部分。大部分的肿瘤形成过程中经历了由可控性炎症到非可控性炎症的转化过程，最终将肿瘤周围环境塑造成适合其生长的微环境，促进肿瘤的增殖、侵袭、转移、血管生成及免疫逃逸。"癌毒"病机理论认为"癌毒"是肿瘤发生、发展的关键因素。癌毒与痰浊、瘀血、湿

[1] 韩尽斌，周学平，陈晓旭.内疫病机概念的提出与治则探讨［J］.中华中医药学刊，2010，28（11）：2301-2303.

浊、热毒等病理因素胶结存在、互为因果、兼夹转化、共同为病。沈政洁等[1]对肿瘤炎性微环境与"癌毒"病机理论进行比较研究，认为"癌毒"病机理论与肿瘤炎性微环境密切相关，癌毒的形成过程及病机特点与肿瘤炎性微环境中"炎症－肿瘤"的转化过程具有相似性；癌毒与多种病理因素兼夹为患的特点与肿瘤炎性微环境中肿瘤细胞、免疫细胞、细胞因子之间的相互关系具有一致性。程海波等[2、3]认为中医癌毒病机理论符合现代医学对肿瘤微环境的认识，消癌解毒方抗肿瘤作用机理与其干预肿瘤微环境密切相关，肿瘤微环境的相关机制可能是癌毒病机的生物学基础。进一步探讨癌毒病机理论与炎癌转变的关系，发现癌毒与非可控性炎症在肿瘤发生、发展过程中作用相同，中医辨证皆与虚、痰、瘀、毒等病理因素有关。可以说癌毒与非可控性炎症密切相关，非可控性炎症可能是癌毒的现代生物学基础之一。癌毒病机理论与炎癌转变机制类似，均认为癌毒或非可控性炎症参与了肿瘤发生发展的全过程，既是肿瘤的致病因素，也是其病理产物，既导致肿瘤发生，也促进肿瘤发展。

另外，程海波等[4]还基于癌毒病机理论初步构建了中医

[1] 沈政洁，程海波，沈卫星，等.肿瘤炎性微环境与"癌毒"病机相关性探讨 [J].北京中医药大学学报，2015，38（1）：14-17.

[2] 程海波，沈卫星，吴勉华，等.基于肿瘤微环境的癌毒病机理论研究 [J].南京中医药大学学报，2014，30（2）：105-107.

[3] 程海波，沈卫星.癌毒病机理论与炎癌转变 [J].中国中西医结合杂志，2015，35（2）：243-246.

[4] 程海波，周仲瑛，李柳，等.基于癌毒病机理论的中医肿瘤临床辨治体系探讨 [J].中医杂志，2015，56（23）：198-1992.

肿瘤临床辨治体系，主要包括以下几个方面：病因为外邪侵袭、情志失调、饮食不节、正气亏虚，酿生癌毒；核心病机为痰瘀郁毒；辨证要点为辨癌毒的致病特性、病理属性、所在病位、兼夹病邪、邪正消长；基本治疗原则为抗癌祛毒、扶正祛邪，临床常用抗癌祛毒、化痰散结、活血化瘀、理气解郁、扶正培本等治法。

三、浊毒

浊毒概念，较早见于1979年广州中医学院附院内科在《全国中医内科急症会议论文集》所载"中药保留灌肠为主治疗慢性肾炎尿毒症"一文中，一直到20世纪90年代末，朱良春[1]论痛风的病因病机指出，痛风乃浊毒瘀滞，其名为风而实非风，症似风而本非风，主张用降泄浊毒法治疗。除此之外，基本限于慢性肾功能衰竭的范围。90年代以后至21世纪以前，除慢性肾功能衰竭、痛风外，其他疾病如急性湿疹[2]、肝硬化继发肝肾综合征[3]、慢性肝炎[4]、尖锐湿疣[5]、老年期痴呆[6]等仅有单篇报道。进入21世纪后，随着我

[1] 姚祖培，陈建新.朱良春治疗痛风的经验[J].中医杂志，1989，（3）：16-17.

[2] 乔耀芳，米玉华.中西医结合治疗急性湿疹315例疗效观察[J].河南医科大学学报，1990，25（2）：212.

[3] 李国鑫.乌梅丸为主治愈胆汁性肝硬化继发肝肾综合征[J].浙江中医杂志，1996，（12）：550.

[4] 华元贞.慢性肝炎临证治疗浅谈[J].实用中医药杂志，1996，（4）：37-38.

[5] 苗永信，张树贤，杜兆海，等.克疣合剂治疗尖锐湿疣的临床研究[J].河北中医，1998，20（3）：136-137.

[6] 唐启盛."浊毒痹阻脑络"对老年期痴呆的影响[J].北京中医药大学学报，1997，20（6）：24-25.

国现代化步伐的日益加快,人民生活节奏、饮食习惯、社会生活等巨大改变,疾病谱也发生了很大变化,对浊毒的研究也逐渐深入。

(一)浊毒的概念

关于浊毒的概念,至今缺乏一个科学而清晰的界定,不同医家表述不尽一致,即使同一学术团队内部,也有不同的表述,大多认为浊毒是"浊"与"毒"的组合。

高颖等[1]认为浊毒则指内生之痰浊瘀血等病理产物,蕴积日久,而转化为对人体脏腑经络造成严重损害的致病因素,属内生之毒,也有痰毒、瘀毒之说。因此,脏腑功能紊乱,阴阳失调,气血津液运行不畅,痰浊瘀血内生是浊毒产生的重要病理基础。孟宪鑫[2]认为浊毒是指那些具有污浊特性的物质在体内蕴积日久,造成形质受损,脏腑组织器官功能或结构失常的毒物。形成浊毒的过程:湿－浊－痰－热－毒。吴深涛[3、4]认为浊毒在中医学中是泛指对机体有不利影响的物质。其中浊与毒内涵有所不同。浊与毒邪间,由于其性相类而极易相生互助为虐,其生成过程常由浊邪酿生毒害之性。

[1] 高颖,谢颖祯.试论浊毒在血管性痴呆发病中的作用[J].中国中医急症,2000,9(6):266-267.

[2] 孟宪鑫.基于浊毒学说应用化浊解毒方治疗慢性萎缩性胃炎癌前期病变的临床疗效观察及机制探讨[D].石家庄:河北医科大学,2014.

[3] 吴深涛.论浊毒与糖尿病糖毒性和脂毒性的相关性[J].中医杂志,2004,45(9):647-648.

[4] 吴深涛.糖尿病中医病机新识[J].中国中医基础医学杂志,2005,11(11):808-811.

浊毒虽属于病邪的范畴，但并非仅是一个具体和单一的致病因素，还指在疾病过程中诸致病因素相互作用的病理产物，涵盖了从生理到病理、从病因到病性变化的复杂过程。系多种原因所致的脏腑功能和气血运行失常，使机体内产生的生理或病理产物不能及时代谢排出，蕴积体内而化生的，又对人体脏腑经络及气血阴阳都能造成严重损害的致病要素，属于"内毒"范畴。许筱颖等[1]认为，浊与毒因性质类同而极易相生互助为虐，故而浊毒并称。浊毒既是一种对人体脏腑经络及气血阴阳均能造成严重损害的致病因素，同时也是指由多种原因导致脏腑功能紊乱、气血运行失常，机体内产生的代谢产物不能及时排出、蕴积体内而化生的病理产物。

曹东义等[2、3、4、5]认为"浊毒"既是致病因素，也是病理产物，它具有浊与毒的特性。浊毒是自然生理物质发生"浊化""毒化"而形成的，它指自然物质发生变化，引起了人体内部的疾病，也可以是人体脏腑功能失调产生了病理产物，这种或者是外来，或者是内生的物质，具备了浊与毒的特性，就是浊毒。浊毒是对人体健康许多有害因素的总称。并认为浊毒理论的提出借鉴了《内经》的清浊

[1] 许筱颖，郭霞珍.浊毒致病理论初探[J].辽宁中医杂志，2007，34（1）：28-29.

[2] 曹东义，李佃贵，裴林，等.中医浊毒证的两个基本观点[J].湖北民族学院学报·医学版，2010，27（2）：50-51.

[3] 曹东义，李佃贵，裴林，等.浊毒化与化浊毒[J].河北中医，2010，32（2）：183-185.

[4] 曹东义，李佃贵，裴林，等.浊毒理论借鉴了《内经》的清浊概念[J].河北中医，2010，32（3）：338-341.

[5] 曹东义，李佃贵，裴林，等.浊毒理论借鉴了化毒、解毒学说[J].河北中医，2010，32（6）：824-827.

概念以及化毒、解毒学说。张纵[1]认为在浊毒致病过程中，不仅有浊和毒的共同参与，而且浊和毒之间胶结和合，有内在的因果关系，成为一个综合的致病因素。也就是说，在同一患者身上，即使有浊和毒两种病理因素同时存在，但若浊和毒不相关联，浊自浊，毒自毒者，亦不能称为浊毒。

李佃贵等[2、3]认为浊属阴邪，毒属阳邪，浊毒相干，如胶似漆，难分难解，互助为虐，故常浊、毒并称。浊毒既是一种对人体脏腑经络及气血阴阳均能造成严重损害的致病因素，同时也是多种原因导致脏腑功能失调，气血运行失常，机体内产生的代谢产物不能及时排出，蕴积体内而化生的病理产物。裴林等[4]认为浊毒指能对人体脏腑、经络、气血、阴阳造成严重损害的致病因素，也是由多种原因导致脏腑功能紊乱、气血运行失常、机体代谢产物化生的具有缠绵难愈、深重难治特点的病理产物。提出浊毒有广义、狭义之分。狭义浊毒指具体的浊毒病邪，广义浊毒指有浊毒性质、致病缠

［1］ 张纵.化浊解毒法对肝纤维化大鼠 TGF-β/Smad 信号转导通路的影响［D］.石家庄：河北医科大学，2010.

［2］ 李佃贵，张彬彬，张金丽，等."浊毒致病论"在脾胃病治疗中的应用［C］.中华中医药学会脾胃病分会第二十次全国脾胃病学术交流会论文汇编，2008，152-154.

［3］ 柴天川，李佃贵.浅议浊、毒与浊毒理论［J］.新中医，2009，41（12）：102-103.

［4］ 裴林，李佃贵，曹东义，等.浊毒浅识［J］.河北中医，2010，32（1）：24-25.

绵难愈或深重猛烈特点的所有致病因素。李佃贵等[1]后期在梳理浊毒的研究进展时，又将浊毒分为狭义与广义之不同，认为狭义的浊毒包括：①湿浊之邪郁而化热所成；②湿热、瘀血、痰浊同时并存的一种状态，包括了现代医学研究的多种肾毒性物质，也包括脂代谢异常的脂质肾毒性；③机体代谢失常，水谷不化精微，反生壅滞之气内瘀血分而酿生的具有毒害作用的病理物质；④饮食精微蓄积脉道不能及时输送排除而转化成的有害物质；⑤伏邪；⑥瘀浊之邪，即体内代谢毒素，不能正常排泄而积蓄所成。广义的浊毒泛指体内外一切秽浊之邪，凡风寒暑湿燥火，久聚不散，体内痰、瘀、水、血、气久郁不解，均可化浊，浊聚成毒，而成浊毒。

李佃贵等[2]对浊与湿的关系进行了辨析，认为浊与湿同类，浊邪为病，有内浊、外浊之分。外浊多由居处潮湿、涉水淋雨等自然界秽浊之气侵袭人体，湿浊之邪内停，阻滞气机，气机升降失调，使脾胃气滞湿阻，运化失常；内浊则多由肝气不舒，木旺克土，脾失健运，水湿停聚，壅滞中焦脾胃，湿邪内生，日久成浊，两者虽有不同，但在发病过程中亦可相互影响。因此浊邪既是一种致病因素，更是一种病理产物。浊与湿虽属同类，但亦不完全相同，湿轻浊重，积湿成浊，浊较湿更为重浊黏腻，更不易祛除。赵进喜等[3]

[1] 李佃贵，刘小发.浊毒研究进展[C].2014年中华中医药学会第七届李时珍医药论坛暨浊毒理论论坛论文集，2014，13–17.

[2] 李佃贵，张彬彬，张金丽，等."浊毒致病论"在脾胃病治疗中的应用[C].中华中医药学会脾胃病分会第二十次全国脾胃病学术交流会论文汇编，2008，152–154.

[3] 赵进喜，庞博.中医学"浊"的含义及其临床意义[J].中医杂志，2009，50（7）：581–584.

对"浊邪"有更加深入的探讨，认为浊邪包括痰浊、湿浊、浊毒、秽浊，实际上应该是指一类具有胶结、黏滞、重浊、稠厚、浑秽特性的内生病理产物或致病因素。湿与浊分而述之存在一定差异，湿有内外之分，浊主要从内化生，湿轻浊重，积湿成浊，较之湿邪更加稠厚浓重、胶结秽浊，湿相对易化而浊尤其难除。浊毒与单纯浊邪相比，更易耗伤气血、败坏脏腑。浊毒与普通湿热邪毒相比，前者多为内生，更为胶塞黏滞，病势更为缠绵难愈，更容易阻滞气机，蒙蔽清窍，败坏脏腑；后者虽亦可以内生，更多则为夏秋之季，湿邪与热相合，外感而成病，或裹夹疫毒之气，暴发流行，可致高热动风、动血之变。并具体阐述了"浊邪"的性质：①浑浊不清；②颜色晦暗；③黏滞；④重浊；⑤稠厚；⑥污秽。"浊邪致病"的特点：①浊邪黏滞，容易阻塞气机；②浊邪害清，容易蒙闭清窍；③浊邪多裹夹痰、湿、瘀、毒，缠绵难愈，变化多端。"浊邪致病"临床表现十分复杂，常见眩晕昏沉、心悸、胸闷、咳喘、食少纳呆，恶心呕吐，脘腹胀满，肢体浮肿，面色晦浊，表情淡漠，反应迟钝，神疲思睡，或嗜睡，烦躁不宁，甚至如狂，神昏谵语，皮肤瘙痒，破溃流水污秽，体气或口味秽浊，口臭，或口中有氨味烂苹果味，汗液垢浊，大便黏滞不爽，小便浑浊，排尿不爽，尿色黄，或二便不通，舌苔垢腻，脉滑等一系列症状。徐伟超等[1]也认为浊毒的概念源于中医学的浊邪和毒邪理论。浊邪与湿邪均为体内津液

---

[1] 徐伟超，贾蕊，李欣，等.浊毒病机理论探微[J].新中医，2015，47（9）：1-3.

代谢障碍所形成的病理产物，二者既有联系，又有区别。所谓联系，是指源同质异，因湿与浊同类，积湿成浊，均属于阴，故有"湿为浊之渐，浊为湿之极"之说。正因为如此，造成了湿与浊在病机和临床表现上基本是一致的，唯在程度上有所差别。其区别在于，一是浊轻为湿，湿重为浊。二是湿邪有外感和内生，浊邪只有内生而无外感。三是湿邪致病较浊邪致病轻浅，易于治疗；浊邪较湿邪重深，易转化难除。

（二）浊毒的产生

朱良春[1]认为痛风浊毒主生于内，多先有先天禀赋不足，或年迈脏气日衰，若加不节饮食，沉湎醇酒，恣啖膏粱肥甘厚味，长此以往，即会引起脏腑功能失调，其中脾肾二脏清浊代谢的紊乱尤为突出，脾失健运，升清降浊无权。肾乏气化，分清别浊失司，于是水谷不归正化，浊毒随之而生，滞留血中，终则病结为患。徐伟超等[2]认为由于六淫、饮食、劳欲、情志所伤，使肺、脾、肾三脏气化功能障碍，三焦水道失于通利，加之脏腑间的功能失调、阴阳偏盛偏衰等因素，影响脏腑功能，以致水湿失于正常输布和排泄，故聚而成水湿或凝而成浊，蕴结日久，化热转为浊毒之邪。肺失治节，津液凝聚化热为浊毒。脾失健运，水湿凝聚化热为浊毒。肾气不足，水湿内停化热为浊毒。王瑛等[3]提出先天不足、久病脏腑虚弱及外

[1] 姚祖培，陈建新.朱良春治疗痛风的经验[J].中医杂志，1989，（3）：16-17.

[2] 徐伟超，贾蕊，李欣，等.浊毒病机理论探微[J].新中医，2015，47（9）：1-3.

[3] 王瑛，李佃贵，徐伟超.从浊毒论治克罗恩病[J].河北中医，2013，35（1）：60-62.

感湿邪,由表入里,阻于中焦,湿邪困脾,浊邪内生等。毒之成因亦多由体虚外感疫毒、温毒等,入血分而为毒;或由宿食内积、劳逸无度、气血逆乱及脏腑失和等久酝为毒。毒的形成与浊关系密切,积湿成浊,久郁化热,热蕴成毒。刘存志等[1]认为肾虚生痰生瘀,痰瘀相互胶阻,结聚日久,郁蒸腐败,酿成浊毒。常富业等[2]认为玄府郁滞,气液不通,水津停积,水聚为浊,浊蕴成毒,最终形成浊毒。

从中医学的整体观来看,人体的阴平阳秘、气血运行、津液输布、气机升降、脏腑功能协调等均处于一种动态的平衡之中。王永炎[3]认为:当上述这些对立而又统一的两个方面平衡被打破后,使体内的生理或病理产物不能及时排除,蕴积体内造成机体的内环境失稳态,则痰浊、瘀血内生,它们在体内化毒为害,产生"浊毒"之邪。因此,这种内生之毒是机体在正虚之时(虚:精气亏损、脏腑功能低下)或(和)外邪作用机体后,它们分别或共同造成的生理或病理代谢产物蓄积体内后变化而成。这些内生之毒可以是有机整体的病理产物,也可以是作用在某一脏腑的致病原因或病理产物,这在心、脑、肾等重要脏器的发病机理上显现得尤为突

[1] 刘存志,于建春.试述韩景献对老年期痴呆基本病机的认识——肾虚痰瘀浊毒论[J].湖北中医杂志,2004,26(1):15-16.

[2] 常富业,张云岭,王永炎.浅谈中风病急性期脑水肿之玄府郁滞、浊毒损脑病机假说[J].江苏中医药,2008,40(6):12-14.

[3] 唐启盛."浊毒痹阻脑络"对老年期痴呆的影响[J].北京中医药大学学报,1997,20(6):24-25.

出。董志等[1]依据近代名医祝堪予教授的"气虚浊留，瘀血阻络，痰浊不化"科学理论，认为浊毒的生成是由于脾气虚弱，运化失司，饮食精微不能正常转输布散，滞留蓄积脉道而为浊（糖浊、脂浊、蛋白浊、微量元素浊）。浊在脉道蓄积过量，由营养物质转变为有害的多余产物，而成为浊邪。在浊邪的基础上，痰和瘀血进一步生成和演化，浊邪在脉道蓄积过多，不能及时有效的减少和排除，浊邪则转化为浊毒，加之痰和瘀血的加重，浊毒与痰瘀聚集形成浊毒痰瘀混杂复合物，可以在随血液运行过程中不断地异位沉积于全身各组织器官，形成组织器官浊病。

（三）浊毒的性质与致病特点

吴深涛[2、3]认为浊有浊质，毒有毒性。浊质黏腻导致浊邪为病，多易瘀滞血脉，阻塞气机，缠绵耗气，胶着不去而易酿毒性；而毒邪伤人，其性烈善变，常易化热耗伤阴精，壅塞气血。两者相合则伤人更甚，败坏形体，损害脏腑气血。如浊毒蕴热即可灼肺津，劫胃液，耗肾水，继而耗气伤阴。且因毒借浊质，浊夹毒性，胶着壅滞。若是浊毒日久不清，毒与瘀痰湿互结，入络或深伏于内，浸润蔓延则再劫耗脏腑气血经络，亦可扰入血络，壅腐气血，或毒瘀火结，灼伤血脉，导致虚实夹杂而顽固难愈，甚或转为坏病而变证多

[1] 董志，王述文.试论浊病病机［J］.光明中医，2011，26（3）：420-421.

[2] 吴深涛.糖尿病中医病机新识［J］.中国中医基础医学杂志，2005，11（11）：808-811.

[3] 吴深涛.论浊毒与糖尿病糖毒性和脂毒性的相关性［J］.中医杂志，2004，45（9）：647-648.

端。高颖等[1]也认为浊毒是由痰浊瘀血等病理产物蕴积而成，具有重浊胶黏之性，故其所致疾病往往缠绵难愈，易形成顽病痼疾。徐伟超等[2]将浊毒的致病特点概括为：①易阻滞气机，损伤脏腑气血。浊毒性热、质浊。热能伤气耗血，因病呈损；浊性黏腻，阻滞留恋，阻碍脏腑气机，损伤脏腑。②致病范围广，涉及部位多。浊毒之邪可随气机升降流行无处不到，内而脏腑经络，外至四肢肌腠，游溢全身，隐而难查，一旦显露则诸症辙出，形成多种病证。③浊毒致病缠绵难愈，病情重，治疗难，疗程长。由于浊毒性质黏腻，流而不畅，蕴蒸不化相互为用，胶着不解，日久必凝结气血，燔灼津液，以致脏腑败伤。因此，病情难愈，病期冗长，治疗困难。④浊毒为病常与痰瘀相夹。浊毒以气血为载体，无所不及。一旦留结，阻碍气机运行，阻塞脉络，血液不能正常运行则凝滞为血瘀；若流及津液聚集之所，影响津液不能正常输布则酿液成痰，而且浊、痰、瘀皆为阴邪，是同气相求之类。所以，浊毒致病多兼有夹痰夹瘀的特点。

刘启泉等[3]认为浊与毒互为一体，胶结致病，成为一个综合的致病因素。浊毒可由外而中，亦可因其他病理产物而化生。浊毒的致病具有三易、四性的特征，三易指易耗气

[1] 高颖，谢颖桢. 试论浊毒在血管性痴呆发病中的作用 [J]. 中国中医急症，2000，9（6）：266-267.

[2] 徐伟超，贾蕊，李欣，等. 浊毒病机理论探微 [J]. 新中医，2015，47（9）：1-3.

[3] 刘启泉，李佃贵，张纨，等. 慢性胃炎从浊毒论治 [J]. 北京中医药大学学报，2010，33（3）：153-155.

伤血、入血入络、易阻碍气机、胶滞难解、易积成形、败坏脏腑；四性则指迁延性、难治性、顽固性、内损性。徐伟超等[1]提出浊毒属性有：①阴阳交错。根据浊毒的临床致病特点，浊毒致病病情重，邪气亢盛，符合阳毒的特征。但引起疾病前又多深伏体内，蕴蓄不解，难以察觉，又符合阴毒的特征。②热邪偏盛。浊毒本无寒热之分，与寒热之邪皆可兼夹。据临床研究而言，常见浊毒兼夹热邪为多，即使初期兼寒邪也多可从热化。因此，病理属性为热邪偏盛。③正虚实邪。浊毒为一种病理产物，由正虚脏腑功能衰退，气血运行无力，机体产生的代谢产物不能及时排出，蕴积机体诱发浊毒内生。而浊毒内侵则机体气血阴阳耗损，导致正气亏虚，即因实致虚。所以，浊毒属邪实，浊毒致病属正虚邪实之证，在临床呈现为缠绵难愈，变化多端。这里前言浊毒病理属性正虚邪实，后言浊毒属邪实，况且中医邪正虚实观中"实"本就针对邪气而言，并非浊毒为"实"，可见其表述存在明显的逻辑错误。

李佃贵[2、3]认为浊毒有实而无形，可随气之升降无处不到。有流于经络皮肤者，有郁于脏腑肢节者，游溢全身。浊毒注于肠间可以导致溃疡性结肠炎，阻于胃络可以导致慢性萎缩性胃炎；流于关节可以导致痛风性关节炎，浊毒耗伤阴液，瘀阻肾络可以导致糖尿病肾病，蕴于血脉可以导致老年缺血性脑卒中。其致病特点可概括

［1］徐伟超，贾蕊，李欣，等.浊毒病机理论探微［J］.新中医，2015，47（9）：1-3.

［2］李佃贵，张素钊，朱峰，等.溃疡性结肠炎病变要素——浊、毒的浅析［J］.陕西中医，2008，29（4）：510-511.

［3］张红磊，张红霞，郭亚丽.李佃贵从"浊毒"论治寻常型银屑病经验［J］.河北中医，2010，32（7）：979-980.

为：①浊毒性热、质浊，热可耗血伤气，浊可阻滞经络气机；②浊毒为患，其病势必缠绵，病程也相对较长，并且临床上会出现较多变证，预后常不佳；③浊毒为患，多可先侵及脾胃，脾胃为后天之本，脾胃受损则机体抵抗力也会随之降低，进而浊毒之邪可以累及他脏；④浊毒之邪可随气之升降而达全身，内而可脏腑、经络，外可达四肢、肌腠，浊毒为病，既可损耗气血，又可损阴伤阳；⑤变化多端，常无特定的时间和季节，浊毒侵犯的个体不同，症状多样；⑥排泄物、分泌物都有黏腻垢浊的特点，从舌苔上观察多见黄腻或黄厚腻，从脉象上观察多见弦滑或弦数。孟宪鑫[1]的概括除同意上述②③④⑤外，又修改①为易造成气机阻滞、气血耗伤，补充了易夹痰夹瘀的特点。俞芹等[2]认为浊毒致病可侵犯上、中、下三焦，而中焦脾胃最为常见。临床常见面垢晦浊，皮肤油腻，心悸胸闷，喘息急促，脘闷胁胀，积聚癥瘕，甚则神昏痴呆，汗液垢浊有味，甚者染衣，大便黏腻、臭秽、排便不爽，小便或浅黄、深黄或浓茶样，舌淡红、紫红、红绛，苔腻，以黄腻苔为主，脉象滑数、弦滑、弦细滑、细滑，以滑、数脉多见。

[1] 孟宪鑫.基于浊毒学说应用化浊解毒方治疗慢性萎缩性胃炎癌前期病变的临床疗效观察及机制探讨[D].石家庄：河北医科大学，2014.

[2] 俞芹，沈宇清，钱建业，等.从浊毒论治幽门螺杆菌相关性胃炎体会[J].中医药学报，2014，42（1）：37-38.

李佃贵等[1]认为浊邪的客观指标有：①舌苔腻，或薄或厚，或白或黄，或黄白相间。②脉有滑象，或弦滑或细滑或弦细滑。③大便黏腻、臭秽，小便或浅黄或深黄或浓茶样，汗液垢浊有味。毒邪的客观指标有：①舌质紫、紫红或红绛。②脉有数象。③大便秘结不通甚或带血，小便短赤甚或尿血，常伴有烦渴、狂妄。

（四）浊毒的生物学基础

唐启盛[2]认为在老年期血管性痴呆的发生与发展过程中与脑的微循环及神经细胞的内环境变化有关，且与超氧自由基的攻击、兴奋性氨基酸的增加而产生的神经毒性作用密切相关。这里的"神经毒性"与我们所说的"内生之毒"实属一物，其作用后果都是造成了脑组织及功能的损害，产生了智能下降的疾患。高颖等[3]提出现代研究提示的脑缺血缺氧后神经细胞毒性物质的产生与聚集，可以认为是浊毒的重要物质基础。如脑缺血后大量 Ca^{++} 向细胞内移，激发突触传递中神经递质的释放，特别是兴奋性氨基酸（谷氨酸、天门冬氨酸）及单胺类递质（多巴胺、5-羟色胺和去甲肾上腺素）的释放，NO 的生成，以及再灌注引起的炎性反应，如白介素 –1 和肿瘤坏死因子 –α 的迅速出现和增高，血小板活化因子的激活等，这些细胞毒性物质的产生可直接导致神经细胞死亡。

[1] 李佃贵，张彬彬，张金丽，等."浊毒致病论"在脾胃病治疗中的应用[C].中华中医药学会脾胃病分会第二十次全国脾胃病学术交流会论文汇编，2008，152–154.

[2] 唐启盛."浊毒痹阻脑络"对老年期痴呆的影响[J].北京中医药大学学报，1997，20（6）：24–25.

[3] 高颖，谢颖祯.试论浊毒在血管性痴呆发病中的作用[J].中国中医急症，2000，9（6）：266–267.

吕雄等[1]提出糖尿病糖毒性和脂毒性的形成及实质，与中医认为由浊致毒致瘀之间存在明显的相关性。赵伟[2]通过评析中医学及现代医学对浊毒、糖尿病的认识，系统阐述了糖尿病浊毒内蕴的形成过程，认为糖尿病患者体内葡萄糖、糖化血红蛋白、甘油三酯、C-反应蛋白、同型半胱氨酸、血黏度、尿蛋白等高表达的病理产物实质上属于浊毒范畴，临床上可用作解毒化浊药物防治糖尿病的客观依据。吴深涛[3]认为现代浊毒包括诸如能触发炎症反应和氧化应激的大量细胞毒性因子（包括一氧化氮等自由基）、引发糖尿病糖脂毒性的脂肪因子、通过抗体依赖的细胞毒作用及其介导补体依赖的细胞毒作用，以及各种免疫复合物等具有毒损特性的现代病理学因素。许成群等[4]也认为"浊毒致消"的机理实质上是"浊毒"导致胰岛β细胞发生炎症、变性、凋亡和坏死等病理变化。在"浊毒致消"的病变过程中，患者体内的血糖、甘油三酯、糖化血红蛋白、C-反应蛋白、同型半胱氨酸等物质明显升高。辨证选用化浊解毒方药对改善糖尿病患者临床症状、降低实验室客观指标和提高糖尿病及其并发症的防治

[1] 吕雄，陆璐，卢红梅，等.浊毒瘀滞、糖-脂毒性与葡萄糖耐量减低的相关性[J].中医杂志，2008，49（11）：1052.
[2] 赵伟.糖尿病浊毒内蕴刍议[J].中医药信息，2009，26（5）：9-10.
[3] 康洁.吴深涛对浊毒的新认识[J].中国中医药信息杂志，2014，21（5）：104-105.
[4] 许成群，王元，孙永亮.糖尿病"浊毒致消"理论及其应用[J].世界中西医结合杂志，2013，8（3）：299-301.

水平具有重要的临床意义。但赵伟等[1]后期的研究结果表明，糖化血红蛋白、C-反应蛋白与病程无相关性，而同型半胱氨酸、尿白蛋白排泄率随病程进展而逐渐增加，与病程存在明显正相关关系。半胱氨酸、尿白蛋白排泄率可作为糖尿病患者浊毒内蕴的客观量化指标。

李佃贵等[2]总结近年来有关浊毒的研究状况，提出中医浊毒包括高尿酸血症、尿酸盐沉积，糖毒性与脂毒性，神经毒素，乙型肝炎病毒，尿素氮、血肌酐、血尿酸、血 β_2 微球蛋白、胱抑素C、甲状旁腺素及血脂等，Ts、Tc、TNF-α、TL-1、白三烯、NH3、内毒素等，中风急性期所产生的病理产物，包括毒性氧自由基、花生四烯酸、兴奋性神经毒、钙离子超载、一氧化氮、凝血及纤溶产物等，儿茶酚胺类物质，葡萄糖、糖化血红蛋白、甘油三酯、C-反应蛋白、同型半胱氨酸、血黏度、尿蛋白等物质。

（五）浊毒理论的临床应用

目前，以浊毒理论为指导治疗的疾病有慢性萎缩性胃炎及癌前病变、早期胃癌、消化性溃疡、溃疡性结肠炎、Barrett食管、胃食管反流病、慢性胆囊炎、慢性乙型肝炎、慢性肝纤维化、肝硬化、慢性肾小球肾炎、慢性肾功能衰竭、肾纤维化、糖尿病、糖尿病肾病、糖尿病神经病变、血管性痴呆、阿尔茨海默病、痛风病、痛风性关节炎、高血压病、冠心病、艾滋病、高尿酸血症、系统性红斑狼疮、前列腺炎、银屑病、肿瘤、多发性硬化、中风病急性期等多

[1] 赵伟，李双蕾，唐爱华，等.糖尿病浊毒内蕴量化指标探讨[J].广西中医学院学报，2010，13（1）：8-9.
[2] 李佃贵，刘小发.浊毒研究进展[C].2014年中华中医药学会第七届李时珍医药论坛暨浊毒理论论坛论文集，2014，13-17.

个系统的疾病。

1. 胃肠疾病

（1）慢性萎缩性胃炎

李佃贵等[1、2、3]认为慢性萎缩性胃炎（CAG）多因饮食内伤、情志不舒，导致肝胃不和，胃气失和，通降失职，浊邪内停，日久则脾失健运，水湿不化，湿浊中阻，郁而不解，蕴积成热，热壅血瘀而成毒，形成浊毒内壅之势。浊毒进一步影响脾胃气机升降，气机阻滞；热毒伤阴，浊毒瘀阻胃络，导致胃体失滋润，胃腺萎缩。病机的演变规律为：先有肝郁气滞，木旺克土，脾虚湿盛，继而积湿成浊，浊郁化热，热蕴成毒，浊毒之邪深伏胃脉血分，最终形成CAG繁杂的病理改变。CAG以津液阴血耗伤为本，浊毒内用，气滞络阻，胃失和降为标，而浊毒相关为害乃病机关键之所在。CAG浊邪的客观指标有三：①舌苔：苔腻，或薄或厚，或白或黄，或黄白相间。②脉象：脉有滑象，或弦滑或细滑。③胃镜像：胃黏膜水肿，伴有点片状黏附性渗出物。毒邪的客观指标也有三：①舌质：舌质紫、紫红或红绛。②脉象：脉有数象。③胃镜像：可见黏膜充血，糜烂，变薄，干燥，透见红色血

［1］蔡春江，李佃贵，裴林．从"浊""毒"论治慢性萎缩性胃炎［J］．中国中西医结合消化杂志，2002，10（1）：40-41.
［2］李佃贵，李海滨，裴林．慢性萎缩性胃炎从浊毒论治［J］．四川中医，2004，22（1）：17-18.
［3］张纨，娄莹莹，史纯纯．李佃贵教授从浊毒论治慢性萎缩性胃炎经验介绍［J］．新中医，2009，41（1）：8-10.

管纹。刘启泉等[1、2]认为 CAG 在临床中常循气滞、湿阻、浊聚、热郁、毒盛、络瘀、阴伤的规律发生发展，而浊毒为害贯穿于 CAG 的全过程，是 CAG 发生、发展、演变的主病机，亦是肠上皮化生及异型增生形成的启动因子。临床上应用化浊解毒法不仅能改善症状，还可使萎缩的腺体恢复，并且能"截断"病势、"逆转"肠上皮化生和异型增生。王彦刚[3]研究发现在 CAG 浊毒证患者中，血清 Gas、MTL 的变化有证型特异性。化浊解毒方药对胃黏膜的恢复、肠上皮化生的改善有较好疗效，并且有一定的抗 Hp 感染作用。王春浩[4]研究认为，CAG 浊毒证患者的 Hp 感染率较高，伴有肠化的较多；胃镜下表现有结节状和黏膜粗糙时，对诊断 CAG 浊毒证意义重大。但正确的诊断有赖于中医宏观辨证与胃镜像、病理检查微观辨病相结合。

俞芹等[5]提出浊毒是幽门螺杆菌相关性胃炎（HPAG）发生、发展及迁延难愈的关键因素，化浊解毒、健脾和胃、理气活血为其基本治则，从浊毒论治是治疗 HPAG 的关键环节。

[1] 刘启泉，王志坤.从浊毒论治慢性萎缩性胃炎 [J].辽宁中医杂志，2010，37（9）：1685-1686.

[2] 刘启泉，李佃贵，张纨，等.慢性胃炎从浊毒论治 [J].北京中医药大学学报，2010，33（3）：153-155.

[3] 王彦刚.基于浊毒学说对慢性萎缩性胃炎的临床研究及对胃癌 BGC-823 细胞株体外实验研究 [D].石家庄：河北医科大学，2009.

[4] 王春浩.慢性萎缩性胃炎浊毒内蕴证胃镜像与病理的相关性研究 [D].石家庄：河北医科大学，2012.

[5] 俞芹，沈宇清，钱建业，等.从浊毒论治幽门螺杆菌相关性胃炎体会 [J].中医药学报，2014，42（1）：37-38.

（2）胃癌前病变

杜艳茹等[1]报道用化浊解毒方治疗慢性萎缩性胃炎胃癌前病变浊毒内蕴证患者119例，治疗组总有效率90.76%，对照组65.45%，治疗组胃镜像改善、血红蛋白升高均优于对照组，两组比较差异均有统计学意义。认为化浊解毒方能改善患者全血黏度、血浆黏度及贫血，并促进胃黏膜的修复，临床疗效确切。李佃贵等[2]通过实验研究，发现解毒化浊和胃方可降低大鼠CAG合并癌前病变模型病变组织增殖水平，从而对PLGC大鼠胃癌前病变细胞的增殖有良好的阻断作用，并认为该作用可能与下调PLGC组织中与细胞增殖相关的EGFR蛋白及mRNA的表达有关。张颜伟等[3]研究认为在浊毒理论指导下运用化浊解毒方治疗慢性萎缩性胃炎癌前病变具有良好疗效。其作用机制除与对抗幽门螺旋杆菌有着密切关系外，还可能与增强胃肠动力、调节免疫功能、保护胃黏膜等存在相关性。冯瑞英[4]研究认为，慢性萎缩性胃炎伴肠

［1］ 杜艳茹，李佃贵，王春浩，等.化浊解毒方治疗慢性萎缩性胃炎胃癌前病变浊毒内蕴证患者119例临床观察［J］.中医杂志，2012，53（1）：31-34.

［2］ 李佃贵，赵玉斌，顾洁，等.解毒化浊和胃方阻断大鼠慢性萎缩性胃炎癌前病变的分子生物学机制［J］.世界中西医结合杂志，2006，1（1）：16-18.

［3］ 张颜伟，郭喜军，赵见文，等.化浊解毒方治疗慢性萎缩性胃炎癌前病变的临床研究［J］.世界中西医结合杂志，2011，6（1）：36-38.

［4］ 冯瑞英.慢性萎缩性胃炎伴肠上皮化生浊毒内蕴证与IL-6、Stat3、NF-κB的相关性研究［D］.石家庄：河北医科大学，2015.

上皮化浊毒内蕴证与胃黏膜肠上皮化生程度的分级有密切联系。浊毒内蕴证组中 Stat3、NF-κB 的表达量均增高，推测浊毒内蕴证组的炎症反应重，易诱发癌变。浊毒可能上调了 Stat3、NF-κB 的表达，从而调控细胞凋亡与增殖，影响了慢性萎缩性胃炎伴肠上皮化生的发生发展。

郭喜军[1]采用高糖加辛辣刺激饮食建立浊毒内蕴证动物模型，继以 MNNG 溶液自由饮用，雷尼替丁灌胃，制造胃癌前病变浊毒内蕴证大鼠模型，检测相关癌基因指标，探讨与浊毒之间的联系。结果表明：Bcl-2、c-erbB-2、c-myc 三种癌基因在造模成功后免疫组化染色结果中呈阳性表达甚至是强阳性表达，胃癌前病变大鼠癌基因的阳性表达率升高与浊毒的形成成正比关系。另外，孙春霞等[2]认为胃癌以气血津液亏虚为本，浊毒内壅为标，而浊毒相关为害乃病机关键之所在。

（3）消化性溃疡

郭喜军等[3]采用湿热环境加高脂高糖饮食和白酒的综合造模，并用乙酸侵蚀胃壁致胃溃疡方法，模拟浊毒证模型，以探讨消化性溃疡与浊毒的相关性。结果显示：浊毒证的形成可能与大鼠血浆血小板活化因子、内皮素水平升高及血浆降钙素相关基因肽、血清一氧化氮水平降低有关。

［1］ 郭喜军.胃癌前病变癌基因与浊毒的相关性研究［J］.河北中医药学报，2011，26（4）：11-12.

［2］ 孙春霞，李佃贵，吕素君，等.胃癌浊毒病机与治法初探［J］.河北中医，2011，33（5）：673-674.

［3］ 郭喜军，郑陇军，丁晓坤.消化性溃疡与浊毒相关研究［J］.河北中医药学报，2010，25（3）：3-5.

（4）溃疡性结肠炎

李佃贵等[1、2、3]认为，溃疡性结肠炎乃顽痰宿湿阻滞肠间，缠绵难愈，痰湿久羁大肠而不去，水湿内蕴化为浊，郁热内生，浊热弥散入血而为毒。浊毒滞于脾胃，积于肠腑，与气血胶结，脂络受伤，则为肿胀、糜烂而发病。解毒化浊法对溃疡性结肠炎不仅具有缓解症状、改善体征的功效，而且还能从溃疡性结肠炎的病因、病机入手，彻底治疗溃疡性结肠炎。在临床中将溃疡性结肠炎辨证分为脾虚气滞、浊毒内蕴、浊毒阻络、浊毒伤阴四型，治疗上化浊解毒贯穿于浊毒治疗全过程，取得较好临床疗效。史春林等[4]提出肠镜下黏膜被弥漫性侵犯，血管透视消失，呈粗糙或颗粒状，多伴有触之易出血，或附着黏液、血、脓性分泌物；黏膜活检呈炎症反应，同时常可见糜烂、隐窝脓肿、杯状细胞减少、腺体排列异常及上皮变化。此亦为浊毒之邪瘀阻肠络的外在现象。白海燕等[5]也认为浊毒内蕴为溃疡性结肠炎的主病机，贯穿始终，并易与气、瘀、虚兼夹为患，以化浊解毒为法遣

［1］ 李佃贵，李瑞东，李晓荟，等.解毒化浊法治疗溃疡性结肠炎120例临床观察［J］.河北职工医学院学报，2005，22（4）：22-23.

［2］ 李佃贵，张素钊，朱峰，等.溃疡性结肠炎病变要素——浊、毒的浅析［J］.陕西中医，2008，29（4）：510-511.

［3］ 杜艳茹，张纨，王延峰，等.李佃贵从浊毒论治溃疡性结肠炎［J］.上海中医药杂志，2009，43（2）：7-8.

［4］ 史春林，陈建权，刘建平.浊毒理论在溃疡性结肠炎中的应用［J］.河北中医，2010，32（5）：666-667.

［5］ 白海燕，毛宇湘.从浊毒论治溃疡性结肠炎［J］.环球中医药，2016，9（11）：1296-1298.

方用药，临床疗效满意。赵亚萍[1]报道从浊毒理论辨证论治溃疡性结肠炎，临床总有效率91.7%，肠镜改变总有效率69.4%，疗效明显优于对照组。

李佃贵[2]提出从"浊毒"论治腹泻型肠易激综合征，认为该病病位在肠，与肝、脾密切相关，浊毒内郁，传化失司是其关键，治疗当以化浊解毒法为主。具体分为肝气乘脾，气郁脾虚，浊毒内蕴；脾胃虚弱，气虚湿阻，浊毒内蕴；浊毒内蕴，瘀血阻络，瘀浊毒邪互结；浊毒内蕴，阴虚津伤，虚热浊邪互结。

2. 肝胆疾病

（1）慢性肝炎、肝纤维化

李佃贵等[3、4]认为慢性乙型肝炎病机为浊毒内伏血分，肝失疏泄，脾失健运，气滞络阻。采用解毒化浊方治疗慢性乙型肝炎658例，结果基本治愈138例，总有效率96.5%。又将病毒性乙型肝炎分为以"浊"为主型、以"毒"为主型及"浊毒"并见型，予以不同方剂辨证论治。结果显示：运用"浊毒"理论治疗不同症型病毒性乙型肝炎疗效显著。黄古叶等[5]对历代文献记载或现代医学研究

［1］赵亚萍.从浊毒辨治溃疡性结肠炎36例［J］.四川中医，2011，29（4）：64-65.

［2］王辉，吕金仓，何华，等.李佃贵教授从浊毒论治腹泻型肠易激综合征经验［J］.河北中医，2014，36（3）：329-331.

［3］蔡春江，裴林，李佃贵，等.解毒化浊法治疗慢性乙型肝炎658例［J］.陕西中医，2002，23（7）：593-594.

［4］朱峰，胡瑞.李佃贵运用"浊毒"理论治疗病毒性乙型肝炎临床验案［J］.辽宁中医杂志，2011，38（7）：1422-1423.

［5］黄古叶，毛德文，龙富立，等.试论毒浊理论与慢性重型肝炎的发病［J］.陕西中医，2009，30（12）：1636-1637.

结果的总结认为，慢性重型肝炎（CSH）发生、发展与湿、痰、瘀、毒，即与"毒浊"有着密切的联系，"毒浊"是 CSH 的核心病因病机。

李佃贵[1]认为浊邪内伏血分，肝肾阴虚，脉络瘀阻为乙型肝炎后肝纤维化的主要病机，解毒化浊、补益肝肾、活血化瘀则为根本治疗大法。王珏等[2]从"浊毒"论治乙型肝炎后肝纤维化，选用藿香、白芍复方治疗肝纤维化42例，结果说明藿香、白芍复方能有效、安全地治疗慢性乙型肝炎后肝纤维化。王丽[3]研究认为，化浊解毒益气方能有效改善肝纤维化大鼠肝组织病理改变、减轻肝细胞的损伤，减少胶原纤维的生成，从而发挥其抗纤维化的作用。能显著降低大鼠血清 AST、ALT 含量，升高 TP、ALB 含量，减轻肝细胞的损伤，保护肝功能，通过保肝、抗炎而发挥其抗纤维化的作用。显著降低大鼠血清 HA、LN、PC Ⅲ 型胶原、Ⅳ 型胶原含量，减少细胞外基质的生成，从而发挥其抗纤维化的作用。显著降低大鼠肝组织 TGF-β1 蛋白和 mRNA 的表达，抑制肝星状细胞的活化，通过调控相关细胞因子生物作用，促进细胞外基质的降解。显著降低大鼠肝组织 TIMP-1 蛋白和 mRNA 的表达，通过调节 MMPs 和 TIMPs 的失衡，促进异常合成

[1] 王珏，黄学亮，赵红利.李佃贵教授治疗乙型肝炎后肝纤维化经验［J］.河北中医，2004，26（12）：889.

[2] 王珏，裴林，周英，等.藿香、白芍复方逆转慢性肝纤维化的从浊毒论治效果［J］.中国临床康复，2006，10（43）：108-111.

[3] 王丽.以"浊毒"立论论治肝纤维化的理论初探及实验研究［D］.石家庄：河北医科大学，2009.

的细胞外基质的降解，减少细胞外基质的过度沉积。张纨[1]认为浊毒是肝纤维化形成和进展过程中重要的始动因素和关键环节。对基于浊毒理论的肝复健方（茵陈、田基黄、绞股蓝、虎杖、黄连、鳖甲、山甲珠、三棱、红景天、丹参）研究，发现该方能明显降低 HF 大鼠肝组织中 TGF-β1、TβRI、TβRⅡ蛋白及基因的表达，说明该药可能通过降低肝组织 TGFβ1、TβRI、TβRⅡ蛋白及基因的表达而达到抗纤维化、保护肝功能的作用。能够抑制受体活化性蛋白 smad2 和 smad3 的表达，下调通用性蛋白 Smad4 的表达，促进抑制性蛋白 Smad7 的表达，从而抑制 HF 大鼠肝脏中 TGF-β/smad 信号传导通路的激活，减少 HSC 的活化，降低胶原的表达和分泌，抑制肝纤维化的发生和发展。娄莹莹[2]研究发现肝复健方能减少血清 HA、LN、PCⅢ、CIV 合成，减少细胞外基质的生成；降低肝纤维化模型大鼠血清瘦素水平，下调肝纤维化大鼠肝组织瘦素及瘦素受体的表达，减少两者的结合，进而抑制下游信号转导通路，从而发挥其抗纤维化的作用。可以显著提高 MMP-1mRNA 表达水平，说明其抗肝纤维化的分子机制可能与通过抑制 HSC 合成和分泌瘦素，促进 MMP-1 的表达，从而使细胞外基质降解，阻碍肝纤维化进程；下调肝纤维化大鼠肝组织 JAK2，STAT3 的表达，从而抑制肝纤维化大鼠肝脏中 JAK2/STAT3 信号传导通路的激活，减少大鼠肝脏细胞

[1] 张纨. 化浊解毒法对肝纤维化大鼠 TGF-β/Smad 信号转导通路的影响[D]. 石家庄：河北医科大学，2010.

[2] 娄莹莹. 基于浊毒理论的肝复健方抗大鼠肝纤维化作用及机制研究[D]. 石家庄：河北医科大学，2013.

外基质的沉积，发挥其抗肝纤维化生物学作用。康良[1]研究发现化浊解毒方（茵陈、黄连、田基黄、绞股蓝、虎杖、鳖甲、三棱、红景天、丹参、白芍）对于DMN致肝纤维化大鼠的JAK2/STAT3以及体外培养HSC中p38MAPK、JNK、PI3K/AKT信号通路具有不同程度的调控作用；对于HSC增殖和活化相关的多种致纤维化细胞因子具有抑制和下调作用。

（2）肝硬化

李佃贵等[2]从浊毒立论治疗肝硬化，确立了利湿化浊，解毒抗炎，补气养血的治疗原则。龚胜仪等[3]认为肝硬化是由于肝、脾、肾三脏功能失常，且相互影响，形成恶性循环，出现气虚、浊毒内蕴所致，从而确立了以"益气活血化瘀，清热利湿化浊"为主要治疗法则，临床取得了较好疗效。

（3）胆囊疾病

柴天川等[4]认为慢性胆囊炎因湿热而起，湿热由渐转甚，化为"浊毒"，当从"浊毒"论治。杨倩等[5]认为浊毒蕴结胆中，日久损及胆络，络伤则气阻血瘀，血行不利，影响胆

[1] 康良."浊毒"立论组方经相关信号通路抑制DMN致肝纤维化及HSC活化的作用研究[D].石家庄：河北医科大学，2013.

[2] 李佃贵，李刚，刘金里.李佃贵以"浊毒"立论治疗肝硬化经验[J].陕西中医，2006，27（11）：1394-1395.

[3] 龚胜仪，赵荣.以"气虚浊毒"立论治疗肝硬化[J].四川中医，2007，25（3）：27.

[4] 柴天川，王彦刚.从"浊毒"论治慢性胆囊炎验案[J].江苏中医药，2009，41（8）：48.

[5] 杨倩，张云凤，郭子敬，等.柴金化瘀方从"浊毒"论治胆囊息肉[J].河北中医，2015，37（1）：112-113.

汁分泌和排泄功能，瘀阻成痹，脉络滞塞日久，结聚成息肉。胆囊息肉的发生缘于"浊毒内蕴、胆络瘀阻"，治疗以化浊解毒、逐瘀散结软坚为主，方用柴金化瘀方。

3. 慢性肾功能衰竭

庚及弟[1]认为慢性肾衰病因除普遍存在的正虚病因外，在邪实因素中作为疾病的特殊病理产物的"湿热""瘀血""痰浊"，这些潴留体内难以排出之物统为浊毒，是致病的主要因素，与现代医学研究的脂质肾毒性作用观点相吻合。焦淑芳等[2]认为慢性肾衰竭病机的关键为脾肾衰败，湿浊水毒潴留，三焦受损，虚实寒热夹杂。采用温阳通腑降浊法在改善阳虚浊毒证慢性肾衰竭临床症状、降低血肌酐、尿素氮，增加内生肌酐清除率及保护残余肾功能，延长肾功能不全病人存活时间等方面，其疗效均优于包醛氧淀粉。刘毅[3]认为慢性肾功能衰竭分清泌浊功能减退，秽浊溺污不得外泄，蓄积体内，秽浊积久，酿为浊毒，久则瘀毒互结，形成浊毒、溺毒、瘀毒顽证，其表现各异。浊毒、瘀血既是慢性肾衰的病理产物，又是阻滞气机、导致病情恶化和脏腑衰败的重要病理因素。虚、瘀、浊、毒相互兼夹，弥漫三焦，可以出现浊犯上焦、浊阻中焦、浊阻下焦、浊毒夹痰夹瘀上扰清窍、浊毒化热入营动血、浊毒外溢肌肤等病理

［1］庚及弟.慢性肾衰脂质肾毒性与中医浊毒病机相关性研究［J］.中国中医药信息杂志，2001，8（1）：13-14.

［2］焦淑芳，喻红.温阳通腑降浊法治疗慢性肾衰竭阳虚浊毒证疗效观察［J］.湖南中医学院学报，2001，21（2）：51-52.

［3］刘毅.慢性肾衰"毒邪"中医证治探讨［J］.江苏中医药，2002，23（11）：52-54.

表现。吕彩兰[1]提出肾病综合征以脾肾功能受损为本，浊毒内壅，气滞络阻为标，而浊毒为害乃病机关键之所在。故治疗应从浊毒论治，浊毒应以解、泄、散为主，或去湿化浊，或利湿解毒，或泄浊清毒，或行气散结、活血化瘀以使浊毒消散。钟建等[2]认为慢性肾功能衰竭（CRF）三焦气化障碍，脏腑功能紊乱，气血津液生化不足，津液输布不利，气血运行失常，导致机体产生的代谢产物不能及时排出，最终蕴积体内而形成关键病理产物——浊毒。浊毒致病与肾性贫血、微炎症状态、脂质代谢及免疫系统紊乱有关。浊毒黏腻、性烈暴戾，决定了病程缠绵迁延，而在与正气的邪正相争中，往往有时会占有较大优势，从而成为 CRF 病情演变进展的决定性力量。谢桂权[3]也认为脾肾虚损、浊毒内蕴为慢性肾功能衰竭辨证之机，浊毒壅塞脏腑，弥漫三焦，阻滞气机，浊邪不得下泄，清浊相干，毒邪不得外排，正毒相争，可生风动血，蒙神蔽窍，戕伐五脏，从而产生肾衰的种种临床表现。抓住浊毒在慢性肾功能衰竭的核心地位，综合运用多种方法祛浊排毒，不仅可以改善临床症状，而且可以提高机体的自稳调节能力，积极诱导机体进入一个良性的抗病程序，使机体达到一个新的排毒稳态平衡。

[1] 吕彩兰.肾病综合征从浊毒论治［J］.河南中医，2011，31（9）：1074-1075.

[2] 钟建，王仕琦，唐农."浊毒"理论在慢性肾衰竭中的应用研究［J］.西部中医药，2013，26（7）：121-123.

[3] 孟立锋，谢桂权.谢桂权从浊毒论治慢性肾功能衰竭经验［J］.中华中医药杂志，2016，31（4）：1301-1303.

马亮等[1]探讨了浊毒与肾纤维化的发病机制，以及浊毒理论在治疗肾纤维化中的运用。王淼[2]结合肾病后期脾肾亏虚、湿浊毒邪内蕴的病机学说和"久病入络"的理论，发现梗阻性肾病存在明显的炎性损伤和细胞增殖，基于慢性肾病后期多见"脾肾亏虚，湿浊毒邪内蕴"和"久病入络"的病机，提出"浊毒致瘀"的假说。肾脏功能失衡产生的浊毒（活化的醛固酮及炎性介质）入肾络或内籍于肾损伤肾脏形成微小癥瘕（细胞增殖并分泌细胞外基质），久则瘀阻肾络（肾间质纤维化）的分子生物学机制，是"浊毒致瘀"的假说的实验依据。

4. 代谢性疾病

（1）糖尿病

吴深涛[3、4、5、6、7]从浊与毒的病理特性及其在糖尿病（DM）病机过程中的关系进行探讨，认为糖尿病早期阶段的病机多为饮食情

［1］ 马亮，张璐.浅析浊毒理论对中医治疗肾纤维化的认识［J］.甘肃中医学院学报，2011，28（2）：23-24.

［2］ 王淼.肾间质纤维化的"浊毒致瘀"病机学说及益气化瘀解毒中药保护作用的研究［D］.石家庄：河北医科大学，2016.

［3］ 吴深涛.糖尿病病机的启变要素——浊毒［J］.上海中医药大学学报，2004，18（1）：24-26.

［4］ 吴深涛.论浊毒与糖尿病糖毒性和脂毒性的相关性［J］.中医杂志，2004，45（9）：647-648.

［5］ 吴深涛.糖尿病中医病机新识［J］.中国中医基础医学杂志，2005，11（11）：808-811.

［6］ 武娜杰.吴深涛教授化浊解毒法治疗糖尿病学术思想及辨证经验［J］.中医药学刊，2006，24（5）：790-791.

［7］ 吴深涛，武娜杰，张罡，等.化浊解毒法对2型糖尿病葡萄糖毒性作用的临床观察［J］.天津中医药，2005，22（2）：119-120.

志等因素引发机体气机代谢失常，水谷不化精微，反生壅滞之气内瘀血分而生成病理产物——血浊，而浊邪胶着黏滞之性又决定了其蕴于阴血之中则极易酿致毒性，即由浊致毒。提出浊毒是贯穿糖尿病病变之始终的启变要素的假说。浊毒贯穿于糖尿病病机发展的全过程，其中血浊内蕴为糖尿病高血糖之启始因素，由浊致毒为糖尿病病机变转之要素，浊毒兼杂顽恶为糖尿病产生并发症之核心所在。糖尿病早期多单纯以血浊为主，进而内蕴化热，耗伤人体气血阴津。随着疾病的进展，则以血浊内蕴并酿致毒性为主，且两者常相生互助为虐，不仅耗气伤阴，还可内伤肺脾而再生瘀浊，使肾不固藏、精微泄漏而致尿糖、尿蛋白增多。其临床特点为虚实夹杂，浊毒为实邪，可单独壅滞为患而见实证，但浊毒内蕴血分，其化热、化燥必耗气伤阴，决定了糖尿病以虚实夹杂之证更为常见的病机特点，此外浊毒亦可因耗气而伤阳，或阴损及阳，导致阳虚或阴阳两虚而现寒热错杂之证。后期浊毒常与其他病邪相兼为恶，并随毒伤脏腑不同而生他症，如临床上可毒伤肌肤，或毒损肾络，或热毒犯脑，或毒损心脉，或毒害目络，或深伏于内，再劫耗脏腑气血，导致虚实寒热夹杂而顽固难愈。相对于正气不足的糖尿病之基本矛盾，浊毒是糖尿病病机中的主要矛盾，糖尿病胰岛素抵抗及其相关的病机发展是由血浊致毒的过程。糖毒性和脂毒性的形成及实质，与中医学由浊致毒的病理基础，和浊毒日久不清，与痰热湿瘀互结，入络或深伏于内则变证丛生的病机转变过程之间存在明显的相关性。

李佃贵[1]认为情志、外邪或饮食等均可损伤脾胃，脾胃功能失调，则气机不畅，津液不布，水湿内生，积而成浊；水湿、痰饮、食积，郁结体内，日久化热，蕴热入血为毒，耗伤机体气血津液，淤阻脉络，酿生浊毒，发为消渴。浊毒蕴热上可灼肺津，中可劫胃液，下可耗肾水；或灼伤血脉，或浊伤阳气而致阴疽之证。韦少玲等[2]认为浊毒是 2 型糖尿病的重要发病因素和特征，在 2 型糖尿病胰岛素抵抗的发生发展中可能起着重要作用，贯穿于 2 型糖尿病病机发展的全过程，是 2 型糖尿病多种变证迁延和加重的关键所在。赵伟等[3]对糖尿病浊毒内蕴辨证的研究认为，糖尿病浊毒内蕴的辨证内容为口干、多饮、视瞢、肢麻、肢痛、身体困重、便秘、苔腻、脉濡、同型半胱氨酸和（或）尿白蛋白排泄率增多。同型半胱氨酸、尿白蛋白排泄率与病程存在明显的正相关关系，与糖尿病浊毒内蕴的演变特点一致，可作为糖尿病浊毒内蕴的客观依据。杨雁[4]从发病学、治疗学、炎症角度，阐明糖尿病胰岛素抵抗中医病机关键在于浊毒内蕴，指出化浊解毒是胰岛素抵抗治疗的有效方法，可以有效改善胰岛素抵抗，为中医药治疗胰岛素抵抗提供了新的思路与方法。周祥等[5]认为浊毒贯穿 2 型糖尿病始终，治疗糖尿病必须重视

[1] 王辉，吕金仓，何华，等.李佃贵教授从"浊毒"理论治疗糖尿病经验介绍[J].中国临床医生，2014，42（2）：83-84.

[2] 韦少玲，李巧云，肖燕爽.从"浊毒"论治 2 型糖尿病胰岛素抵抗探微[J].光明中医，2011，26（4）：633-634.

[3] 赵伟，李双蕾，唐爱华，等.糖尿病浊毒内蕴辨证研究[J].四川中医，2010，28（5）：25-27.

[4] 杨雁.糖尿病胰岛素抵抗从浊毒论治[J].中医药信息，2013，30（2）：3-5.

[5] 周祥，王斌，吴深涛.分期运用化浊解毒法治疗糖尿病心得[J].中医杂志，2014，55（23）：2055-2056.

浊毒的病机。将糖尿病分为脾瘅期、消渴病期、消瘅病期3个阶段分别论述其病机和治疗思路。杜悦凤[1]认为浊毒贯穿糖尿病病程的始终，防治糖尿病应从消除浊毒入手，可分为阴虚热盛、浊毒初成期，气阴两伤、浊毒内陷期，阴阳互损、浊毒蕴结期三期论治。

（2）糖尿病并发症

吴深涛等[2]从浊毒之内涵、糖尿病由浊致毒的变生过程和病理特点及其与现代医学糖尿病之血脂异常及脂毒性的相关性进行探讨，提出由浊致毒是糖尿病血脂异常及脂毒性产生的根源。其初始阶段为浊瘀血分，脾不运化，升清降浊失司，是其病机根本。持续阶段为由浊致毒，主要是血浊胶着内蕴并进而酿致毒性为害，耗气伤阴，损络动血。并发症阶段为浊毒内伤，浊毒对机体广泛性的损害并常与他邪相兼为患，随其损伤脏腑脉络之部位不同而并发症丛生。王斌等[3]认为脂毒性的产生与中医由浊转毒的病机存在着相关性，并通过临床观察化浊解毒法及其方药糖毒清颗粒对于2型糖尿病脂代谢紊乱患者的影响，发现治疗后对FPG、2hPG、HbAlc、FFA、TC、TG、LDL-C等指标均有明显降低作用，与治疗前比较均有显著性差异。

［1］ 杜悦凤.从浊毒论治糖尿病［J］.国医论坛，2016，31（3）：10-12.

［2］ 吴深涛，闫冬雪.从浊毒论糖尿病血脂异常之防治［J］.中华中医药杂志，2009，24（8）：1047-1049.

［3］ 王斌，邬金玲，罗昆，等.化浊解毒法干预2型糖尿病合并高脂血症临床研究［J］.山东中医杂志，2011，30（5）：304-306.

路志敏[1]认为浊毒伤络是糖尿病慢性并发症发生、迁延、加重的关键所在，其基本病理变化是由于痰、湿、瘀蕴结体内日久，化为浊毒，损伤脉络。黄文政[2]认为糖尿病肾病属虚实夹杂，以气阴亏虚为本，瘀血、浊毒为标。彭万年[3]认为糖尿病肾病多因脾肾俱损，久则阳衰，浊毒瘀阻，内生之湿浊痰瘀胶结化毒滞于肾络，诸证可见。脾肾亏虚、水湿浊毒瘀是糖尿病肾病发生的根源。陈以平等[4]认为本病病机主要是阴津亏耗，肾阴不足，日久气阴两伤，阴损及阳，阴阳两虚，脾肾两亏，精微外泄而水湿停滞，肾体劳伤，浊毒内停，脉络瘀阻，发为瘀浊内蕴、水湿泛滥之证。李平[5]认为糖尿病肾病晚期，正虚邪实贯穿始终，"虚、瘀、浊、毒"相互兼夹，弥漫三焦，以致虚实并见，寒热错杂，缠绵难愈，形成"浊毒、溺毒、瘀毒"之顽症。周凯旋等[6]认为浊毒内蕴是糖尿病及糖尿病肾病发病的重要影响因素，并从发病机制、临床实践等方面论证浊

[1] 路志敏.浅谈糖尿病并发症之浊毒伤络［J］.河北中医，2008，30（10）：1046-1047.

[2] 邢淑丽，郑君芙.黄文政教授治疗早期糖尿病肾病临床经验撷英［J］.天津中医药，2006，23（4）：270-271.

[3] 周英，蓝柳贵.彭万年教授治疗糖尿病肾病经验介绍［J］.新中医，2007，39（1）：69-70.

[4] 张先闻.陈以平辨治糖尿病肾病经验撷要［J］.上海中医药杂志，2008，42（6）：6-7.

[5] 郑柳涛，李平.李平治疗糖尿病肾病的思路与方法［J］.中华中医药杂志，2009，24（6）：746-748.

[6] 周凯旋，檀金川.从"浊毒理论"论治糖尿病肾病［J］.湖南中医杂志，2013，29（10）：3-5.

毒在糖尿病肾病病机中的核心地位。张柏林[1]认为糖尿病日久，脾虚湿滞，肾虚血瘀，湿瘀困阻，蕴生浊毒，蓄于体内则见血肌酐、尿素氮明显增高。针对糖尿病肾病晚期"浊毒留滞"这一关键病机，其常以熟大黄、白花蛇舌草相伍以泄浊解毒，给邪出路。

赵伟等[2]通过对浊毒的病理特性及其与糖尿病（消渴）关系的分析，进一步探讨浊毒对糖尿病神经病变（DN）病机的影响。提出浊毒与 DN 的发生发展可能密切相关，DN 可能是消渴日久，气阴亏虚，痰湿瘀血蕴结，浊毒损络所致，其基本病理变化可能是"虚、瘀、毒"，其中气阴亏虚是 DN 产生的始动因素，痰湿瘀血蕴结为 DN 形成的病理基础，而浊毒损络则可能是 DN 迁延和加重的关键所在。赵伟[3]对浊毒在糖尿病视网膜病变（DR）发生发展中的作用研究认为，DR是因消渴日久，气阴亏虚，痰湿瘀血蕴结，浊毒壅滞，目睛脉络受损所致，其基本病理变化可能是"虚、瘀、毒"，其中气阴亏虚是 DR 产生的始动因素，痰湿瘀血蕴结为 DR 形成的病理基础，而浊毒壅滞，目睛脉络受损则可能是 DR 迁延深化、缠绵难愈的关键。

[1] 梁正宇，苏文弟.张柏林治疗糖尿病肾病常用对药介绍［J］.天津中医药，2011，28（5）：361-363.

[2] 赵伟，李双蕾.糖尿病神经病变浊毒损络病机探微［J］.新中医，2006，38（9）：4-5.

[3] 赵伟.糖尿病视网膜病变浊毒目损病机探讨［J］.时珍国医国药，2010，21（7）：1751-1752.

赵伟[1、2]认为糖尿病性膀胱（DCP）是因消渴日久，气阴亏虚，痰湿瘀血蕴结，浊毒壅滞，膀胱气化功能受损所致，其基本病理变化是"虚、瘀、毒"，其中气阴亏虚是 DCP 产生的始动因素，痰湿瘀血蕴结为 DCP 形成的病理基础，而浊毒壅滞，膀胱气化功能受损则是 DCP 迁延深化、缠绵难愈的关键。运用解毒化浊之品浊毒清颗粒治疗后，膀胱残余尿量、临床表现积分、血液流变学指标和 HOMA-IR 也均显著降低，说明解毒化浊法可能是治疗 DCP 的另一有效方法。

杨倩等[3]基于浊毒理论认识糖尿病胃轻瘫，通过清热化浊、健脾化浊、降逆化浊等治疗方法，临床上取得了满意的疗效，认为浊毒理论为中医药治疗糖尿病胃轻瘫提供了新的思路和方法。

关婕婷等[4]应用浊毒理论治疗 2 型糖尿病合并急性脑梗死，结果显示：治疗组在神经功能缺损情况，出院时评定病残程度，改善中医证候及血脂、纤维蛋白原、D 二聚体等指标与对照组比较，均有显著性差异。

（3）高脂血症、脂肪肝

杨克雅等[5]提出浊毒生变为高脂血症之重要病机，浊毒既可

[1] 赵伟.浊毒损络在糖尿病性膀胱中的致病作用探讨［J］.时珍国医国药，2014，25（3）：685-686.

[2] 赵伟，冯晓桃，李双蕾，等.基于浊毒理论探讨浊毒清颗粒对糖尿病性膀胱的疗效［J］.世界科学技术——中医药现代化，2014，16（6）：1313-1316.

[3] 杨倩，张云凤，郭子敬，等.应用浊毒理论论治糖尿病胃轻瘫临床研究进展［J］.河北中医，2015，37（8）：1272-1275.

[4] 关婕婷，刘宝珍，李莲英，等.应用浊毒理论治疗 2 型糖尿病合并急性脑梗死临床观察［J］.辽宁中医杂志，2014，41（7）：1448-1450.

[5] 杨克雅，陈东亮.高脂血症从"浊毒"论治探讨［J］.国医论坛，2015，30（2）：14-15.

以是高脂血症发病的始动机制，也是病程进展中多种因素相互作用的结果，并主导着病机的变化，贯穿疾病的全程。提出化浊解毒法是防治高脂血症的重要方法之一。俞芹等[1]认为脂肪肝主要病机为浊毒内蕴、肝郁脾虚、气滞瘀阻肝络，ALT、AST、TG、TC异常升高，证属浊毒内蕴，治疗采用化浊解毒、健脾疏肝、理气活血等方法，自拟化浊解毒护肝方，临床应用疗效甚佳。

杨倩等[2]研究认为，饮食损伤，贪逸恶劳，情志失调，外毒侵袭，痰湿体质等多种因素可导致脏腑及经络失调，浊毒内蕴、瘀血内生、膏浊内聚于肝而成非酒精性脂肪肝。徐三鹏等[3]通过中医学对非酒精性脂肪性肝病（NAFLD）的发病原因和现代医学对其发病机制的结合，认为可将NAFLD的浊毒分为全身整体浊毒和肝脏局部浊毒。FFA、TG、TC等变化，是浊毒发生病变的物质基础。肝脏功能代谢的失常可以认为是浊毒侵袭血液造成的后果，其本身也是广义的浊毒之一。

（4）代谢综合征

冯玉斌等[4]认为代谢综合征以脾气虚弱为本，浊毒内壅、痰瘀互结为标，而浊毒痹阻络脉、败坏形体、损伤脏腑功能，

［1］俞芹，曹力，黄海芹，等.从"浊毒"论治脂肪肝体会［J］.河北中医，2014，36（1）：51，65.

［2］杨倩，张云凤，才艳茹，等.从浊毒论治非酒精性脂肪肝［J］.环球中医药，2016，9（11）：1303-1305.

［3］徐三鹏，白洲霞，杨少军.从"浊毒"探讨非酒精性脂肪性肝病的发病原因［J］.辽宁中医药大学学报，2017，19（1）：92-95.

［4］冯玉斌，杨万胜，张培红.从"浊毒"论治代谢综合征［J］.河北中医，2011，33（11）：1627-1629.

引起人体平衡失调，乃病机关键所在。从临床表现看，代谢综合征患者胸脘痞闷、形体肥胖、肢体困重甚或酸痛、困倦思睡、舌苔黄腻或厚腻，脉滑或濡数，均为浊毒蕴结之征。

（5）痛风

痛风是由于体内嘌呤代谢障碍、尿酸生成过多或/和尿酸排泄减少，致血中尿酸浓度增高所引起的一组异质性疾病。张瑞彬[1]认为痛风之因，或先天禀赋不足，或年迈脏气衰弱，或不节饮食，沉湎醇酒，恣啖膏粱，致脏腑功能失调。脾失健运，升清降浊无权；肾乏气化，分清别浊失司。清气不升，郁而化热；浊阴不降，蕴而酿毒，浊毒随之而生。浊毒滞留血中，不得泄利，愈滞愈甚，瘀结为患，发为痛风。其发展演变，皆浊毒瘀滞为患，非风寒湿邪所致。治疗上，唯以泄浊化瘀为大法，在降泄浊毒药的选择上，特别推崇土茯苓、萆薢二味。朱维平等[2]提出肝脾肾功能失调，水液代谢异常是主要病机，浊毒流注肝经是发作的病理基础。肝脾肾功能失调，水液代谢异常蓄而化湿，蕴而化毒，浊毒流注脏腑经脉而发病。孙素平[3]也认为，痛风非外感邪气所致，当责之湿热浊毒。本病以脾肾失调、脏腑蕴热为本，以湿热痰瘀浊毒为标。其中，浊毒是本病的关键因素，由体内湿热痰瘀之邪蓄积蕴化所成。毒侵脏腑，

[1] 张瑞彬.痛风性关节炎中医治疗体会［J］.山东中医杂志，2003，22（7）：413-414.

[2] 朱维平，赵云升，张茂全.肝经浊毒流注与原发性痛风关系探讨［J］.世界中西医结合杂志，2008，3（8）：491-492.

[3] 周青华.孙素平从浊毒辨治痛风经验总结［J］.中医学报，2010，25（1）：56-57.

功能失调，又能导致一系列病理产物形成，加重病情。刘爱军等[1]认为脾肾亏虚为本，湿热、浊毒、瘀血痹阻为标，属本虚标实之证，以脾肾亏虚，浊毒入络为病机特点。汪东涛等[2]认为痛风关节炎系本虚标实之证，以脾肾亏虚致湿浊内盛为主要病机，其脾肾亏虚在前，痰湿浊毒瘀滞在后。治疗上发作时治其标，以化痰泄浊为主，配合健脾助运化；缓解期治其本，以健脾补肾为主，配合泄浊排尿酸。宋艳芳等[3、4]认为急性痛风性关节炎好发于肥人，痰湿体质的人群。多因饮食不节，嗜食肥甘，脏腑功能失调，伤及肝、脾，致脾运化失司，肝疏泄失职，气机升降失常，水湿内停，日久积湿成浊，郁而不解，蕴积成热，热壅成毒。浊毒相互胶结，相夹为患，形成浊毒内壅之势，阻滞气血脉络而发病。对浊毒的含义、病因病机、致病特点与痛风尿酸毒性的形成、病理特点、临床表现之间进行对比探讨，提出浊毒与痛风尿酸毒性之间存在明显相关性，浊毒是痛风病变的独立危险因素及致病因素之一。王琦[5]提出痛风之病机为患者自身体质偏

[1] 刘爱军，崔敏.韦绪性从"浊毒入络"论治痛风性关节炎经验举要[J].中医药临床杂志，2015，27（6）：756-758.

[2] 汪东涛，沈鹰.从脾肾亏虚、内生痰浊湿毒论治痛风关节炎[J].中国中医急症，2008，17（9）：1248-1249.

[3] 宋艳芳，刘东阳.从浊毒论治急性痛风性关节炎浅析[J].陕西中医，2013，33（12）：1693-1694.

[4] 宋艳芳.论浊毒与痛风尿酸毒性的相关性[J].陕西中医，2014，35（1）：62-63.

[5] 包蕾，张惠敏，闫佳珏.国医大师王琦治疗痛风经验[J].环球中医药，2016，9（5）：610-612.

颇，终致湿热痰瘀结聚，阻滞经络气血运行，浊毒停积于筋骨关节，而非风寒湿邪外袭。倡导运用辨体 – 辨病 – 辨证相结合的诊疗模式治疗痛风，注重体质与疾病、证候之间的内在联系。以四妙勇安汤为主方，据病情灵活加减用药，祛风通络，清热除湿，祛痰化瘀以祛浊毒，临床效果显著。

姜萍等[1、2]认为痛风性关节炎的病机为脏腑积热蕴毒，外因诱发，致湿热浊毒流注于骨节而发病，故以清泻浊毒为治法。清泻浊毒法对急性痛风性关节炎影响的实验研究发现，清泻浊毒法能够明显改善急性痛风性关节炎大鼠的关节肿胀，控制局部炎症，阻止软骨及软骨下骨质破坏。其作用机制与降低 IL-1β、TNF-α 等炎症细胞因子水平有关，而与降低 MMP-3 水平无明显相关。

5. 心脑血管疾病

周明学等[3]认为中医毒邪致病理论，尤其是脂毒、瘀毒致病理论与易损斑块的形成及进展颇有共通之处。因此，采用活血解毒兼有调脂作用的中药对易损斑块进行干预研究是一条可行之路。李霞等[4]认为冠心病不稳定型心绞痛病因病机多为湿、浊、毒客于心脉，发为胸痹所致。浊毒作为病理产物损伤血管内皮，血管壁沉积脂质，

［1］ 姜萍，王占疆，孙素平.清泻浊毒法对急性痛风性关节炎大鼠的抗炎作用及其机制研究［J］.中华中医药杂志，2014，29（7）：2198-2200.

［2］ 姜萍，王占疆.清泻浊毒方治疗急性痛风性关节炎大鼠的机制研究［J］.河北中医，2014，36（7）：1071-1073.

［3］ 周明学，徐浩，陈可冀.中医脂毒、瘀毒与易损斑块关系的理论探讨［J］.中国中医基础医学杂志，2007，13（10）：737-738.

［4］ 李霞，李佃贵，张铁军，等.化浊解毒活血汤对冠心病不稳定型心绞痛临床疗效及 C- 反应蛋白的影响［J］.河北医药，2010，32（15）：2120-2121.

诱发动脉粥样硬化，从而导致冠心病不稳定型心绞痛，引发临床症状，临床以化浊解毒活血为基本大法，治疗不稳定型心绞痛取得一定疗效。邢晓博等[1、2]认为浊毒是冠心病的重要病因病机，提出冠心病中医浊毒证的诊断和治疗方法。冠心病"易损血液"所表现的"黏""稠""毒""瘀"可从中医浊毒证辨治，以化浊解毒为治疗大法。化浊解毒方治疗冠心病"易损血液"浊毒证，能降低患者 C- 反应蛋白和纤维蛋白原水平，改善"易损血液"状态。刘辉等[3]研究化浊解毒方对冠心病"易损血液"浊毒证患者血脂水平影响，结果显示：观察组 TC、TG、LDL-C 水平均低于对照组，硝酸甘油停减率及 HDL-C 水平高于对照组，说明化浊解毒方能够有效治疗冠心病浊毒证，降低患者血脂水平，改善"易损血液"状态。

郭晓辰等[4]认为浊毒是高血压病产生的基础，又是血压持续居高不下或反复波动的病机关键要素，人体内浊毒的生变过程实际上导致了高血压病的病变过程。浊毒在高血压病中的演变规律：①病变早期：浊毒初生，以浊为主，此阶段往往临床症状隐匿不显。②病变中期：浊毒渐盛，浊积日久

[1] 邢晓博，马照琳，刘福颂，等.关于冠心病中医浊毒证的研讨 [J].四川中医，2014，32（3）：9-10.
[2] 邢晓博，马照琳，刘福颂等.化浊解毒方治疗冠心病"易损血液"浊毒证患者 C 反应蛋白的观察 [J].中国中医急症，2014，23（2）：258-260.
[3] 刘辉，马照琳.化浊解毒方对冠心病"易损血液"浊毒证患者血脂水平影响观察 [J].北京中医药，2014，33（6）：453-455.
[4] 郭晓辰，张军平.高血压病从浊毒论治 [J].中医杂志，2010，51（7）：581-583.

亦可化毒，此阶段往往临床表现浊毒症状开始显现或明显。③病变后期：浊毒壅滞，以毒为主，并深入脉络，因毒损脏腑之不同而造成心、脑、肾等靶器官的损害，病情多复杂而缠绵难愈。浊毒之邪长期停留体内，易酿痰、成瘀，所以本病后期常兼痰瘀为患。提出芳香化浊、清热解毒是高血压病治疗中的有效方法。

6. 老年性痴呆

唐启盛[1]阐述了"浊毒痹阻脑络"对老年期痴呆的影响，认为脏腑功能虚衰、气血津液输布失常，使体内生理或病理产物排出功能低下，浊气堆积，蓄积体内，化生浊毒，损伤脑络，窍络升降不利，神机失统，最终导致痴呆。谢颖祯等[2]对血管性痴呆（VD）证候调查发现，根据病情演变性质不同，VD可分平台期、波动期和下滑期三期，各期证候特点及演变趋势各不相同。分析表明：肾精气虚，痰瘀阻络为VD发病的基础；痰浊壅滞，化热生风为VD病情波动的主要影响因素；诸邪蕴结壅积，酿生浊毒，浊毒伤络，败坏脑髓形体为病情下滑的关键。提出VD临床辨证先分期、再分型，有助于从整体上定位、定性，把握疾病演变转归趋势，对确立符合VD发生发展规律的辨证治疗方案具有重要意义。王永炎[3]提出了"浊毒损伤脑络"的病机理论，认为年迈之人，脏腑渐虚，髓海渐衰，虚气流滞，水津失布，痰瘀内生互结，郁蒸腐化，浊毒化生，

［1］ 唐启盛."浊毒痹阻脑络"对老年期痴呆的影响［J］.北京中医药大学学报，1997，20（6）：24-25.

［2］ 谢颖祯，张云岭，梅建勋.血管性痴呆的证候观察分析［J］.北京中医药大学学报，1999，22（2）：37-39.

［3］ 高颖，谢颖祯.试论浊毒在血管性痴呆发病中的作用［J］.中国中医急症，2000，9（6）：266-267.

败坏形体，络脉结滞，脑络痹阻，神机失统而发为脑病，包括脑卒中、老年期痴呆、帕金森氏综合征等脑病均与浊毒损伤脑络有关。VD 是浊毒所致的脑络病变，与络病的基本病机一致。

刘存志等[1]总结了韩景献对老年期痴呆基本病机的认识——肾虚痰瘀浊毒论，认为肾虚精亏、痰瘀浊毒是老年期痴呆的基本病机，其中浊毒蕴积，脑髓受损为重要机制之一。本病在发病过程中，肾虚生痰生瘀，痰瘀相互胶阻，结聚日久，郁蒸腐败，酿成邪毒。邪毒与痰浊胶结，而致病症复杂多变。浊毒诸邪蕴积脑窍，败坏脑髓，损伤脏腑经络，则元神被扰，神明失用，发为痴呆。因此治疗应补肾填精、祛痰开窍、活血化瘀、芳香辟秽、泄浊排毒，尤应注意补虚不忘化痰活血解毒，泻实不忘填精养血补气。

另外，吕金仓[2]提出浊毒致郁论，认为许多神郁证患者处于"浊毒化"的状态，即人体的气机升降出入功能失常，五脏六腑的功能异常，摄入的能量与消耗的能量不平衡，导致能量在人体蓄积，超出适度的储备，进而影响脏腑功能，必然导致身体、心理的不适。

7. 皮肤病

李佃贵[3]认为寻常型银屑病多是因脏腑功能和气血运行

［1］　刘存志，于建春．试述韩景献对老年期痴呆基本病机的认识——肾虚痰瘀浊毒论［J］．湖北中医杂志，2004，26（1）：15-16.

［2］　吕金仓．浊毒致郁论［J］．河北中医，2013，35（5）：671-672.

［3］　张红磊，张红霞，郭亚丽．李佃贵从"浊毒"论治寻常型银屑病经验［J］．河北中医，2010，32（7）：979-980.

失常，使体内的生理或病理产物不能及时排出，致浊邪蕴积体内，结滞脉络，阻塞气机，缠绵耗气，胶着不去而酿毒邪。正气不足，阴阳失调是银屑病的发病基础，而浊、毒则是该病的致病因素。王丽丽等[1]认为黄褐斑病机为肝脾肾三脏功能失调，导致气滞、痰凝、血瘀等病理产物，积滞日久而为浊毒，作为新的致病因素，阻碍经络气血运行，面部肌肤失养，浊毒郁蒸头面，而见面垢晦浊黯滞，形成黄褐斑。指出临床上从浊毒论治黄褐斑，运用芳香化浊、利湿泻浊、清热解毒之法清除热毒、瘀血、湿浊，可收到良好疗效。

此外，韦保朝等[2]认为中心性浆液性脉络膜视网膜病变的病机为本虚标实，本虚责之肝脾肾，标实责之气滞、湿浊、痰凝、血瘀，总归于一个"浊"。浊邪黏腻不散，血不得行，津不得布，津血停留，化生痰浊瘀血，日久痰浊、瘀浊、邪毒相互搏结，浊以毒为用，毒以浊为体，浊毒内壅、经络阻滞目窍，而致神光受损。

另外，也有学者讨论了脂毒、糖毒的病因病机，如依秋霞等[3]认为糖尿病脾虚状态下，脾运失司，不能正常化生水谷精微，精微失运，转生膏脂，膏脂聚而日久生毒，脂毒滞于脉络，阻碍气机，气血运行有碍，气机失调进一步加重膏脂的产生，循环往复，脂毒积聚胶着，最终化生有形之病灶。以脂毒为代表的毒邪作为糖尿病日久所产生的病理产物和糖尿病肾病的致病因素贯穿整个疾病过程。

［1］ 王丽丽，朱胜君，张金虎.黄褐斑从浊毒论治浅析［J］.四川中医，2012，30（10）：15-17.
［2］ 韦保朝，代云燕，李力.从浊毒论治中心性浆液性脉络膜视网膜病变［J］.新中医，2013，45（2）：155-156.
［3］ 依秋霞，生生，李敬林，等.从脂毒及毒损肾络探讨糖尿病肾病病理机制［J］.辽宁中医药大学学报，2014，16（3）：58-59.

张剑等[1]提出糖毒的性质与致病特点：①糖毒为阳邪，其性火热，易伤津耗气，表现出目干舌燥、皮肤干燥、溲赤便结等多种症状；②易致肿疡，导致疖、痈、疽、丹毒等皮肤疾病，是糖尿病足发生的重要危险因素；③糖毒缠绵，易致瘀夹痰；④糖毒弥漫三焦，变证丛生，不止累及肺脾肾三脏；⑤糖毒为病，起病隐匿，如不察不慎，则易致盛极之时，亡阴亡阳。

综上所述，有关浊毒理论的研究引起了现代学者的高度重视，也取得了相应的成果。但仍然存在着不少问题，如浊毒的概念过于笼统，缺乏统一的认识与准确的界定；浊毒与浊邪、痰浊、瘀血的关系认识仍然混乱；浊毒的诊断标准不明确，多是将浊邪、毒邪各自的诊断标准来进行论述；浊毒的生物学基础仍然不明等。诸如此类问题，仍有待今后深入研究。

[1] 张剑，陈雪楠.论"糖毒"性质与致病特点[J].北京中医药，2010，29（8）：600-603.

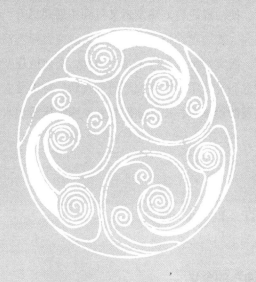

第五章　浊邪理论研究

随着现代生活方式的改变，代谢综合征发病的广泛性、隐匿性及危害性，代谢综合征发病机制及其主要病因浊邪，已成为当前研究的热点内容，但伴随理论探讨及临床实践的深入，人们逐渐认识到浊邪不仅引发代谢综合征，又是导致泌尿系统、消化系统、血液系统、心脑血管系统等疾病的重要因素，使浊邪研究范畴及意义得到拓展和提升。纵观当前浊邪研究，普遍存在概念定义混乱、研究目标不清、研究方法欠缺、研究水平低下等不足，因此，全面梳理及挖掘已开展的浊邪研究成果，掌握浊邪研究现状，对于建立并完善浊邪理论及防治体系，提高浊邪相关疾病临床防治水平有深远意义。

第一节　浊邪的概念及含义

一、"浊"的含义

"浊"字本义较多，与中医学相关的"浊"的含义主要有以下几方面：①"浊"指代饮食精微中质地稠厚而富含营养的部分，如《素问·阴阳应象大论》中云："清阳发腠理，浊阴走五脏"，《素问·经脉别论》曰："食气入胃，浊气归心，淫精于脉"。②"浊"指代饮食代谢产生的残秽污浊物，如《素问·阴阳应象大论》中"清气在下，则生飧泄；浊气在上，则生䐜胀"，"清阳出上窍，浊阴出下窍"。③"浊"特指浊痰：如《金匮要略·肺痿肺痈咳嗽上气病脉证治》云："咳逆上气，时时吐浊，但坐不得眠，皂荚丸主之"，尤在泾注之曰：
"浊，浊痰也，时时吐浊者，肺中之痰随上气而时出也。"④"浊"
特指血浊状态，《灵枢·血络论》"血气俱盛……其血黑以浊，故不
能射"。《灵枢·逆顺肥瘦》"其血黑以浊，其气涩以迟"，即指代血
液稠厚的病理状态。⑤"浊"泛指具有重浊、浑浊等特性的病邪，
如痰浊、湿浊等。⑥"浊"指黏稠的病理产物，如《金匮要略·肺
痿肺痈咳嗽上气病脉证治》"寸口脉数，其人咳，口中反有浊唾涎沫
者何？师曰：为肺痿之病"，此处的浊唾涎沫指由口咳吐而出的病理
产物，其清稀部分，称为涎沫，黏稠部分，称为浊唾[1]。⑦浊指浊
证，如尿浊（赤浊、白浊）、淋浊、精浊、带浊等。

总之，"浊"的含义虽多，但多从"清"的对立属性角度进行阐
发，可用清浊表示生理物质的稀稠，说明体液的阴阳升降，说明病
证的寒热，说明病因病机[2]。所以，通过事物对立统一特性认识，
可以理解与辨析浊字本义及衍生义。

二、浊邪的概念

历代古典医籍中记载浊邪相关内容，含义繁杂，多具体指代具
有重浊、秽浊特性的致病因素，如《金匮要略·脏腑经络先后病脉
证》曰："清邪居上，浊邪居下。"此处的浊邪指水湿之邪。清·叶
天士《温热论》曰："湿与温合，蒸郁而蒙蔽于上，清窍为之壅塞，
浊邪害清也。"此处的浊邪指湿热之邪，也有将"浊邪害清"的浊

［1］ 刘鸿达.《金匮》"浊唾涎沫"条辨［J］.浙江中医学院学报，1987，11（3）：
46-47.
［2］ 曹东义，李佃贵，裴林，等.浊毒理论的临床指导意义［J］.湖北民族学
院学报·医学版，2009，26（4）：46-48.

邪理解为痰浊、水浊及瘀浊之邪[1]。《血证论》:"血在上则浊蔽而不明矣。"此处的浊指瘀浊。现代"浊邪"定义多指内生之水湿、痰饮、瘀血等病理产物,在体内蕴积日久,阻滞气机,转化而成的对人体脏腑经络造成损害的致病因素,主要包括湿浊、痰浊、瘀浊[2]。但浊邪与湿邪在来源、属性、病位、病证、辨治等方面均存在区别,如浊源于谷而湿源于水,浊厚滞而湿清稀,浊偏居中而湿多居下,浊多滞于血脉而湿偏致伤肌腠肢节,浊当芳化而湿宜清利等[3]。而浊与痰的本质区别在于:浊来源于食物,而痰来源于水饮。痰多因脾虚不能运化水湿,或受外感、内生邪气的熏蒸或阻滞,导致水湿运行、输布、排泄障碍,停聚体内而成[4]。可见,虽然湿、痰与浊常并称为湿浊、痰浊,但此时语义偏于痰邪及湿邪,而命之为浊,只是强调痰、湿的浑浊性质,而非指具有特定病理意义的浊邪。

浊邪,即秽浊之邪,乃指无论外感、内伤,导致脏腑功能失调,气血津液运行失常,停留阻滞于肌体组织器官所形成的具有致病作用的病理产物,包括浊气、瘀血、痰、饮、

[1] 宫润珍.浊邪害清浅释[J].辽宁中医药大学学报,2006,8(5):102.

[2] 吴深涛.论浊与湿异[J].中华中医药杂志,2011,26(9):1931-1933.

[3] 郭蕾,王永炎,张俊龙,等.浊邪在动脉粥样硬化疾病中的病机学意义[J].世界中西医结合杂志,2012,7(2):163-165.

[4] 高雪枝.浅论"有形浊邪"对人体的伤害作用[J].陕西中医函授,1988,(4):4-7.

水、湿等[1]。而浊邪的形成可缘自不良的生活境遇、长期的烟酒嗜好等，病机关键为气乱络阻，对浊邪本质特征论述，多为"浊邪"具有胶结、黏滞、重浊、稠厚、浑秽特性，并强调浊邪为内生病理产物[2]。而浊邪产生的物质来源为浊阴、浊气蓄积过量所致，包括三大类，即产生过多、输布障碍、消耗不足[3]。并可通过减少浊阴的生成和促进浊阴的代谢，防止浊阴蓄积转变成为浊邪[4]。但也有部分学者对浊邪概念及含义的解释缺乏客观和严谨，如"在中医学文献中，浊最常被作为浊病的简称"[5]，虽指出了中医浊及浊病概念的混乱，但浊属于浊邪理论中的病因概念，而浊病是由浊邪引起的相关系统病变，两者的含义及层次截然不同。有学者认为"相对或绝对过盛的浊阴、浊气是导致疾病发生的因素，因此可以称之为浊邪"[6]。但浊气、浊阴本为生理概念，浊邪为病理概念，生理物质的相对或绝对过盛是化生浊邪的原因之一，尚有导致其发生转化大的核心病理机制未能体现，故简单将相对或绝对过盛的浊阴、浊气成为浊邪，论述欠于严谨。

[1] 郭明冬，周文泉，袁兵，等."浊邪"新论[J].中国中医基础医学杂志，2006，12（11）：805-807.

[2] 赵进喜，庞博.中医学"浊"的含义及其临床意义[J].中医杂志，2009，50（7）：581-584.

[3] 郭蕾，王永炎，何伟，等.关于代谢综合征中医浊病学说思路的研讨[J].北京中医药大学学报，2010，33（7）：437-440.

[4] 郭蕾，王永炎，何伟，等.关于建立代谢综合征中医浊病学说意义的探讨[J].中国中医基础医学杂志，2010，16（8）：638-640.

[5] 赵进喜，庞博.中医学"浊"的含义及其临床意义[J].中医杂志，2009，50（7）：581-584.

[6] 王根民.中医浊病学说在癌症治疗中的意义[J].中医杂志，2011，52（5）：441-443.

第二节　浊邪的分类

浊有生理之浊与病理之浊的区别。生理之浊指饮食水谷精微中的稠厚部分，也指人体生理活动产生的废浊物，如呼出之浊气，脏腑内生之浊气，排出之矢气、粪便、尿液等。病理之浊指浊邪，即具有秽浊黏腻性质的外感致病因素，或内生病理产物。浊邪有广义之浊与狭义之浊。狭义的浊邪指由湿邪聚集而成的病理产物，其性质与湿邪相似，但两者病变程度区别，即湿轻浊重，积湿成浊，浊较湿不易祛除[1]。广义的浊邪泛指一切秽浊之物[2]。

从浊的类型上可以分为血浊（血小板聚集、纤维蛋白原增多等）、脂浊（血脂异常）、蛋白浊（糖化血红蛋白、血清蛋白升高）、尿酸浊（高尿酸血症）等[3]。柴天川等[4]认为浊证有气浊、饮浊、食浊、心浊等病因，亦有气浊、食浊、痰浊、便浊、心浊等临床症状，凡病由"浊因"而起，或病有浊症之表现均可视为浊证。

由于对浊邪病因、病机、病位、病性等认知角度差异，浊邪可有多种命名方法。以病因命名，如痰浊、湿浊、浊毒、

[1] 蔡春江，李佃贵，裴林. 从"浊""毒"论治慢性萎缩性胃炎［J］. 中国中西医结合消化杂志，2002，10（1）：40-41.
[2] 王绍坡，李佃贵，郭敏，等. 从浊毒浅谈慢性萎缩性胃炎［J］. 河北中医，2011，33（3）：349-350.
[3] 刘喜明，仝小林，王朋倩. 试论"膏浊"致病论［J］. 世界中西医结合杂志，2009，4（12）：839-842.
[4] 柴天川，李佃贵. 浅议浊、毒与浊毒理论［J］. 新中医，2009，41（12）：102-103.

脂浊（膏浊）等。以病机命名，如血浊、瘀浊、食浊等。以病位命名，如肾浊、脉浊等。浊邪命名的多样性，模糊性，体现出对浊邪概念缺乏系统分类研究，不利于构建浊邪理论体系。浊邪命名规范化，要充分考虑浊邪概念的涵盖性、实用性、合理性及规律性，浊邪间不可彼此包含，语义模糊。

一、血浊

血浊一词首见于《灵枢·逆顺肥瘦》："刺壮士真骨，坚肉缓节监监然，此人重则气涩血浊。"其具有血液浑浊不清的含义。现代将血浊作为中医病理学概念，多指血液受各种因素影响，失却其清纯状态，或丧失其循行规律，影响其生理功能，因而扰乱脏腑气机的病理现象[1]。血浊为病以血液流变学异常、血液中滞留过剩的代谢产物以及循行障碍等为典型病理特征[2]。

王新陆等[3]认为血浊是脑病的病理枢纽，是脑病诸因产生的结果，并将清化血浊法作为防治脑病的有效方法，不仅为中医现代化指明了方向，也提高了记忆衰退、心悸、胸痹、怔忡、眩晕、积瘕、泄泻等诸多血浊相关疾病的中医临床疗效[4]，是对"未病先防，既

［1］王新陆.关于血浊理论在现代疾病谱系中作用与地位的探讨［J］.天津中医药，2011，28（5）：355-357.

［2］秦培洁，仝小林，李敏，等.论脾瘅与血浊的关系及其意义［J］.江苏中医药，2010，42（4）：6-7.

［3］王新陆.论血浊与脑病［J］.山东中医杂志，2006，25（9）：579-582.

［4］王新陆.关于血浊理论在现代疾病谱系中作用与地位的探讨［J］.天津中医药，2011，28（5）：355-357.

病防变"的治未病理念的有力支撑,具有重要的预防医学意义[1]。因此,血浊理论的提出,丰富了中医血证理论体系,实现了传统"血虚、血瘀"病机的分化,是联系血的化生异常与循行异常的纽带[2],使中医血证病机不会仅停留于营血数量及运行状态的改变,而是深入到血液性质、质地改变等微观认识,从而为血证中医药干预找到了临床契合点。

血浊的致病因素复杂,主要包括外感六淫、环境污染、秽毒浊气、七情内伤、不良生活习惯、先天因素、饮食因素、医药因素,或大病久病等[3],在内外因作用下,致使气血阴阳失衡,血液失于自我清洁的能力,呈现混浊不清的病理状态,血浊内阻于脏腑经络,影响气血运行,变生他病[4]。血浊既是病理产物,又是致病因素,可产生痰、瘀、毒等病理产物。血浊病位在血,其性为阴邪,血浊为患,具有起病隐袭,病程缠绵;易犯清窍,侵及脑神;败坏形体,致病广泛;变生痰瘀,相兼致病;多可预见,早期干预等特性[5],血浊病理改变主要涉及血的物质构成混浊和血循行紊乱两个方面,

[1] 王新陆.论"血浊"与"治未病"[J].天津中医药,2008,25(3):177-180.

[2] 刘伟.论血浊的形成病机及其理论意义[J].山东中医药大学学报,2008,32(4):295-296.

[3] 王中琳."血浊"病因病机浅谈[J].中国中医药现代远程教育,2009,7(8):81-82.

[4] 王兴臣.再论血浊的病机和致病特点[J].山东中医杂志,2008,27(11):729-731.

[5] 韩萍,周永红.血浊致病理论初探[J].山东中医药大学学报,2008,32(6):456-458.

多影响血液的滋养及藏神功能，如扰乱神明，可见失眠健忘、痴呆等，耗伤阴血，可见肢体麻木、头痛、头晕、瘫痪等。血浊性黏腻，易于阻滞气机，妨碍血行，气血不畅，清浊不分，阴浊不化，使病变缠绵，病情多变。而付玉芳等[1]认为营卫清浊失和是血浊发病的关键病机，卫之浊气不能干犯于血脉，才能保证营血的清纯，卫气内伐于营血，是血浊的肇病之基，而营卫相干决定着血浊的主要致病特点，常见血脉蕴热、痰瘀并生、阴阳失节、多脏受扰、卫外不固等，并将调和营卫作为治疗血浊的基本大法。

血浊可分为气、热、寒、痰、虚五大类，即气滞血浊、热毒血浊、寒客血浊、痰湿血浊、正虚血浊等证，可分别采用行气化浊、清热化浊、散寒化浊、祛痰化浊、补虚化浊等方法辨治。可采用化浊行血法作为血浊的基本治法，在此基础上辨证治疗血浊[2]。血浊与心脑血管疾病、代谢性疾病发病密切相关：①胸痹、心悸：在调治胸痹、心悸等心系病证时，不仅着眼于心脑本身，也注重从脾络浊血入手，深化拓展了血浊辨治理论[3]。崔松等[4]认为血液中过多的有害脂质，可视为血浊，直接导致了脉痹等心血管疾病的发生，并施以利湿泄浊，通利血脉，行气养血生津，脏腑同调，培土固肾

[1] 付玉芳，刘伟，张国丽.调卫和营法论治血浊[J].山东中医杂志，2011，30（10）：687-689.

[2] 王新陆.血浊证的辨证治疗[J].山东中医杂志，2007，26（1）：3-5.

[3] 车伯琛，王新陆.王新陆教授从血浊入手治疗心悸、胸痹经验[J].天津中医药，2013，30（2）：70-71.

[4] 崔松，沈梦雯.何立人从"血浊"论治心系疾病释微[J].上海中医药杂志，2012，46（1）：21-22.

为重，以清化血浊。②血管性痴呆：王斌胜等[1]认为血管性痴呆，由肾精亏虚，浊邪入血，血液秽浊，瘀血内停，脉管、脑髓、脑神失于充养及濡润，导致脉管变脆、变硬，失去调节营气的作用，致使脑痿髓空，神机失用，表现为神志呆钝，智力减退，性格改变，不能独立处理日常生活，以补肾化浊活血为治疗法则，可明显改善痴呆症状表现。而陈雅等[2]认为本病以痰浊瘀血为外因，本虚为诱因，导致痰浊、瘀血、浊毒痹阻脑络，清窍受蒙，神明失用发为痴呆，因血浊参与血管性痴呆的发生、发展、加重的全过程，所以防治血浊成为阻止痴呆发生发展的关键。③轻度认知障碍：本病病位在脑，与心、肝、脾、肾密切相关，血浊内生，直犯清窍，蒙塞脑神，亦可由浊化生痰、瘀、虚，痹阻脑窍，使脑失所养，症见头痛、眩晕、思维迟钝、记忆减退等，治疗以清化血浊为基本治则，兼以祛痰、化瘀、益气、补肾等辨证施治[3]。④缺血性中风：中风病以增龄正衰，积因正损为主要致病因素。王兴臣等[4]认为血浊是缺血性卒中的病理生理基础，是缺血性卒中的高危状态，处于可预测阶段，血浊蓄积污脑是

[1] 王斌胜，王孝理.王新陆从血浊论治血管性痴呆经验[J].山东中医杂志，2010，29（11）：789-790.

[2] 陈雅，林婕妤.论血浊与血管性痴呆[J].浙江中西医结合杂志，2012，22（8）：604-605.

[3] 韩萍.试论血浊蒙窍是轻度认知功能障碍的基本病机[J].中国中医药信息杂志，2008，15（12）：95-96.

[4] 王兴臣.论血浊与缺血性卒中[J].山东中医药大学学报，2007，31（5）：373-374.

其发生发展的主要原因。而韩萍等[1]在明确血浊是缺血性中风的始发病理产物，可直接上袭脑神，损伤五脏，也强调其是继发性致病因素，又与风、火、痰、虚、气、血等病机相互作用及转化，使病情复杂多变，缠绵难愈。以清化血浊为防治关键，以化浊行血汤为基础方。⑤血脂异常：王新陆[2]认为血脂异常以脾之功能失调为基本病机，脾虚失健和脾运不及是浊邪污血导致高脂血症之两大关键。强调采用补脾助运、消壅散滞、化浊行血等方法，截断生浊之源，清除已生浊邪。⑥原发性血小板增多症：段赟等[3]认为血小板持续增多，可使血的物质构成发生浑浊，甚或由此诱发血之循行紊乱，从而导致血浊，并以气血不调、浊郁内阻为核心病机，贯穿疾病始末。⑦脾瘅：脾瘅为脾湿热病，"数食甘美而多肥"是引起脾瘅的始动关键因素，而脾瘅可进一步转化为消渴[4]，其形成和发展过程与现代医学的代谢综合征极为相似，而血浊是代谢综合征的核心病因病机，并可引起气涩、血涩，乃至血瘀等病变，针对脾瘅的"中满内热"病机，治以开郁清热，化浊行血[5]，可有效阻断代谢综合征的发生、发展及演变过程。

[1] 韩萍，周永红.缺血性中风从血浊论治[J].新中医，2008，40（9）：1-2.

[2] 王中琳.王新陆从"血浊"辨治高脂血症经验[J].山东中医药大学学报，2007，31（6）：474-475.

[3] 段赟，李雪松，夏小军.从中医学"血浊"理论探讨原发性血小板增多症[J].中医研究，2011，24（4）：8-10.

[4] 仝小林，姬航宇，李敏，等.脾瘅新论[J].中华中医药杂志，2009，24（8）：988.

[5] 秦培洁，仝小林，李敏，等.论脾瘅与血浊的关系及其意义[J].江苏中医药，2010，42（4）：6-7.

二、瘀浊

瘀浊既是某些疾病的病理产物，又是疑难怪证的致病因子，若不及时化解，易酿成疑难病证。浊为废津、废液浓凝，可化生为痰为脂，临床上往往瘀浊合而致病，瘀浊致病范围很广，如心脑血管疾病，各种影响气机流畅与血液流变性改变的疾病，各种气滞血瘀、日久凝聚成积之疾病，皆属此病范畴[1]。瘀为瘀血，浊包括湿热，痰浊与水饮，虽然说正虚邪实是慢肾衰的根本病机，但在整个疾病的发展过程中，浊、瘀贯穿疾病的不同阶段，是导致病变进行性恶化的主要病理环节。瘀浊之邪，即体内代谢毒素，不能正常排泄，而积蓄成毒，蕴含有"浊毒"概念的含义[2]。

三、食浊

关于食浊的概念及病证表现，文献记载很少。柴天川等认为吐物嘈杂，谓之食浊，食浊可作为浊证之病因及临床表现[3]。食浊可见脘腹胀闷，不思饮食，或伴呕逆，吞酸嗳腐，大便溏泻秽臭，舌苔厚腻，脉弦滑等[4]。但从中可以看出，

[1] 龚家林.谈疑难怪证从瘀浊治[J].江西中医学院学报，1997，9（1）：5.

[2] 傅晓骏.谈"瘀浊蕴毒"与慢性肾衰竭[J].中国中西医结合肾病杂志，2001，3（5）：293.

[3] 柴天川，李佃贵.浅议浊、毒与浊毒理论[J].新中医，2009，41（12）：102–103.

[4] 张森安.食浊中阻导致产后缺乳证治初探[J].实用中医药杂志，1995，（5）：38.

食浊中的浊邪特征性表现不明显，而饮食积滞表现较为突出。饮食不节，嗜食肥甘油腻，或暴饮暴食，食不得化，变为食浊，即食浊由人体摄入过多的营养物质转变而来。食浊郁滞体内，损伤脾气，湿从内生，聚而成痰，痰浊生脂。或郁久化热，伤阴耗气，引发消渴[1]。

四、肾浊

基于"肾无实证，肝无虚证"之说，历代医家很少去探讨实邪导致肾脏病变，但这不代表肾确无实证，只是单纯的肾实证相对于肾虚证少见，更多的是因虚致实的虚实夹杂证。北宋钱乙创制六味地黄丸，并以泽泻泻"肾浊"，使"肾浊"成为肾实证的一种病因学解释，但"肾浊"本质是水湿，瘀血，抑或其他，仍不明确，多认为"肾浊"是肾脏虚弱产生的病理产物[2]，"单纯的肾浊在临床上并不存在，而是肾虚后因虚致实的产物"。即"肾浊"是由肾精亏虚产生的湿浊、痰凝、瘀血等病理产物[3]。而在肾浊清颗粒剂治疗慢性肾功能衰竭药理机制研究中[4]，则以湿浊及浊毒来阐释慢性肾衰竭的病因及病机。以上学者均否决或回避了肾浊作为独立病因存在的可能，淡化了肾浊概念的存在，而从浊病学说体系范围及意义来看，

[1] 宋新安，张兆航，郭太山.试述"浊淫三焦"与代谢综合征［J］.光明中医，2011，26（5）：878-880.

[2] 曾进浩，胡霞，潘华锋，等.从"肾精"及"肾浊"探析肾虚证的本质及治疗方法［J］.环球中医药，2013，6（6）：433-434.

[3] 邓玉平，张胜."肾浊"与阿尔茨海默病辨识［J］.实用中医内科杂志，2004，18（4）：287-288.

[4] 张春艳，吉勤，王建明.肾浊清颗粒剂对慢性肾衰竭患者TNF-α、SIL-2R的影响［J］.云南中医中药杂志，2009，30（5）：6-9.

肾浊均不应该是对肾实证病理产物的简单概括，而是具有特定病机病理意义的特异性病邪。

五、脉浊

脉贯穿人体内外，如环无端，内达脏腑，外至四肢头面，气血运行其中，以荣养周身。心主血脉，心、血、脉在结构上紧密相连，在功能上互相促进和影响，正是由于脉的分布范围决定了脉病的广泛性。现代学者多认为中医理论中的血脉与现代医学的血管系统高度相关，由于心脑血管是血管系统最为重要的组成部分，而冠心病、脑卒中等又是其常见病，多发病，因此，积极尝试以中医基本理论阐释其发病机制成为目前较为活跃的研究领域。"脉浊"就是基于脉与血管相应，浊邪与脂质、血小板等沉着血管内壁有关，而对动脉粥样硬化发病的中医病因病机学认识，其认为"浊邪是由于外感、内伤、脏腑功能失调等原因产生的一类以重浊、黏滞、秽浊为特性的病理产物或致病因素"，而脉浊泛指浊邪内留血脉所致的动脉粥样硬化疾病，即痰、瘀等损伤性病理因素通过血液循环，长期侵袭脉络而致[1]。

脉浊的形成与饮食、劳逸、情志、等因素关系密切，素体正气不足，年老体衰，久病重病失调，是浊邪内生的诱发因素，暴饮暴食、嗜食肥甘、饮酒过度等，脾胃运化失司；劳逸过度，耗伤心脾气血；情志不畅，思虑伤脾，肝郁化火

[1] 陈文强，王玉来.基于"脉浊"理论对动脉粥样硬化发病的再认识[J].中医杂志，2013，54（17）：1450-1452.

等，均可损伤脾胃，脾胃运化无权，精微不归正化而生浊，浊邪内阻，产生痰瘀等病理产物，浊、痰、瘀胶着于脉，损伤脉道结构与功能，壅遏营气失常，气血逆乱，脏腑功能失调。

脉浊理论的临床指导意义，主要表现在深刻认识动脉粥样硬化相关疾病的发病机制及病变特点，为中医药有效干预提供理论指导，但对脉浊论述偏于论证中医理论的"脉"与动脉粥样硬化发病机制的关联性，对脉"浊"的界定、发病特点及中医防治方法论证乏力。

六、秽浊

秽浊是新疆地区胸痹心痛的主要病因[1]，秽浊产生，内由大肠传导失司，外由喜嗜烧烤致烟雾缭绕，山区牧场牲畜粪便遍遗，沙尘花粉等邪气自外而入所致[2]。而秽浊侵袭人体，可导致五脏损伤，引起上、中、下三焦气化障碍。秽浊与痰，既是致病因素，又是病理产物，彼此可相互转化，具有病变缠绵难愈等特点[3]。对胸痹心痛观察发现，除胸闷、胸痛等胸痹典型症状外，多见口中异味，气秽，恶心欲呕，脘闷不饥，头昏嗜睡等浊邪为患表现，而通过对秽浊痰阻证及非秽浊痰阻证冠心病患者中医症状分析发现，秽浊痰阻证冠心病患者有一定程度的脾胃损伤。

为进一步揭示冠心病秽浊痰阻证特性，尝试采用高脂饲料喂养

[1] 安冬青，赵明芬，郑静，等.新疆胸痹秽浊痰阻证探源[J].新疆中医药，2007，25（2）：1-2.

[2] 朱萌，安冬青，马宁.从脾胃论新疆冠心病秽浊痰阻证之证型特点[J].光明中医，2009，24（5）：832-834.

[3] 朱萌，安冬青，马宁，等.从三焦气化失常探讨新疆冠心病秽浊痰阻证之证型特点[J].中国实验方剂学杂志，2009，15（5）：88-89.

复合寒燥环境干预建立动脉粥样硬化秽浊痰阻证[1]，但难以确认秽浊痰阻证动物模型的客观化与合理化，仍处于模型方法学探讨阶段。而临床试验方法可避免秽浊动物模型及种属差异影响，客观反映秽浊痰阻证与非秽浊痰阻证冠心病患者实验室指标间关联性，秽浊痰阻证患者存在血管内皮损伤、胰岛素抵抗、纤维蛋白原、血尿酸增高、脂质代谢紊乱、凝血–纤溶系统功能异常等特异性表现[2、3]。

与其他浊邪比较，秽浊概念的提出与诠释，虽具有鲜明的病因病机学特色，但在理论阐释、动物实验及临床研究设计与实施中，表现出研究角度及方法的不足，如在秽浊理论研究中，缺乏秽浊概念的明确定义，秽浊病变只限于胸痹心痛，且局限于新疆维吾尔自治区，对于秽浊与其他浊邪的本质区别论述不够深刻。在秽浊动物实验研究中，目前只限于建立秽浊痰阻证动物模型探讨，尚未见其修正及应用实例。而在秽浊临床研究中，对于临床试验设计类型，随机方法，尤其是秽浊痰阻证的证候诊断标准等，设计不够严谨或缺少必要说明。

［1］古丽加玛力·尼亚孜，安冬青，李梅.动脉粥样硬化秽浊痰阻证动物模型的研究［J］.中国实验方剂学杂志，2013，19（13）：265-269.

［2］谢晓柳，安冬青，李慧等.冠心病秽浊痰阻证与 FPA 及 TA FI 关系的临床研究［J］.江苏中医药，2011，43（6）：17-18.

［3］付晓乐，安冬青，王转国，等.冠心病秽浊痰阻证与胆红素、血尿酸及血脂关系探讨［J］.中西医结合心脑血管病杂志，2010,8（3）：258-259.

七、脂浊（膏浊）

《灵枢·五癃津液别》："五谷之津液，和合而为膏者，内渗于骨空，补益脑髓而下流阴股"；生理状态下，膏浊参与人体正常生命活动；《素问·生气通天论》"高粱之变，足生大疔"；《素问·通评虚实论》"凡治消瘅，仆击、偏枯、痿厥、气满发逆，甘肥贵人，则高粱之疾也"；《素问·奇病论》"此肥美之所发也，此人必数食甘美而多肥也。肥者令人内热，甘者令人中满，故其气上溢，转为消渴"；病理状态下，膏浊致病广泛，变证丛生，尤其与多种代谢紊乱性疾病及心脑血管病发病密切相关。

膏浊来源于饮食，生理状态下为维持人体正常生命活动所必需。若饮食营养过剩，不能完全被运化输布，则所生膏浊为病理膏浊。此时，膏为体脂，多余之脂肪；浊，表现为糖浊、脂浊、尿酸浊等。病理之膏为体内过剩之脂肪。长期饮食不节，谷食壅滞中焦，化生膏脂。

脏络受损是膏浊病的最终转归。膏脂充溢，聚于腹部，形成腹型肥胖；堆积脏腑，形成脂肪肝、脂肪肠等；糖浊、脂浊、尿酸浊等聚集血脉，随血脉循行，形成血糖异常、血脂异常、血流变异常、高尿酸血症等。此时，膏浊病主要表现为多代谢紊乱，若膏浊病进一步发展，则损害脏腑、脉络和络脉，导致脏络受损。

"膏人"是膏浊病的高危人群，膏脂充溢，浊邪内生是膏浊病的病理基础，因此消膏降浊是治疗膏浊病的基本大法。其含义包括：消除膏脂、泄浊和化浊。泄浊，即通过通泻的方法排泄浊邪；化浊，即促进浊邪的转化和分解，加速代谢，以减少浊在体内的积聚。膏浊病以过食肥甘为主要根源，以土壅为核心病机，治疗重心在胃肠，由"膏人",到膏浊病,到脏络受损是膏浊病发生发展的三大阶段,其最终结局为心、脑、肾、下肢大血管等脏(腑)络(脉络和络脉)受损[1]。

第三节　浊邪的发生机制及致病特点

一、浊邪的发生机制

蒋文照[2]认为气之不正、不清,即成浊邪,主要由脏腑不和,经络不利,荣卫不清,气血败浊而致。秽浊以湿浊、痰浊、饮浊、瘀浊为多见,四者同出一源,皆为水液及血液运行障碍化生的病理产物及致病因素,故易互见并存。

施今墨、祝谌予提出"气虚浊留"是浊邪产生的基本机制,因脾气亏虚、失于散精及升清,浊阴(浊气)不能灌溉四旁,化为浊邪,既可潴留中焦,影响气机升降及气血化生,又可流于下焦浊窍,蓄积日久化热,劫伤脾肾气阴[3]。季春

[1]　仝小林,刘文科,论膏浊病[J].中医杂志,2011,52(10):816-818.

[2]　徐珊.蒋文照论气辨浊的经验[J].中医杂志,1996,37(7):405-407.

[3]　郭蕾,李振中,丁学屏.论"气虚浊留"在糖尿病中的病机学意义[J].中国医药指南,2008,6(24):283-285.

林、尹翠梅[1、2]等进一步阐释产生浊邪的物质基础及其病机演变过程，即富含高营养物质的糖、脂质、蛋白质、微量元素等饮食精微，不能正常转输、布散、利用，滞留蓄积而生成糖浊、脂浊、蛋白浊、微量元素浊等浊邪。

六腑虽然主饮食物的消化、吸收、输布及排泄，其对生理之浊的产生及排泄均具有直接的调控作用，但五脏也具有化浊及泻浊作用，五脏之中的每一脏，或直接地，或间接地，或多或少地参与了体内浊物的化生与排泻[3]，故五脏功能失调也是浊邪内生的重要原因。如清代·邹澍有"肾固藏精泄浊"的论断，结合"肾主水""司二便启闭"等经典理论，可知浊邪产生与肾脏"降浊"或"泄浊"功能失调密切相关，并主要用于指导水肿、癃闭、关格、鼓胀等肾系疾病的临床治疗实践[4]。肺脏通过息道、咽喉、鼻，与自然界直接相通，使其具备了吸清呼浊的生理功能，同时也通过合皮毛，为水之上源，与大肠相表里，实现对汗液、尿液、粪便等秽浊之物的排泄，说明肺是重要的排浊脏器[5]。

宋新安等[6]认为三焦气化功能失调，水谷之精微不能完全化为

[1] 季春林，郭蕾，佟志，等.气虚浊留与浊病[J].中国医药指南，2009，7（18）：38-39.

[2] 尹翠梅，季长春，南征，等.气虚浊留探析[J].光明中医，2008，23（18）：1708.

[3] 林齐鸣，虞学军.试论五脏的化浊与泻浊[J].四川中医，1997，15（8）：19-20.

[4] 薛昌森，李文明，钱鹏程.论肾固藏精泄浊及其临床运用[J].黑龙江中医药，1993，（3）：5-7.

[5] 刘景仁.浅谈肺之排浊[J].陕西中医，1992，13（6）：256-257.

[6] 宋新安，张兆航，郭太山.试述"浊淫三焦"与代谢综合征[J].光明中医，2011，26（5）：878-880.

气血，而异化为湿浊，进一步产生食浊、湿浊、痰浊、血浊、瘀浊等病理产物。

二、浊邪的致病特点

浊邪致病具有某些共同特点：①协同性：浊邪虽可单独为患，但常与其他邪气相兼致病，故浊邪具有协同致病性，从而使浊邪病变具有广泛性及多样性。②浊邪性黏滞、缠绵难愈，易阻滞气、血、津、液等生理物质的正常运行。③浊邪害清：浊邪可使水谷精微不归正化而浊化，即浊邪可使清者变浊，浊邪易于蒙蔽头目等清窍，引发眩晕、昏迷、痴呆等病证，均为"浊邪害清"的病理损害过程及结果[1]。浊邪害清一词，语出叶天士的《外感温热篇》，原指湿热蕴蒸蒙蔽于上，阻遏清阳，出现清窍不利病证。但清窍又不局限于眼、耳、鼻、口等上窍，又可指精明之府，元神之府，即中枢神经系统。而其中的浊邪也可指痰浊、水浊及瘀浊[2]，从而扩展了浊邪害清的病因及病位认识。④浊邪化毒：浊邪作为病理产物，郁滞日久，可从毒化，产生浊毒之邪。⑤浊邪蕴积血液及脉道：浊邪蕴积于血液、脉道，是动脉粥样硬化产生的前奏，可引起血、脉及其相互关系由功能性失调向器质性损害转变[3]。⑥浊邪病位广泛，症状多变，易生怪证及险证。

［1］ 郭明冬，周文泉，袁兵，等."浊邪"新论［J］.中国中医基础医学杂志，2006，12（11）：805-807.

［2］ 宫润珍.浊邪害清浅释［J］.辽宁中医药大学学报，2006，8（5）：102.

［3］ 郭蕾，王永炎，张俊龙，等.浊邪在动脉粥样硬化疾病中的病机学意义［J］.世界中西医结合杂志，2012，7（2）：163-165.

浊邪性黏滞，易阻遏气血津液运行，故其致病部位广泛，临床表现多样化，如浊阻清窍则为头痛，浊阻上焦则为心胸闷痛，浊阻中焦则为脘腹胀满，浊阻下焦则为淋浊、尿浊等。常产生癫狂、痴呆等精神乖戾之怪证，以及浊阻心、脑、肺、肠等重要脏器，变生急证及险证[1]。

第四节　浊邪理论的临床应用研究

与浊相关疾病主要表现在：①泌尿系统疾病：痛风性肾病、糖尿病性肾病、慢性肾功能不全、慢性肾功能衰竭、肾小球肾炎、高血压肾损害、尿毒症、膀胱痉挛、肾间质纤维化、乳糜尿、过敏性紫癜性肾炎、尿路感染、高尿酸血症性肾病、膜性肾病、尿闭、输尿管梗阻、马兜铃酸肾病、泌尿系结石等。②生殖系统疾病：前列腺炎、无精症、不育症、前列腺增生、盆腔瘀血综合征。③代谢性疾病：痛风、痛风性关节炎、糖尿病、高脂血症、代谢综合征、胰岛素抵抗、高黏血症。④心脑血管疾病：高血压、老年性痴呆、冠心病、心绞痛、慢性心律失常、脑出血、急性心肌缺血、动脉粥样硬化、心力衰竭、脑缺血再灌注、短暂性脑缺血、血管性帕金森综合征、心肌梗死、颅脑损伤。⑤消化系统疾病：酒精性脂肪肝、麻痹性肠梗阻、肝硬化腹水。⑥呼吸系统疾病：慢性阻塞性肺病。⑦其他系统疾病：美尼尔氏病、糖尿病骨质疏松症、类风湿关节炎、黄褐斑等。

---

[1]　唐雪梅.浊邪及其致病机理探讨[J].辽宁中医杂志，2006，33（11）：1416-1418.

第五节　浊邪研究策略分析

一、系统梳理及界定浊邪及其相关概念

当前对浊邪及其相关概念的定义及其内涵外延辨析详略不当，偏于对"浊"定义，尤其是代谢综合征范围的浊邪病因病机阐释，而对浊邪二级概念论述散在，缺乏深刻而有力论证，如食浊只见其名，而未见其义；秽浊只见其用，而未见其论等，足见当前浊邪概念尚缺乏系统化定义。同时，浊邪是指具备浑浊不清特性的一类病邪的概括，还是作为独立的致病因素存在，或兼而有之，应当加以清晰界定。中医学"浊"与"毒"概念逻辑具有相似性，且"浊"与"毒"可以"浊毒"形式为患，但又具有致病更加广泛、凶险、缠绵难愈、变证多端等特性，鉴于毒邪较浊邪研究更为系统和深入，两者研究方法或有相互借鉴之处。

二、规范浊邪及其相关概念应用

由于浊邪概念界定不够明确，导致对浊邪及其相关概念的应用泛滥，如名称指谓上，未明确痰与痰浊，湿与湿浊异同，而习惯于以痰浊、湿浊去指代痰饮水湿邪气。治疗上，化浊、降浊等治则治法描述是否真正切中浊邪病因病机特点，有待商榷。另外泄浊、泻浊语义相似，使用随意性较大，应规范其表述及应用。

三、深化浊邪生物学实质研究

　　浊邪生物学实质研究，以揭示浊邪生物学标志物、浊病病理机制、浊病药理作用机制为主要目标。浊邪生物学实质研究难点在于，相对寒、热、瘀血、水饮等邪气而言，浊邪作为独立的特异性病因被提出时间较短，理论沉积不够深厚，大多数浊邪及浊病研究处于理论探讨及争鸣阶段，且研究层次、规模及水平较低，尚未取得业界共识，如浊邪的证候诊断、鉴别诊断、临床治疗均缺乏系统论述，这使得浊邪生物学实质研究缺乏必要的理论基石，因此，不能以中医药理论指导浊邪动物模型研制，这也是当前尚未见到浊邪动物模型报道的主要原因，虽然有关疾病痰浊、脂浊模型研制时有报道，但其立论基础为"痰""脂"而非"浊"，对浊邪动物模型研制借鉴意义不大。浊邪生物学实质研究必须构建在浊邪理论研究基础上，大范围、高水平的专家研讨是有益而必需的。由于浊邪及浊病涉及人体多系统及组织器官病变，其生物学实质研究既应遵循浊邪共性特征，又不可拘泥于定式，需结合各系统浊病致病特点，分别从共性及个性层面把握浊邪及浊病的生物学实质研究，并适当引入系统生物学技术平台及手段，如以代谢组学技术筛选代谢综合征生物学标志物，网络药理学技术，如筛选治疗浊病中药制剂的网络蛋白作用靶点等。

四、提高浊邪随机对照临床试验的设计水平及实施质量

　　由于采用大样本、多中心的随机、对照、双盲的解释性随机对照临床试验是公认的评价治疗措施干预效力的"金标准"，被广泛引入并应用于中医药临床评价。但从样本量、随机、盲法、对照等临

床试验关键指标分析可以看出，当前浊邪临床试验研究主要存在：①样本量偏小，缺乏样本量估算依据；②未采用随机，或采用随机，但未交代方法，或随机方法简单；③大多未实施盲法。其他诸如，疾病西医诊断标准、中医证候诊断标准、对照药选择、用药疗程及评价时点、疗效评价指标及判定标准等技术环节，普遍存在设计不够严谨、缺乏科学依据、未做必要交代等问题，使研究结果可信度大大降低，另外仍有相当部分浊邪临床研究停留在低质量的临床疗效观察或单案例疗效报道阶段。除上述浊邪临床试验设计本身存在问题外，各临床试验未能立足于浊病的"浊"去评价治疗措施的疗效及机制，显示出对浊邪关键科学问题的认知不足。

近年来，"浊邪致病"实际上存在着被泛化的倾向[1]。分析原因是现代自然及社会多发糖尿病、高血压、血脂异常、代谢综合征等，浊邪应用范围不断得到拓宽，对浊邪相关疾病防治起到有效指导作用，也确实存在疑难险怪病证责之浊邪的泛滥趋势，体现出虽然浊邪学说具有良好的理论及实践基础，受到越来越多医家的重视，但由于浊邪理论体系构建尚不完善，浊邪相关概念、病因、病机、致病特点等核心理论未达成共识，难以形成规范约束力，导致从理论认知到临床应用等各个层次，均呈现出一定的混乱状态。

[1] 赵进喜，庞博.中医学"浊"的含义及其临床意义[J].中医杂志，2009，50（7）：581-584.

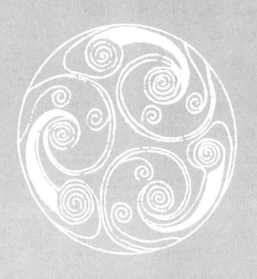

第六章　痰饮理论研究

痰饮为人体水液代谢障碍的病理产物，其中，痰可分为有形之痰及无形之痰。一般来说，从质地、性状、致病特点等方面，可以对痰饮水湿之邪加以区分，但由于其同来源于饮食水谷，具有相似的病理表现，且病机演变互相影响，故往往痰饮、痰湿、水饮、水湿等并称，而不做严格界定。《黄帝内经》未见痰饮一词，只有"饮发于中""积饮"的散在记载。《金匮要略》始有痰饮病证专篇论述，但着重于痰饮之中的饮邪为患，并分为痰饮、悬饮、溢饮、支饮等四饮论治。马子密等[1]考证《黄帝内经》《难经》《神农本草经》等中医理论和临床经典，认为无论其名，还是其证，饮字和饮证都远早于痰字和痰证的出现。

现代中医学对痰饮概念定义的形式及内涵较为一致，均认为是水液代谢的病理产物及继发病因，并对痰及饮的性质加以界定。如国家"十三五"规划教材《中医基础理论》[2]对痰饮的概念定义为：人体水液代谢障碍所形成的病理产物，属继发性病因，较稠浊者为痰，较清稀者为饮。王九林[3]则在上述概念基础上，对痰饮病邪的特性做出简要概括，认为完整的痰饮概念为：痰饮是机体精液代谢障碍而形成的一种黏稠状的病理性产物，并可成为继发病因，其中较稠浊者为

[1] 马子密，贾春华.对中医学"痰饮"的认知语言学探讨［J］.世界科学技术—中医药现代化，2011，13（5）：914-918.

[2] 郑洪新.中医基础理论（全国中医药行业高等教育"十三五"规划教材）［M］.北京：中国中医药出版社，2017.

[3] 王九林.痰饮的概念及其成因［J］.中国中医基础医学杂志，1998，4（3）：47-48.

痰，清稀者为饮。但由于水饮的黏稠性质并不明显，因此，其对痰饮特征的概括不够全面。纵观现行的痰饮概念，多未体现出无形之痰的性质，有待进一步阐发痰饮概念内涵，并能够从水、湿与痰饮的相互关系及区别角度，对痰饮的概念做出全面而准确的定义。

第一节 痰饮的病因

生理状态下，水饮进入胃腑，经由胃的受纳腐熟，脾的运化水液，使得津液精微分为清浊两部分，清者，赖脾气升清功能，将水谷精微向上及四周输布，并借助肺的通调水道，肾的蒸腾气化作用，使水液布散至人体上下内外，发挥其滋润濡养功能。浊者，由膀胱的贮存尿液，肾的气化及开阖作用，使尿液有序排出体外。因此，主要由肺、脾、肾调控水液代谢，也与肝、心、胃、小肠、大肠、膀胱、三焦等脏腑有关。任何外感、内伤、病理产物性致病因素、其他病因侵袭，影响人体水液的运行、输布、代谢过程的任何环节，均可引起水液停积体内，从而产生痰饮水湿等病理产物。朱丹溪认为生痰来源多端，"有因热而生者；有因气而生者；有因风而生者；有因惊而生者；有因积饮而生者；有多食而生者；有因暑而生者；有伤冷物而成者；有因脾虚而成者。"常见病因有以下几种：

一、因食致痰饮

"脾为生痰之源"，痰饮化生与脾关系最为密切，而脾胃主运化饮食水谷精微，脾胃功能也最容易受到饮食失宜损伤，饮食寒热、五味偏嗜、饮食不洁、饥饱无常，均可损伤中气。脾胃为中央土，擅能克水，脾胃运化失调，水谷不运，积聚而成痰饮。过食肥甘厚味，内伤脾胃，脾失健运，气血津液生化障碍，导致"清从浊化""饮停浊留"而形成痰湿[1]。喻昌主张少摄饮食以爱惜脾气、夜间戒食以静息脾气、饮食清淡及戒食性味稠厚之品，以达到祛除痰饮的目的，对现代治疗痰饮病有积极的启发意义[2]。

二、因瘀致痰饮

《医贯》云："痰也，血也，水也，一物也。"痰为津液停滞所化，瘀为血行瘀滞，或离经之血内停所生，故痰与瘀的产生，为津液与血液的病理性改变。津与血同为阴精，同来源于饮食水谷精微，津液深入脉内，化为血液，血液渗于脉外，补充体内津液不足，故津血可互相渗透，互相转化，称之为"津血同源"。病理情况下，津血互相影响，痰饮内停，影响血液的正常运行，血行不畅，而为瘀血。瘀血内停，阻碍津液的正常输布，津液停聚，则生痰饮，称之为"痰瘀同源"。

三、因寒致痰饮

因寒所致痰饮，主要导致水饮内停病证，与《金匮要略》的四饮相类，并以"病痰饮者，当以温药和之"的寒饮证治

[1] 李方洁.路志正.从脾胃论治心痹学术思想概要 [J].中医杂志，1990（6）：12-13.

[2] 张靖芳，王磊，崔应珉.从《寓意草》看喻昌治疗痰饮病的饮食调摄方法 [J].光明中医，2015，30（11）：2302-2303.

用药原则辨治。根据寒邪产生原因，可分为感受外寒、阳虚内寒。外寒侵袭人体，可单独致病，但多夹杂风邪、湿邪，可通过皮毛内侵肺脏，影响肺的通调水道功能，导致水液停积，发为痰饮，多称之为风水。若寒邪直中脾胃，脾胃失于运化水湿不运，寒湿阻滞，而成痰饮。若脾肾阳虚、心肾阳虚，气机不运，气化不行，则水湿停积而为痰饮。

四、因热致痰饮

因热所致痰饮，主要导致痰邪内停，可由感受火热，或阴虚内热引起。外感火热阳热，或情志化火，煎熬蒸腾津液，产生质地黏稠而色黄的热痰。何任[1]云："水之清者悉变为浊，水积阴则为饮，饮凝阳则为痰。"即水饮得阳热，则凝聚为痰。阴液亏虚，水液本身趋于稠厚，加之阴虚不能制约阳热，虚火内灼，津液煎熬，化生热痰。而长时间应用激素、抗生素、利尿剂患者，亦可出现口燥无津、夜间咽干痛、红绛舌、黄腻苔、细数脉等阴虚痰饮表现[2]。

五、因情致痰饮

情志内伤是痰饮内生的另一重要病因，七情异常变动，扰乱脏腑功能活动，主要通过影响神志调节，损伤精气血津液等正气，引起脏腑气机失调，津液不得运行、输布、排泄，而停积为痰饮。如思虑太过，损及心脾、气滞郁结，津聚而成痰。也可因情志抑郁不

[1] 沈凌波.何任教授论痰饮[J].浙江中医药大学学报，2009，33（2）：238-239.
[2] 吴齐国.试探药源性阴虚痰饮[J].四川中医，1987，（10）：11.

畅，气机郁滞，日久化火，伤耗阴津，化生痰邪。在情志因素导致痰饮内生的相关脏腑中，除肝的疏泄气机，可促进津液代谢，心的主神志及血脉功能，也发挥重要作用。心为君主之官，通过主血脉及神志，来统率各脏腑组织器官功能活动。心并无直接调节水液代谢作用，主要通过调控神志，影响水液正常运行及输布，此外，血液与水液密切相关，血脉运行有利于水液的周流及排泄，若心气亏虚，运血无力，或心阳不足，气失推动，血失温煦，导致血行迟缓或瘀滞，阻遏津液运行，可停滞而为痰饮。

第二节　痰饮的病机演变特点

一、阻遏气血

痰饮作为有形病理产物，停积体内脏腑、组织、官窍、经络等部位，必然阻遏局部气血运行，导致脏腑气机失调，血液瘀滞，如痰饮停肺，肺失宣肃，可致咳嗽、胸闷、气喘等症状；痰湿中阻，脾失运化，升降失司，可致脘腹痞闷、恶心呕吐、肠鸣腹泻等症状；痰饮凌心，心神不宁，可致心悸、气短等症状；痰气阻肝，肝失疏泄，可致胸胁胀满、两乳及少腹胀痛，若兼见肝风亢逆，可致眩晕、耳鸣、突然昏仆、不省人事等症状。痰湿气血交阻，壅遏不通，可见瘿瘤、瘰疬、梅核气、痰核、阴疽等病证。

二、汗液失调

痰饮与汗证同属于津液代谢失常疾病，其产生与肺、脾、肾三脏关系密切，基本病机都是阴阳失衡，气化失常，痰饮与汗证的基本病机相同。岳崇俊等[1]认为汗证与痰饮病为中医临床常见病，二者都属于津液代谢异常所致的疾病，有着相同的基本病机。

三、积聚内停

积（聚）是腹内积块，或痛或胀的病证，病因虽有多端，但主要是气滞血瘀内结所致。蒋明[2]旁引文献，纵观临床，并联系现代医学的有关内容，强调痰饮之邪可独立致积，并指出痰饮积聚的临床表现，可分为一般症状和局部腹内积块特征两方面。

四、神志失常

痰饮内生，易于扰乱神明。痰气上蒙心脑，可出现精神忧郁、表情淡漠、沉默寡言，或神色恍惚、悲喜、哭笑无常等精神抑郁症状。若恼怒不得宣泄，郁而化火，煎熬津液，痰火气逆，蒙蔽心窍，神志逆乱，可见坐立不安、狂躁易怒、胡言乱语、高歌狂舞、攀高登险、毁物伤人等精神狂躁症状。

［1］ 岳崇俊，曹颖颖，吕萍，等.汗证从痰饮论治探赜［J］.中国民族民间医药，2017，26（22）：3-5.
［2］ 蒋明.论痰饮致积［J］.中国中医基础医学杂志，2000，6（7）：62-65.

第三节　痰饮的生物学实质研究

目前，痰饮生物学实质研究已深入到细胞分子水平，涵盖了血脂、血糖、血液流变学、细胞膜受体分子、细胞体液免疫改变、自由基损害等内容，如孟庆凯等[1]认为甲皱微循环、血液流变学、血脂、超氧化物歧化酶（SOD）、脂质过氧化物（LPO）、丙二醛（MDA）等氧自由基代谢指标，淋巴细胞转化率（LBT）等免疫学指标，有助于无形之痰的诊断。但痰饮病研究大都集中在痰病实验研究、流行病学研究以及诊断标准上，而饮病学发展则非常缓慢[2]。

一、痰饮与血脂异常

血脂异常通常指血清中胆固醇和（或）TG 水平升高，俗称高脂血症。宋剑南等[3]采用药物反证方法发现，化痰健脾中药能明显降低实验性高脂血症动物血清总胆固醇（TC）、甘油三酯（TG）、低密度脂蛋白（LDL）水平，并升高 HDL/TC 比值，降低动脉粥样硬化指数（AI）。验证了高脂血症确与中医痰浊有十分密切关系，并以 TC、TG 及 LDL 的升高为痰浊

［1］　孟庆凯，苏春娅.试论无形之痰及其微观检测［J］.河南中医，2008，28（2）：17-18.

［2］　杜亚青.痰饮病论治异同初探［J］.江西中医药，2008，39（10）：9-10.

［3］　宋剑南，刘东远，牛晓红，等.高脂血症与中医痰浊关系的实验研究［J］.中国中医基础医学杂志，1995，1（1）：49-51.

的主要特征和生化物质基础。孙红艳等[1]则从临床试验中发现，冠心病秽浊痰阻证患者处于明显的脂质代谢异常状态，TG、LDL-C 水平升高，HDL-C 水平降低，促进冠状动脉粥样硬化形成。

二、痰饮与血糖

血糖代谢异常是代谢综合征的常见病症，血糖与中医痰饮关系密切。袁卫玲等[2]认为脾虚湿阻产生的痰饮、瘀血，与糖尿病糖脂代谢异常形成的高糖、高脂、高凝血症、血管内皮损害密切相关。熊红萍等[3]采集 233 例代谢综合征的中医四诊资料，应用"证素辨证"方法计算痰证积分，同时检测血糖、血胰岛素，计算胰岛素抵抗指数（HOMA-IR），来探讨代谢综合征的痰证病理与血糖、血胰岛素及胰岛素抵抗关系。认为痰始终贯穿糖代谢整个过程，痰浊从病理机制上与胰岛素抵抗有一致性。由于肥胖是胰岛素抵抗独立危险因素之一，脂肪堆积是导致胰岛素抵抗的主要因素。有研究证实，单纯性肥胖胰岛素抵抗与中医辨证分型具有相关性，胰岛素抵抗以湿阻证型为著，而非湿阻证型较轻[4]。

［1］ 孙红艳，安冬青.冠心病秽浊痰阻证与血脂的相关性研究［J］.时珍国医国药，2010，21（10）：2604-2605.

［2］ 袁卫玲，苏玮莲，马佐英，等.论中医脾功能变化与糖脂代谢关系［J］.中国中医药信息杂志，2015，22（10）：7-8.

［3］ 熊红萍，李灿东，高碧珍，等.代谢综合征的中医痰证病理与血糖、血胰岛素及胰岛素抵抗的相关性研究［J］.中华中医药杂志，2010，25（5）：763-765.

［4］ 冯琴，胡义扬.胰岛素抵抗的中医病机证候特点［J］.中西医结合学报，2005，3（1）：63.

三、痰饮与红细胞功能

痰饮之邪，尤其是痰湿浊邪，往往具有湿邪的重浊黏腻特性，因此，针对血液成分指标异常，导致血液黏稠度变化，是痰饮实质研究的重要内容之一。红细胞是血液中含量最多的细胞，具有运输及免疫等功能，其数量及功能改变，可影响血液性质及状态，如红细胞比容增高、红细胞变形能力低下、红细胞聚集性增强等，引起全血黏度升高，类似痰浊黏腻特性。

四、痰饮与细胞间质液

痰饮是津液代谢障碍产生的病理性产物，津液是体内一切正常水液的总称，通常包括泪、汗、涕、唾、涎、胃液、肠液、关节腔液、尿液等。蒋明[1]认为除上述常见体液外，还应包括血液、淋巴液、细胞间质液，其中，细胞间质液与痰证发生关系密切，二者存在共同病理学基础，而细胞间质液 pH 可作为无形之痰证的诊断客观指标，细胞间质液 pH，在末梢循环障碍、阻断局部血液运行等情况下，它可在 6.8 ～ 7.4 之间变动。

五、痰证与细胞流变学改变

痰湿之邪的重浊黏滞特性，常常阻滞气机，引起血液运

[1] 蒋明.关于痰饮与细胞间质液 pH 的相关性 [J].中医杂志，2003，44（9）：645-646.

行状态变化，这与现代医学的血液流变学异常，具有较高一致性。王琦等[1]发现痰湿体质人群的全血黏度低切率和红细胞电泳时间高于非痰湿体质组，流态异常增多，管袢周围渗出增多，提示痰湿体质存在微循环障碍。方永奇等[2]发现痰证患者的血液浓稠性、黏滞性、凝固性和聚集性均增高。李宝莉等[3]发现痰浊中阻型眩晕的全血黏度、RBC 压积、血沉、纤维蛋白原、血栓干重等，均较对照组显著升高。

六、痰饮与炎症反应

低度炎症，又称亚临床炎症，或低度慢性炎症，是一种非特异性、慢性、持续低度的炎症病理状态，冯桂贞等[4]认为痰饮、瘀血是低度炎症缠绵难愈的致病原因。林绍基[5]据痰饮的临床表现和部分病机，认为与现代病理学中的炎症过程（包括免疫反应）极为近似，但两者不能完全等同。

[1] 王琦，叶加农.肥胖人痰湿型体质血液流变学和甲皱微循环研究［J］.中国中医基础医学杂志，1995，1（1）：52.

[2] 方永奇，黄可儿，李小兵.痰证的血液循环特征初探［J］.湖北中医杂志，1992，（6）：33

[3] 李宝莉，王廷慧，赵菊梅.206 例痰浊中阻型眩晕的血液流变性和血脂血糖变化的观察［J］.陕西中医，2003，23（8）：692.

[4] 冯桂贞，曾谷兰，吕崇山.低度炎症病理状态的中医病机分析［J］.中华中医药学刊，2013，31（8）：1768-1770.

[5] 林绍基.论痰饮实质［J］.天津中医，1994，11（2）：41-42.

七、痰饮与腔道阻塞

痰饮，尤其是无形之痰，尚缺乏客观诊断依据。张闽光等[1]认为可通过 X 线摄影和造影、CT、MRI、超声等，利用各自成像特点显示体内腔道阻塞后造成"无形之痰饮"积聚的部位、范围和程度，对脑积水、阻塞性肺炎、消化道梗阻、胆道梗阻、尿路梗阻等痰饮病因作出判断，变无形为有形。

八、痰证与免疫异常

丁萍等[2]采用放射免疫分析（RIA）法测定缺血性中风始发态患者的促肾上腺皮质激素（ACTH）、皮质醇（CS）含量，发现痰湿证组 ACTH、CS 含量较非痰湿证组高，认为痰湿证缺血性中风与 ACTH、CS 关系密切，可作为早期微观辨证分型参考指标之一。李小兵等[3]发现痰证患者的淋巴细胞转化率（LBT）低于非痰证患者和正常人，而免疫球蛋白 IgG、IgM、C_3、C_4 均高于非痰证患者和正常人，认为细胞免疫功能低下可能是心血管疾病痰证的免疫学基础。

［1］ 张闽光，耿坚，沈睿，等.从影像学探讨中医之痰饮—腔道阻塞篇［J］.中国中西医结合影像学杂志，2015，13（6）：697-699.

［2］ 丁萍，谌剑飞，关少侠.中风病痰湿证与垂体 - 肾上腺激素水平关系的探讨［J］.放射免疫学杂志，2000，13（5）：265.

［3］ 李小兵，林昌松，骆怡然，等.心脑血管病痰证患者免疫功能特点初探［J］.中国中医基础医学杂志，1997，3（6）：50.

第四节　痰饮与疑难杂症辨治

《杂病源流犀烛》曰："痰之为物，流动不测，故其为害，上至巅顶，下至涌泉，随气升降，周身内外皆到，五脏六腑俱有。"即痰之为病，随气流行，脏腑经络，巅顶四末，上下内外，无处不到，致病十分广泛，故有"百病皆生于痰""百病皆由痰作祟"之说。而且痰证多为顽难怪证，诸多疑难杂病，如内科常见的"咳、喘、肿、满、悸、眩、痛"等七大证，均存在痰饮病机，从痰饮论治，常可获得较好效果。近现代以来，痰饮致病机制探讨日益深入，涵盖临床病种也愈发广泛，如急慢性气管炎、哮喘、神经官能症、咽喉炎、食道炎、小儿肺炎、耳源性眩晕、心力衰竭、心律不齐、冠心病心绞痛、高血压、血脂异常、癫痫、脑血管意外后遗症、淋巴结核、关节炎、肿瘤、不孕症等。

一、痰饮与冠心病

痰饮为阴寒之邪，早在《黄帝内经》载有："所谓胸痛少气者，水气在脏腑也。水者阴气也。阴气在中，故胸痛少气也。"而张仲景《金匮要略》提出"阳微阴弦"的胸痹心痛病机，均强调痰饮阴邪是胸痛发生的重要病因。魏秀娟等[1]指出："冠心病的发生有多种危险因素，与饮食油腻和活动减少、吸烟及肥胖、高血压、高血糖、血脂异常有关，体现了中医痰饮致心系疾病的发病机制。"

---

[1] 魏秀娟，吴逸南.从痰饮论治冠心病［J］.辽宁中医药大学学报，2010，12（6）：170-171.

二、痰邪与中风

中风是临床上的常见病、多发病、急危病，具有致残率、致死率和复发率高的特点。该病发生与素体饮食失宜，过食肥甘厚味有关，导致痰湿内生，夹风上扰脑窍，发为中风。沈王明等[1]认为痰既是中风病的致病因素，又是其病理产物，并贯穿于中风各阶段，从痰论治中风有利于中风的防治，更符合中医学治未病思想。而中风后失语与痰浊阻窍关系尤为密切，较早治"痰"，切断病源，可避免其阻"窍"，预防中风的发生，同时治痰也是治中风的关键[2]。

三、痰饮与恶性肿瘤

引起肿瘤的常见病因有痰浊、瘀血、气滞、毒邪等，这些邪气产生与所侵袭脏腑功能失调，人体正气不足，感受外来六淫毒邪，内生异化毒邪等有关。引发肿瘤的痰饮及瘀血等病邪，有别于一般病证的痰饮及瘀血，具有显著的侵袭性、黏附性、流窜性，尤其是痰饮之邪。痰饮具有流动性特点，可流溢至周身上下内外而发病，又因其性与湿邪相类，具有重浊黏腻特性，在流溢之时，又易于停滞黏附于组织器官而呈渐积性占位生长。若癌毒阻闭三焦气机，影响人体正常津液运行、输布及排泄，形成病理性痰饮水液，可停积于组织

[1]　沈王明，李志强.从痰论治中风探析［J］.中华中医药学刊，2012，30（7）：1675-1677.

[2]　李晓琳，常静玲.论中风后失语辨证中的"痰"与"窍"［J］.中华中医药杂志，2016，31（9）：3450-3454.

器官局部，或泛溢周身。

四、痰湿与糖尿病

糖尿病是以慢性血葡萄糖水平增高为特征的代谢疾病，病变日久可导致心脏、血管、肾、眼、神经等多系统慢性进行性病变损害。熊兴江等[1]认为肥甘厚腻滋生痰湿，安逸少劳伤脾生痰，痰湿产物加重消渴，痰浊为患是糖尿病在病层次上的一个重要病机，运用化痰祛湿治法和筛选化痰祛湿方药具有重要的临床意义。许璇璇等[2]提出从痰湿体质切入干预糖尿病前期预防糖尿病，通过调体干预痰湿体质未发生及已发生糖调节受损（IGR）人群，提早 IGR 病理阶段，预防并防止进展为 T2DM。

［1］ 熊兴江，王阶.从痰论治糖尿病［J］.中国中医基础医学杂志，2008，14（12）：923-924.
［2］ 许璇璇，李玲孺，郑燕飞，等.从痰湿体质切入干预糖尿病前期预防糖尿病［J］.中华中医药学刊，2015，33（3）：614-616.

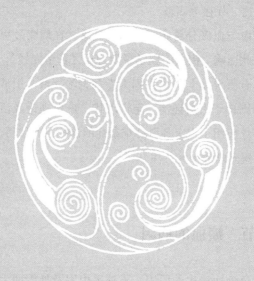

第七章　瘀血理论研究

瘀血，又称为"恶血""留血""坏血""衃血""蓄血""败血"，指体内血液停积而形成的病理产物，包括瘀积的离经之血，以及停滞脉内或脏腑内的血液。其既是疾病过程形成的病理产物，也是引起机体其他病变的致病因素。按瘀血形成、性质及状态不同，张学文[1]将瘀血分为凝血、蓄血、恶血、死血等四态。

瘀血与血瘀分属病因及病机概念，在病变过程中互为因果，彼此影响。瘀血病因学说发源于《黄帝内经》，东汉·张仲景《金匮要略》将瘀血列为专病论治，清·王清任《医林改错》则详于瘀血证治，至近现代，瘀血理论及活血化瘀疗法已广泛应用于临床各科疑难杂症的诊疗，并取得满意疗效，受到中医药学界极大关注。

第一节　瘀血的病因

导致瘀血产生的原因，不外乎内因及外因两大类。外感六淫、疫疠之气，内伤七情、饮食、劳倦，以及痰饮、结石等病理产物性致病因素，引起机体气滞、气虚、血热、血寒、血虚等病理改变，阻滞血液运行通道，或脉络损伤，血液离经而瘀滞，均可导致瘀血产生。瘀血致病的广泛性，起因于

[1] 刘绪银，毛以林，张学文. 国医大师张学文瘀血证治思想[J]. 湖南中医药大学学报，2015，35（3）：37-40.

瘀血的普遍存在和瘀血成因的多样性[1]。因心主血脉；肝主疏泄而藏血；脾主统血，运化水谷以生气血；肺朝百脉，故瘀血产生与心、肝、脾、肺等脏的行血及摄血功能失常关系密切。如心气虚或肺气虚，无力帅血运行则血行不畅，血瘀脉中；脾虚不能统血，血溢脉外，而为瘀血；情志不舒，肝气郁结，肝失疏泄，肝气上逆，温气不行，凝血蕴裹而不散，津液涩渗，着而不去，而积皆成矣[2]。

一、瘀血病因概念

现代中医药学界普遍认为：血瘀是指血液运行迟缓的病理状态，属于病机学概念。而瘀血是血瘀日久导致的病理产物，又是脏腑功能失调的致病因素，而称之为病理产物性致病因素，归属于病因学概念范畴。但鉴于瘀血病因产生，与六淫、情志、饮食等病因的来源不同，由机体内外多种致病因素作用下产生，具有一定的复杂性及特殊性，对其概念归属划分存在争议，如杨丁友等[3]认为应将血瘀与瘀血统属于瘀证，即凡血液循行迟缓、失畅，以及各种原因致使血液瘀结于一定处所的病证，均称为瘀证。鲁兆麟等[4]提出痰饮瘀血非病因论，从中医病因学说发展史及病机、病理、因果关系、辨证求因等方面，探讨了痰饮与瘀血在疾病发生、发展过程中的地

[1] 李俊莲.略论瘀血的成因[J].中医药学刊，2003，21（9）：1549-1550.

[2] 张晓伟，李强，蒋自强，等.从痰瘀论治 HAART 致脂肪代谢障碍综合征[J].中华中医药杂志，2011，26（4）：708-709.

[3] 杨丁友，白爱国.试论瘀证及其证治[J].山东中医药大学学报，1999，23（3）：179-180.

[4] 鲁兆麟，彭建中.痰饮瘀血非病因论[J].中国医药学报，1990，5（1）：13-15.

位。认为痰饮、瘀血不属病因学范畴，而应归属于病机病证。

二、瘀血病因分类

（一）因虚致瘀

1. 气虚致瘀

"气为血之帅"，气为血液运行的动力，气虚失于推动是导致瘀血内生的常见原因，又尤以心肺气虚为主。《素问·平人气象论》说："心藏血脉之气。"心气是推动血液在血脉中运行动力。心气充沛，才能维持正常的心力、心率和心律，才能保证血液在脉管中正常运行，周流不息，营养全身，内至五脏六腑，外达四肢百骸。若心气虚衰，则心推动血液运行无力，周身失养。

2. 血虚致瘀

郎庆龙等[1]指出贫血症与中医瘀血证存在十分密切的关系，瘀血日久易并发贫血症，而活血化瘀是治疗贫血症的有效方法。贫血与瘀血的关系反映在内科各种贫血症中，成为血液系统病症形成与发展变化的一个重要相关因素。

3. 阴虚致瘀

杨进[2]在分析阴液不足与瘀血形成关系的基础上，提出血脉中津液不足可引起血行不畅，也称之为"无水舟停"，且

[1] 郎庆龙，宋月芹，秦林，等.贫血与瘀血关系的研究及意义[J].山东中医药大学学报，2008，32（5）：368-370.

[2] 杨进.论养阴行血[J].南京中医药大学学报，2003，19（3）：129-133.

与其他形成瘀血的因素相互影响。周唯[1]认为阴虚、血瘀互为因果，相互影响，决定了阴虚血瘀证的广泛性。同时，阴虚证多存在微观血瘀的病理变化，且易发生中风和心肌梗死，属血瘀证中比较危险的一种。

4. 阳虚致瘀

血液的正常运行，有赖于阳气的推动和温煦，尤心肾阳气为要。心肾气旺，可推动血液循脉正常运行；若心肾阳气不足，鼓动无力，必致血行不畅而成瘀。正如《灵枢·经脉》所云："手少阴气绝，则脉不通，脉不通则血不流。"血脉瘀滞，复能耗伤心肾阳气，转而加重心衰[2]。

（二）因热致瘀

血得温则行，体现人体阳气助血运行的生理功能。若外感或内生火热之邪，熏灼血液，煎熬津液，可导致血液质地黏稠浊厚，运行瘀滞不畅，产生瘀血内停病证。

（三）因寒致瘀

阴寒邪气客于经脉，阻遏阳气布散，阳气失于温煦及推动，血液运行迟滞，是实寒导致瘀血内停的主要机制。同时，寒邪具有凝滞特性，寒凝经脉，脉络绌急，舒缩不利，不能助气行血，是另一重要发病机制。

（四）因伤致瘀

各种内外伤，跌打撞击挤压伤，损伤脉络结构，血液离经外溢，

[1] 周唯.阴虚血瘀证探析[J].山东中医药大学学报，2007，31（2）：95-97.
[2] 李瑞.充血性心力衰竭的中医病机探讨[J].现代中医药，2003，（1）：13-14.

停积而为瘀血，其病理改变多以疼痛、肿块、紫绀等病症表现更为明显。

（五）因情志致瘀

情志内伤常引起脏腑气机逆乱，影响心、肝、脾等脏调控血液功能，而易于形成气滞血瘀之证。若大怒伤肝，肝不藏血，血溢于脉外，停积不去而为瘀血。肝阳亢逆，气血上冲心胸、头面，淤积于心脑脉络，发为心绞痛、脑梗死等病症。忧愁思虑太过，耗伤心脾，气结不行，血液淤积。

（六）因浊致瘀

血浊作为中医病理学概念，多指血液受各种因素影响，失却其清纯状态，或丧失其循行规律，影响其生理功能，因而扰乱脏腑气机的病理现象[1]。血浊以血液流变学异常、血液中滞留过剩的代谢产物以及循行障碍等为典型病理特征[2]，因血液性质浊化，势必影响其在脉内的正常流转运行，导致瘀血内生。蒋森等[3]认为污秽之物与血相结则为污秽之血，污秽之血必然凝滞而为瘀血，是临床常见的一种瘀血。

（七）因痰致瘀

痰饮为水液代谢失常的病理产物，与瘀血同属于病理产物性致病因素，两者在疾病发生发展过程中，常互为因果，

[1] 王新陆.关于血浊理论在现代疾病谱系中作用与地位的探讨 [J].天津中医药, 2011, 28（5）: 355-357.

[2] 秦培洁, 仝小林, 李敏, 等.论脾瘅与血浊的关系及其意义 [J].江苏中医药, 2010, 42（4）: 6-7.

[3] 蒋森, 蒋芳莉.试论污秽之血为瘀血 [J].中医杂志,1996,37（2）: 121-122.

相互影响。其发病机制主要有：痰饮作为有形之邪，停滞于脏腑组织局部，势必影响气机周流运动，气机不畅，则血行瘀滞；此外，导致痰饮与瘀血相兼为患的重要环节，为津液的化生及运行障碍，津液代谢障碍产生痰饮水湿，阻遏津液的运行、输布，影响新的津液化生，津液是构成血液的重要物质，对血液的质地及性状具有重要影响，津液虚少，载气亦不足，血液质地黏稠，运行迟缓，易于发生瘀血病证。

（八）因盐致瘀

食盐与血脉关系密切。《内经》提出"盐胜血"理论，夏丽娜等[1]认为高盐饮食能伤血脉，其机理可能为盐味咸，滞脉泄津；盐性寒，凝血伤脉；盐入肾，精伤血少涩脉；盐入肾，脾伤气虚滞脉；盐入肾，肺伤气虚滞脉；盐入肾，肝伤气滞阻脉；盐入肾，心伤气虚血瘀。

第二节 瘀血的病机演变特点

一、瘀血生风

凡以血液运行不畅，或局部血液凝聚，或体内离经之血为主因，引发以动摇、眩晕、抽搐、震颤等为主证特点，兼见瘀血症状，均可称为"瘀血生风"，其根本病机在于瘀血阻塞经络，筋脉失养，挛

---

[1] 夏丽娜，蒋义芳，薛萌.高盐致瘀中医机理探讨 [J].时珍国医国药，2016，27（8）：1945-1946.

急刚劲，多见于老年患者以及多种慢性病的过程中[1]。除表现出瘀血和动风的主要症状或体征外，常常伴有气虚、阴虚、血寒、血热等较多的兼证，正确认识这类兼证，揭示其规律，对"瘀血生风"病证的防治具有重要意义[2]。此外，瘀血停积日久，"瘀血不去，新血不生"，可因血虚化燥，出现肌肤甲错、毛发不荣等血燥生风之证。

二、瘀血生寒

气血互根互用，血液正常运行，有赖气的推动，阳气温煦气化，若血液瘀滞不畅，阻滞气机，血瘀气滞，可引起阳气郁滞不散，失于温煦，产生内寒。若瘀血停滞日久，可影响气血化生及运行，导致气血虚弱，进而损伤阳气，阳虚温煦不利，亦可化生内寒。

三、瘀血化水

津液是血液构成的重要组成部分，因此，血液的性质及功能状态，与津液的盛衰及运行密切相关，张仲景在《金匮要略》中提出"血不利则为水"理论，即说明血液瘀滞，可影响机体津液气化，产生水液代谢失常的痰饮内停病症。谌剑奇[3]认为瘀血是导致水肿的重要原因，且与水肿互为因果，

［1］陈继山.浅谈"瘀血生风"［J］.当代医学，2009，15（3）：151-153.

［2］吴晓青，刘昭纯.论"瘀血生风"的兼证规律［J］.天津中医药，2006，23（6）：477-479.

［3］谌剑奇.试谈"血不利则为水"［J］.甘肃中医，2007，20（7）：7-8.

男女皆可发生。而活血化瘀是治疗水肿的大法。临证可用于各种肾性、心性水肿的治疗。

四、瘀血化热

瘀血内停所致发热，主要由于阳气壅遏不通所致。如《灵枢·五变》云："血脉不行，转而为热。"《灵枢·痈疽》曰："营卫稽留于经脉之中，则血泣而不行，不行则卫气从之而不通，壅遏而不得行，故热。"指出瘀血影响营卫运行，营阴郁遏脉内，卫阳壅遏脉外，不得流转，故而郁热内生。即王清任的血府逐瘀汤所治疗的灯笼热之证，治以活血化瘀行气，血活气散，郁热自消。

五、瘀血化燥

瘀血可致内燥病证发生。《脉经》云："病人胸满，唇萎，舌青，口燥，为有瘀血"。朱虹[1]认为"瘀血致燥"有很深的理论渊源，瘀血内停，阻滞气机，气不布津可形成燥证，而采用活血化瘀药物可以改善微循环，促进血液在体内的正常运行，改善组织、器官的缺血状态，保证其营养物质的正常供给，确保了气机条达、津液输布正常，可改善瘀血燥证症状及体征。朱福兵等[2]认为血瘀证是干燥综合征的常见证型，瘀血不仅是其形成的重要原因，也是病程中所产生的病理产物，伴随着疾病的发生、发展及预后全过程。金明

[1] 朱虹.瘀血致燥探析[J].中华中医药杂志，2008，23（4）：284-286.
[2] 朱福兵，刘健，方利.干燥综合征血瘀证从脾论治探析[J].中医杂志，2016，57（18）：1549-1552.

秀[1]认为燥毒、瘀血等病理因素相互为患，病久伤及肝肾，致肝肾精血亏虚，精液不足，官窍、脏腑失养，发为干燥综合征。

六、气机失调

生命之机在于流转运行，对于人体来说，气血流畅运行是各脏腑生理功能活动的基本条件。若血液瘀积停滞产生瘀血，最常见的是影响机体气机的方式及状态。随着瘀积部位不同，瘀血可影响各脏腑气机运行，由于血与脉在生理结构及功能上的密切联系，而营气行于脉内，卫气行于脉外，血脉病变常影响营卫之气运行，发生营卫失和病证，如丁元庆[2]认为营卫失和，特别是卫气失常，固护无权，腠理疏松，邪自内生，沉遁于动脉，日久成积是脉积发生发展的基本病理环节与病机。

七、扰乱神明

血液是心发挥生理功能的重要物质基础，血液的含量、质地、运行状态等，影响心主血脉的功能，进而主宰人体神志活动，调控全身各脏腑组织器官的功能活动。而瘀血是血液停积体内的病理产物，又可进一步阻碍新血化生，影响气血正常运行，导致气血逆乱，神志扰动不安。血瘀随其瘀阻

---

[1] 姜兆荣，于静，金明秀.金明秀教授从"燥毒瘀血津枯"辨治干燥综合征的经验[J].时珍国医国药，2015，26（3）：736-717.

[2] 丁元庆.营卫失常与动脉粥样硬化相关性探讨[J].山东中医药大学学报，2017，41（5）：395-398.

部位而诸症各异：瘀阻心脉，蒙蔽心神，则出现恍惚健忘，遇事兴致缺乏等精神不振症状；瘀阻于脑，闭阻清窍，可致头昏沉，记忆力减退[1]。

八、瘀血致衰老

成海燕等[2]认为血瘀既是衰老进程的必然结果，又是促使衰老加重、加快的重要因素，故成为衰老过程中的一个关键环节。李巧兰[3]认为气血运行不畅，瘀血内阻是促进人体衰老的病因之一。因瘀致衰是因虚致衰理论的延伸，探讨导致衰老的瘀血成因，预防和延缓瘀血证的产生是防病抗衰的重要内容。樊乐娟[4]通过实验方法探讨瘀血与衰老的关系，发现衰老时三种神经递质在下丘脑中含量均减少，而祛瘀方对三种神经递质都有升高作用，故认为瘀血的形成与衰老有着密切关系，瘀血是衰老的病理产物。

第三节　瘀血的生物学实质研究

对于瘀血实质研究，大多围绕血液流变学、微循环、血液生化

[1] 吴晓迪，滕晶.精神萎靡状态病机研究[J].中医学报，2015，30（4）：523-525.

[2] 成海燕，于建春，李国民，等.衰老－血瘀相关研究概况[J].辽宁中医杂志，2010，37（9）：1660-1663.

[3] 李巧兰.浅论瘀血致衰老[J].陕西中医学院学报，2000，23（3）：6-7.

[4] 樊乐娟.瘀血与衰老关系的实验研究[J].陕西中医，2009，30（2）：231-232.

等指标展开，如朱凤霞等[1]认为瘀血是人体内各系统出现的各种体液、津液、血液、淋巴液，组织液等系统代谢障碍所引起的综合症状，并表现在血液流变学、甲皱微循环、超声多普勒、心电图、血液生化等血液的理化检查及声阻抗改变。应小平等[2]认为瘀血应包涵现代医学的"瘀血""血栓形成""血栓栓塞""内出血"等局部血循环障碍内容，但不可将"瘀血"与现代医学中的"瘀血"完全等同。瘀血的生物学实质研究主要体现在以下几方面。

一、瘀血与血液流变学改变

血液流变学主要研究细胞的流变性（变形性、聚集性和黏附性）、血液流动性、血液凝固性、血细胞之间，血液与血管壁之间相互作用及其病理变化规律的学科。大多数瘀血病人都表现为血液变浓、变黏，也就是血液黏稠度增高等血液流变性改变[3]。王珍[4]认为中医学所指的"血瘀"病即是血液循环障碍，尤其是微循环障碍及其他所导致的各种病理变化。通过血液流变学检测及中医"瘀血"症有机联系的证明，使我们对祖国医学的"血瘀"症的本质以及"活血化瘀"治

[1] 朱凤霞.瘀血病证病机变化及证治浅识[J].中医药学刊，2004，22（5）：943.

[2] 应小平，张朝玉.中医学"瘀血"的实质探析[J].现代中医药，2015，35（6）：75-77.

[3] 郭建伟，谢保成.瘀血的本质及活血化瘀原理的初步探讨[J].陕西中医学院学报，2002，25（3）：16-17.

[4] 王珍.试谈血液流变学与中医"瘀血"原理的关系[J].陕西中医，2002，23（5）：426-427.

则的疗效原理有了新的认识。王阶等[1]采用电子计算机多因素分析方法，对瘀血腹诊进行了客观化分析，发现瘀血腹诊的本质特征与血液黏度升高、血小板聚集及黏附性增高、血栓易于形成及肌电图异常有关。张学文国医大师[2]认为瘀血包括死血，指因各种原因引起血液凝滞、运行障碍，导致血液凝聚成团的病理状态，即西医所言的血栓形成。

柴雅倩等[3]探讨瘀血舌血液流变学指标与血管超声指标的相关性，发现痰凝血瘀舌组的舌下动脉搏动指数与血液流变学的全血还原黏度（低切、中切、高切），红细胞聚集指数呈正相关，气虚血瘀舌组的舌下动脉搏动指数与全血还原黏度（低切、中切、高切）、红细胞聚集指数呈负相关，从而认为舌血流的改变对于疾病影响微循环出现的变化比较敏感。杨爱萍等[4]证实原发性痛经瘀血舌象患者外周血中血小板活化因子（PAF）活性明显增高，血小板活化因子乙酰水解酶（PAF-AH）活性明显降低，PAF-AH 与 PAF 的失衡与原发性痛经瘀血舌象患者发病机制有关。

[1] 王阶，陈可冀，宋小华.瘀血腹诊的客观化研究［J］.中国中西医结合杂志，1996，16（10）：596-599.

[2] 刘绪银，毛以林，张学文.国医大师张学文瘀血证治思想［J］.湖南中医药大学学报，2015，3（3）：37-40.

[3] 柴雅倩，陈群，徐志伟.瘀血舌血液流变学指标与血管超声指标的相关性［J］.中医杂志，2007，48（8）：733-735.

[4] 杨爱萍　陈群.原发性痛经患者瘀血舌象与血小板活化因子及血小板活化因子乙酰水解酶关系［J］.中国中西医结合杂志，2011，31（3）：331-333.

二、瘀血与微循环障碍

徐宗佩等[1]发现"久病入络"患者存在血瘀证，且随病程延长，血瘀证逐渐加重，血瘀证积分值逐渐增高。存在球结膜微循环障碍，微循环积分值逐渐增高，提示血瘀证与微循环障碍有相关关系，随病程延长，相关系数依次递增。魏绍斌等[2]认为血流不畅，发生瘀阻现象，主要表现为微循环障碍：①微血管畸形、微血流缓慢和瘀滞；②白细胞聚集和（或）红细胞变形能力降低；③微血管周围的渗出和出血；④微血管缩窄和闭塞。

三、瘀血与血管形态及功能改变

苗理平等[3]发现糖尿病大鼠全血黏度、血浆比黏度、全血还原黏度、血球压积和纤维蛋白原等指标增高，说明血液黏度和凝聚性增加，致使血管内皮细胞损伤是糖尿病患者并发血管病变，导致主要脏器功能损害的病理基础。郭建伟等[4]认为瘀血发生的痛有定处，拒按等"不通则痛"现象，是由于患者血管有不同程度的痉挛狭窄，或因血栓形成而管

[1] 徐宗佩，张伯礼，高秀梅，等．久病入络患者瘀血证与微循环障碍相关性研究［J］．陕西中医，1997，18（9）：423-425.

[2] 魏绍斌，冯婷婷，王宇慧．从"源头治疗"子宫内膜异位症的中医新思路［J］．新中医，2012，44（11）：14-16.

[3] 苗理平，熊曼琪．加味桃核承气汤对糖尿病鼠血液流变学的影响［J］．新中医，1990，（7）：51.

[4] 郭建伟，谢保成．瘀血的本质及活血化瘀原理的初步探讨［J］．陕西中医学院学报，2002，25（3）：16-17.

腔闭塞；导致血液循环发生障碍产生缺血、缺氧。刘芳等[1]探讨骨质疏松微血管改变与中医瘀血疼痛的关系时认为，微血管改变是瘀血证的病理基础，瘀血是引起骨质疏松性骨痛的重要机制之一，可能与其引起血供减少、微循环障碍，不能正常营养骨组织及神经，致成骨减少、骨量降低、纤微骨折增加、骨小梁超微结构改变以及骨内压增高等相关。

第四节　瘀血与疑难杂病辨治

瘀血理论被广泛应用于临床各科疑难杂病诊疗，主要见于以下病证：

一、瘀血与糖尿病

消渴病的基本病机为阴津亏耗、燥热内盛，日久气阴两虚，瘀血内生，阻塞脉络，并引起多种严重并发症。现代医学认为：糖尿病周围神经病变的发生是多种因素共同作用的结果，主要与滋养神经的微血管及血液障碍导致的神经细胞缺血缺氧、多元醇通路代谢增强、蛋白质非酶糖基化、神经营养因子减少等有关[2]。糖尿病患者血液凝固性指标的检测结果表明：血小板活化、血液中与瘀血相关的因子含量和活性增高，与抗凝有关的因子含量或活性降低，最

[1] 刘芳，黄海，邓伟民，等．从骨质疏松骨小梁微血管变化剖析瘀血疼痛的基础[J]．中国老年学杂志，2011，31（3）：750-752.
[2] 张兰，于世家．从络病理论探讨糖尿病周围神经病变的发生机制[J]．中医药研究，2002，18（2）：2-3.

终导致血液呈高凝状态[1]。

二、瘀血与冠心病

冠心病属中医胸痹、心痛范畴，是严重危害人类健康的常见病和多发病。关于冠心病的病因病机有血瘀学说、瘀毒从化说、痰瘀学说、阳虚血瘀说、络病学说、心脾痰瘀相关说、热毒说以及络风说等观点，均存在瘀血病因作用参与，提示瘀血在冠心病病因病机中的主导地位[2]。王彦[3]认为瘀血是冠心病的主要原因和主要病理产物，血瘀证贯穿于冠心病各种证型中。徐浩等[4]对血瘀证及其兼证与术前冠状动脉造影所见病变类型及复杂程度进行相关性分析，结果血瘀证计分与术前冠状动脉造影所示冠状动脉病变最重狭窄程度和病变计分均明显相关，且随着年龄增长和病程增加，血瘀证与冠状动脉病变狭窄及复杂程度的相关性逐渐增加。

三、瘀血与中风

中医学认为中风的主要病机为气血逆乱，化生风、火、

[1] 林东平，杨裕国，吴万龄.糖尿病患者血小板活化状态和纤溶活性的变化[J].实用医学杂志，1999，15（6）：425-426.
[2] 卢红蓉，杜松.冠心病病因病机理论研究概述[J].环球中医药，2015，8（2）：186-189.
[3] 王彦.血瘀与冠心病的相关性研究概况[J].中医杂志，2012，53（7）：613-616.
[4] 徐浩，鹿小燕，陈可冀，等.血瘀证及其兼证与冠状动脉造影所示病变及介入治疗后再狭窄的相关性研究[J].中国中西医结合杂志，2007，27（1）：812.

痰、瘀，导致脑脉痹阻，或血溢脑脉之外所致。刘昭纯[1]从文献学、流行病学、实验研究等方面，总结内风病证病机特点，提出了"瘀血生风"的中风病机概念。向楠[2]探讨中风病危险因素与瘀血关系，指出年龄、高血压病、心房纤颤、糖尿病等中风病的重要危险因素，在中医辨证时，均与瘀血有密切联系，证明了"瘀血生风"病机理论。而活血化瘀中药可通过多环节、多靶点的整体调节作用达到治疗脑血管疾病目的，具有改善出血灶局部的微循环、增强吞噬细胞作用，促进血肿吸收，增快损伤脑组织修复，提高脑组织耐缺氧性、促进血管内皮细胞修复等作用[3]。

四、瘀血与哮喘

王磊[4]指出瘀在哮喘的产生中，与气和痰有着密切的联系，瘀血生则阻滞气机，气机不利无法行水，水凝成痰，痰瘀搏结于气管，则缠绵不愈。孙慧媛等[5]基于临床流行病学，总结支气管哮喘慢性持续期典型临床症状、体征和辨证分型特点，归纳整理支气管哮喘慢性持续期的证候特征，发现支气管哮喘慢性持续期涉及多脏腑的

[1] 刘昭纯，马月香，刘红杰，等."瘀血生风"假说的形成及其意义[J].中国中医基础医学杂志，2005，11（2）：88-92.
[2] 向楠.中风病危险因素与瘀血的关系[J].世界中西医结合杂志，2007，2（6）：364-366.
[3] 王玉龙，张焕，刘秋燕，等.活血化瘀药治疗中风的中医药研究进展[J].中国中医急症，2015，24（8）：1414-1417.
[4] 王磊.瘀血理论在哮喘辨证治疗中应用浅识[J].实用中医内科杂志，2008，22（2）：22-23.
[5] 孙慧媛，孙瑞华，张秀艳，等.基于临床流行病学的支气管哮喘慢性持续期证候特征研究[J].中华中医药杂志，2016，31（11）：4494-4498.

功能失调，尤以肺脾为核心，痰饮、瘀血等病理产物共存，呈现本虚标实、寒热错杂的证候特征。许成群[1]在探讨哮喘的瘀血病机时，归纳"瘀血致哮喘"的病理机制是：气滞致瘀、痰阻致瘀、气虚致瘀等三个方面。

---

[1] 许成群.哮喘的瘀血病机初探[J].湖南中医学院学报，1996，16（4）：5-6.

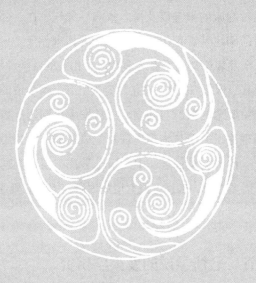

第八章　中医七情学说研究

七情学说是中医病因理论的重要内容，从《内经》始，历代医家都非常重视。随着医学模式由生物医学模式向生物－心理－社会医学模式的转变，对七情学说的研究亦在不断深入。纵观60余年的研究状况，虽然早在20世纪60年代起已有零星的讨论，如张奇文对七情的产生与五脏的关系，情志变化对健康的影响以及情志致病导致气、血、郁、痰、火等机制的阐述[1]，但七情学说的专题研究始于20世纪80年代，至今发表论文上千篇之多，与之相关的各类课题145项，其中国家级课题61项，研究内容主要有七情学说的发生学研究、相关概念的探讨与确立、七情发生机制、七情性质、七情致病理论、七情与临床病证发生以及怒志、惊恐、思的专题研究、情志测量量表、中医情志学说与情绪心理学的比较研究等诸多方面，现将有关七情病因研究的状况概述如下。

第一节　七情学说的发生学研究

七情学说的发生、发展的源流如何？在其发生、发展过程中受到了哪些理论与思维形态的影响？搞清这些问题，有助于把握七情学说的理论特点，更好地理解其理论内涵。此方面的研究，当以张光霁等《中医病因七情发生学》（2012年）为代表。

一般认为七情学说的形成与发展萌芽于春秋战国，初成

---

[1]　张奇文.试论内因七情[J].山东医刊，1961，（10）：15-18.

于《内经》，定型于宋元，发展于明清，深入研究于当代。早在 20 世纪 80 年代，王米渠[1] 将七情学说的形成与发展分为四期，即春秋战国时代为诸子散载时期，《内经》时代为初步形成时期，宋金元时代为定型成熟时期，明清至今为继续发展时期。其后的研究只是将明清与当代加以区分，基本没有超出王氏的认识。如张纪梅论七情学说的发展，认为大致上可以分为两个不同的阶段：零星论述阶段（远古～公元前 476 年）和系统论述阶段，后一阶段又分为战国～三国、两晋～五代、宋金元时期与明清时期四个时段[2]。或认为情志致病理论萌芽于春秋，奠基于战国及两汉，发展于晋五代十国，定型于宋金元时期，深化于明清时期，不断完善于现代[3]。

一、先秦诸子思想奠定基础

张光霁等[4] 认为，先秦诸子仅从哲学角度来论情，由于各家思想和目的的不同，因此对情所下的定义及情感的种类也各不相同，分别有喜、怒、哀、乐或恻隐、羞恶、辞让、是非四情说，喜、怒、忧、恐、哀五情说以及好、恶、喜、怒、哀、乐六情说，喜、怒、忧、悲、好、憎、欲或喜、怒、哀、惧、爱、恶、欲七情说等。韩

[1] 王米渠.试论七情学说的形成与发展 [J].四川中医，1984，2（2）：4-3.
[2] 张纪梅.七情学说的历史与心理学研究 [D].哈尔滨：黑龙江中医药大学，2006.
[3] 阳少辉.情志致病源流探讨及情志因素与妇科疾病的相关性研究 [D].广州：广州中医药大学，2012.
[4] 张光霁，张燕.中医七情病因概念的源流 [J].中华中医药杂志，2010，25（8）：1162-1164.

成仁[1]也指出，对于七情的认识，历史上哲学与医学有不同的看法。按先秦时期的哲学思想，七情是人情，是人性的表现。《礼记·礼运》曰："何谓人情？喜、怒、哀、惧、爱、恶、欲，七者弗学而能。"可见《礼记》之七情含义已经超出了仅是情感的表现，它强调的是人性之质。《荀子·正名》曰："情者，性之质也。""性者，天之就也。""生之所以然者，谓之性。"人性乃人生之即有的生性。人情是人性的表现，如《荀子·正名》曰："性之好恶喜怒哀乐，谓之情。"张柏华[2]对中医情志学说与荀子的情欲思想比较研究认为，《荀子》所论为"情欲"，中医所论为"情志"，前者偏于"情"的社会学内容，后者则侧重于"情"的生物学内容，若将二者结合起来，则可形成古代对情绪、情感过程的较完整的认识。刘洋[3]认为中医学情志理论在基本认识上继承了中国传统文化尤其是儒家思想。秦汉以远即创建了七情、六志、五气、五性等名词术语。明确情志一同，情动为志，志更偏重于情感表达，揭示了《内经》论述情感情绪重在五志的根源。天人相应，不同时间、气象条件所带来的环境改变可以影响人的情感变化。注意到社会境遇的改变程度，可以导致喜乐忧哀情感变化的性质与程度，是《内经》贫富贵贱致脱精失营观

[1] 韩成仁.关于七情学说研究几个概念诠释 [J].山东中医药大学学报，1997，21（4）：254-257.

[2] 张柏华.中医情志学说与荀子的情欲思想 [J].山东中医学院学报，1996，20（1）：13-14.

[3] 刘洋.《黄帝内经》情志病因研究 [D].北京：中国中医科学院，2008.

念的滥觞。建立了通过面貌行为判断情志表达的方法，奠定了《内经》怒象判断的依据。描述了"喜怒欲惧忧"的特征性行为心理，将其与气关联，称作内畜五气，这种畜与藏、气与性的关系，与《内经》"人有五藏化五气，以生喜怒悲忧恐"的情志发生理论构成了默契。构建了情志与五方、五脏配伍的理论。提出情志表达缺乏正面意义的论述，情志表达难于控制，过节生害，成为病因的理念。申明情志中和的主张，奠定了中医情志病因学的基础和节喜怒戒慎患的情志养生观。

二、《内经》确立七情学说之雏形

《内经》确立七情学说之雏形，可谓所有学者的共识，如张光霁等[1]明确指出，《内经》时期，将诸子论情时的"致病成害"之义引入医学领域，其中的"五志"说和"九气"论为后世医家奠定了基础，所以说《内经》时期七情学说已具雏形。杨巧芳[2]对《内经》情志致病理论的研究也认为，《内经》中有许多情志致病理论的相关论述，内容包括情志致病的规律、特点、社会因素、传变规律、致病病种、致病机理等各个方面，已经形成了情志致病理论的雏形。郑红斌等[3]系统地整理、探讨了《内经》七情内伤病因理论，认为《内经》明确提出了七情病因的归类，七情活动以五脏为内应，精气血津液为物质，经络为通路的生理基础，指出七情太过、不及

[1] 张光霁，张燕.中医七情病因概念的源流[J].中华中医药杂志，2010，25（8）：1162-1164.

[2] 杨巧芳.《内经》情志致病理论研究[D].北京：北京中医药大学，2009.

[3] 郑红斌，张光霁，陈诚.中医病因古今演变的研究之——《内经》七情内伤病因概论[J].浙江中医学院学报，1998，22（1）：5-8.

和正气亏虚是其致病的条件。归纳论述了七情致病特点为多伤及相应内脏、可交互致病、可相应转化、多伤心神、直接影响气机，并分别论述了七情内伤的致病性质，其中过喜致病一为损伤心气，一为致病狂乱。怒性属阳，乃向上、向外导致气机升发太过之病变，临床以厥逆、出血、飧泄、头痛、眩晕等为特点。悲忧属阴性病邪，为病多影响心系肺系，出现心急肺举病证。思性属阴，思多伤脾，多见运化无力、运化失常的病变，严重的还可影响生殖功能。恐则气下，惊则气乱，其为病伤气机，伤气血，伤五脏，伤精神，恐为气机内敛向下，故属于阴；惊则气机散乱，精神飘荡，应属于阳。

李如辉等[1]探讨认为"形与神俱"观念的发生乃"肾藏志、应惊恐"发生学研究的起点，《内经》"肾藏志"之"志"所指系狭义之志，即意志及记忆，"肾藏志"理论的发生以"肾藏精"理论为基础，有赖于"主体思维"方法对意志与行为关系的把握，同时，对健忘的治疗反证亦是归纳"肾藏志"的依据之一。惊恐并属于肾，对惊恐太过致病征象的观察，以及情志相胜法实践对肾－恐（惊）配式合理性、科学性的证实，是"肾应惊恐"理论赖以发生的主要途径。

三、《内经》以降历代医家的发挥

杨巧芳[2]总结了历代医家对《内经》情志致病理论的

［1］ 李如辉，张光霁．"肾藏志、应惊恐"理论的发生学剖析［J］．浙江中医学院学报，2001，25（1）：5-9.

［2］ 杨巧芳．《内经》情志致病理论研究［D］．北京：北京中医药大学，2009.

发挥，认为医家学术思想受所处的历史时代背景、所在的地域、所擅长诊治疾病的影响，对情志致病的理解和发挥也具有一定的特点和特色，但并不一定完善。如王冰的"五志甚则自伤，过用病生"；陈无择的"七情为内所因，各随本脏所伤"；刘完素的"情之所伤，皆属火热"；张子和的"五志所发，皆从心造"；李东垣的"七情所伤，皆损元气"；朱丹溪的"人身诸病，多生于郁"；张介宾的"情志之伤，从心而发"；李中梓的"妇人之病，易伤七情"：叶桂的"七情之郁，总由乎心"；沈金鳌的"七情之伤，发而过其节也"；费伯雄的"七情之伤，必归于心"等等。李成卫等[1]分析七情病因概念的形成，发现陈无择"七情"，六个（怒、喜、悲、恐、惊、思）来自《素问·举痛论》"九气"，一个（忧）来自《诸病源候论·七气候》"七气"，变"气"为情、其数为七，是仿《礼记·礼运》"七情"，而宋明理学心性论是"七情"病因概念形成的指导思想。禄颖等[2]分析《三因极一病证方论》七情学说特点，指出陈无择明确提出了"七情"病因，强调七情致病的广泛性，重视气机及虚实在七情致病和治疗中的重要作用，同时注重疾病的情志调养，可谓中医病因学的一个突破性贡献，成为七情学说成熟的里程碑。张光霁等[3]也认为，陈无择总结前人理论，创"三因说"，并且明确提出"七情"概念，将喜、怒、忧、思、悲、恐、惊作为七情之具体内

[1] 李成卫，王庆国.对七情病因概念的形成分析［J］.北京中医药大学学报，2005，28（1）：17-19.

[2] 禄颖，吴莹，鲁艺，等.《三因极一病证方论》七情学说特点分析［J］.吉林中医药，2013，33（8）：858-860.

[3] 张光霁，张燕.中医七情病因概念的源流［J］.中华中医药杂志，2010，25（8）：1162-1164.

容，七情学说至此定型成熟。郝志等[1]对朱丹溪情志理论的分析与比较研究认为，朱丹溪注重情志疾病研究，除用气机紊乱理论阐述情志致病之病机外，还用"相火"的概念完善了中医心理疾病之病机，与西方现代心理学的观点颇类似。李宇涛等[2]对张介宾有关情志的认识进行了系统梳理，涉及对情、志、情志的不同认识，指出张介宾认为当外界事物影响人时，人具有主观反应性，并能根据主观好恶而产生相应的七情反应。情可分八种，强调七情外尚有"畏"，且畏由恐而生。志分两类，一是对"喜、怒、思（或悲）、忧、恐"的概括或统称，如"五志""情志"之类；另一类是在内心有一定倾向的基础上产生的比较坚定的意向，如"志意""意志"。在张介宾看来，七情之"情"与五志之"志"本质相同，故统称为情志。情志是神的一种，由心神化生，其本质就是情。

四、怒志理论的形成与发展

怒志理论的形成与发展得到了个别学者的关注，如李强等[3]从病因病机和治法方药方面对历代医家医著中有关"怒"的论述归类阐述，认为《周礼》首次提出包含"怒"在内的情志活动太过会损害健康，导致疾病。《吕氏春秋》的相关论

---

[1] 郝志.姜桂宁.朱丹溪情志理论分析与比较 [J].山东中医杂志,2011, 30（1）: 3-5.

[2] 李宇涛, 仲卫红.张景岳对情志的认识 [J].福建中医学院学报,2005, 15（5）: 47-48.

[3] 李强, 刘凌云.历代医家对"怒"的认识 [J].山东中医杂志,2012, 31（3）: 157-159.

述对后世七情之怒病因学说的形成也有所影响。《内经》中有关怒致病规律可概括为怒为内所伤、怒伤气、怒伤阴、怒伤心、怒伤肾、怒伤肝等六个方面。并列举了《难经》、孙思邈、陈无择、金元四大家以及明代张介宾等有关对怒的认识。张岚等较为系统地梳理了怒志理论的发展概况，认为秦汉三国时期是怒志理论的初步形成阶段，《内经》的相关论述标志着怒志理论的初步形成，经历了晋至隋唐的纵深发展，宋金元医家的融会贯通，明清医家的深入实践，经过历代医家的不断整理与阐发，从理论到实践，从病因、病证、药物疗法到情志疗法，内容涵盖广泛，而中国传统的心身一元论的思想贯穿始终。"怒伤肝""怒则气上"是怒致病机制的简要概括，"从肝论治"是医治怒病的主要法则。

五、七情数目为"七"的理据考证

张光霁等[1]对"七情"中"七"的由来做了考证，认为这一数目的确定是同时受到了儒家思想、包括《礼记》在内的时代文风、医家以七论病方式以及陈无择推崇经典思想的影响。乔明琦等[2]通过对陈无择治学根柢、学术风格的考察，也认为陈无择把情定为七是受汉代以来"七体"文风与《难经》以降"以七论病"思路影响的结果，所选七种情志是遥承《内经》九气致病论述与其临床实践结合的产物，七情属于基本情绪范畴，是由种族进化所形成的人类共有的情绪，七情学说的科学价值在于抓住了人类的基本情

[1] 张光霁，张燕.七情之"七"及各情含义[J].浙江中医药大学学报，2010，34（3）：297-299.

[2] 乔明琦，韩秀珍.七情的学术渊源与困境中的出路[J].山东中医药大学学报，1997，21（5）：335-339.

绪，把握了情志与脏腑相应关系，符合理论简洁性要求。但把情定为"七"，闭塞了对其他情志的认识，妨碍具体概念向抽象水平的发展，是其陷入困境的根源。七情本身的深化发展与构建新的情志理论，是七情研究摆脱困境的出路。师曼[1]则从认知语言学的角度诠释七情的合理性认为，为什么人各种各样的情感，最终总结为七种，而不是八种或者九种、六种，是因为相对来说，"七情"充分利用了人的短时记忆的最大容量，它的表达力更强、更有效。韩晶杰[2]认为"七情"的名称经历了四情、五情、六情、七情等不同称谓的演变过程，最终确定为七情，可能受到以下三方面因素的影响：一是肺有两叶、肾有两枚，心、肝、脾各为一的解剖知识；二是河图中心火成数谓七，心主神明，主宰七情的变化；三是从临床实践的角度看，由于七情在女子表现得尤为突出，故以女子发育生殖的基数"七"命名。但用五脏解剖、河图术数等解释七情之所以为"七"，缺乏应有的理据，有牵强附会之嫌。

纵观对七情学说发生学的研究，可以说先秦诸子之论奠定了思想基础，《内经》确立了七情学说的雏形，宋代陈无择首倡七情内伤病因论，明代张介宾首先提出情志病因及情志病证之名，历代其他医家多有所发挥补充。虽然对七情学说发生、发展的历史事实脉络有了较为清晰的梳理与认识，但

---

[1] 师曼.从认知语言学的角度诠释"七情"的合理性[J].大学英语（学术版），2010，7（1）：43-46.

[2] 韩晶杰.解读七情名称缘由[J].中医药学刊，2005，23（12）：2220.

对不同历史时期事实发生的所以然，即相关思想、文化、实践基础等尚缺乏深入研究，已经开展的个别研究在逻辑与事理上尚显牵强，七情学说的发生学研究还有待深入。

第二节　七情学说相关概念研究

概念是反映对象本质属性的思维形式，是理论构成的基本单元。但由于历史的、文化传统的等原因，中医学许多概念在其所出现的文献中没有明确给出其相应的内涵与外延，七情学说的相关概念也是如此。故国内一些学者以中国古代相关文献为基础，结合现代医学心理学、情绪心理学等理论，试图对七情、情志、情志病因等概念进行定义。

一、七情概念的定义

七情作为传统中医理论的重要概念，历版《中医基础理论》教材对七情概念均有所界定，但又不完全相同。如印会河[1]主编的《中医基础理论》教材认为七情即喜、怒、忧、思、悲、恐、惊七种情志变化，是机体的精神状态，又认为是人体对客观事物的不同反映。李德新主编的21世纪课程教材《中医基础理论》认为，七情"包括精神、意志及情绪活动"，同时又指出"精神活动又称心理活

---

[1]　印会河.中医基础理论［M］.上海：上海科学技术出版社，1989：98.

动"。孙广仁等[1]主编的《中医基础理论》教材认为，七情指喜、怒、忧、思、悲、恐、惊七种正常的情志活动，是人体脏腑生理和精神活动对内外界环境变化产生的情志反应。有学者基于对传统七情概念的认识，认为七情概念的基本内涵应包括：①七情属"神"的范畴；②七情是以心神为主导的，与五脏活动（气血）有关，是相互协调的脏腑功能活动的一种表现形式；③七情是机体在外界环境的刺激和影响下，内外综合作用的结果[2]。上述定义试图运用"属＋种差"的定义方法揭示七情的本质，但对其"属"概念的情志没有准确的描述，有些尚有明显的逻辑错误。邢玉瑞[3]认为七情指人的喜、怒、忧、思、悲、恐、惊等情感、情绪反应与认知活动。思虽然是指思维活动，属于心理活动的认知系统和过程，但中医传统上常将思与其他情感系统相提并论，合称为七情。为进一步说明七情概念，他又对情绪、情感等概念进行了说明。

以往在中医七情理论中，对每一情志缺乏具体的定义，故有学者按照科学概念定义规则，在情志抽象概念定义下，

[1] 孙广仁，郑洪新.中医基础理论[M].北京：中国中医药出版社，2012：214.

[2] 广州中医药大学《中医基础理论体系现代研究》编委会.中医基础理论体系现代研究——基础与临床[M].广州：广东科技出版社，2002：223.

[3] 邢玉瑞.七情内涵及致病特点[J].中国中医基础医学杂志，2003，9（9）：6-7，17.

试图对每一情志概念加以界定。如乔明琦等[1]对喜怒忧思悲恐惊七种情志逐一定义，认为喜是个体脏腑气血功能协调，且愿望实现、紧张解除的轻松愉快的情绪体验及相应的表情及行为变化。怒为个体气血上逆不畅及愿望受阻而导致的紧张带有敌意的情绪及相应的表情行为与生理变化。忧是对所面临问题找不到解决的办法及身体状况不佳、担心时，以心情低沉为特点的复合情绪状态，具有兴趣丧失、性欲低下及自我感觉差等特征。思是指对所思问题不解，事情未决及个体肝脾气郁功能低下时产生的担忧焦虑的心情，是一种思虑不安的复合情绪状态。悲为个体对所热爱的人或物丧失与所追求希望破灭及脏腑精气亏虚时，对哀痛情绪的体验。恐指遇到危险而又无力应付及脏腑气血大虚时产生惧怕不安的情绪体验。惊系指突然遭受意料之外事件尤其心神欠稳，脏腑功能失调复遇异物异声而产生的伴有紧张惊骇的情绪体验。瞿双庆等[2]对七情的含义及五行五脏归属研究认为，喜是因事遂心愿或自觉有趣而心情愉快的表现，因其活泼而表现于外，故有火之机动、活泼、炎上之象，属火而配属于心。怒是因遇到不符合情理或自己心境的事情而心中不快、甚至愤恨不平的情绪表现，缘其气机条达不畅而起，怒后又可引起气机上逆即升发太过，且怒象忽发忽止颇具木之象，故属木而配属于肝。忧是对某种未知结果而又不愿其发生的事情的担心，以至于形成一种焦虑、沉郁的情绪状态，因其内向而趋于气机之收敛，故属金而配属肺。思指人认真思考问题时的精神状态，这种精神状态

[1] 乔明琦，张惠云，韩秀珍，等.七情定义新探[J].上海中医药大学学报，2006，20（1）：12-15.

[2] 瞿双庆，王长宇，孔军辉.论五神、七情的五行五脏归属[J].北京中医药大学学报，2002，25（5）：1-4.

是其他情志表现于外的基础，因为其他情志均是思后而发，因而属土归于脾。悲是精神烦恼悲哀失望时产生的痛苦情绪，其象如秋扫落叶之凄凉、毫无生机、气机内敛，故属金而主于肺。恐是机体面临并企图摆脱某种危险而又无能为力时产生的精神极度紧张的情绪体验，由于其发自于内且常引起气机下陷而属水主于肾。惊是在不自知的情况下突然遇到非常事件时，精神骤然紧张而骇惧的情绪表现，因其易导致气机紊乱使木之调畅异常，又具突然性而类风象，故属木而主于肝。两者的定义不尽相同，前者结合脏腑气血状态来表述，后者着重于产生的原因及情绪表现，但所论七情五行五脏归属的认识恐值得商榷。以怒为例，由于肝病多怒，怒易伤肝，而肝主升发象木，故怒志以肝为中介而归属于五行之木，而不可能是归因于怒象忽发忽止颇具木之象，其他如喜、悲、惊等大多如此，翟氏的解释有本末倒置之嫌。金光亮[1]则完全从现代情绪心理学的角度对不同情绪加以定义，并对各自的强度加以说明，认为喜是因外界事件能满足自己的意愿而产生的一种内心体验，其程度取决于愿望满足的程度，表现为满意、愉快、欢乐到狂喜，笑是喜悦的表情。怒是因外界事件违背自己的意愿，而自我认为有能力控制时产生的一种内心体验，其程度从不满、生气、愠怒、忿怒到大怒、暴怒。悲是发生不利于自己的事情而又自感无力控制其发展时产生的失望、痛苦的内心体验，其强度决定于失去事物的价值，

[1] 金光亮.情志源流与概念探讨［J］.北京中医药大学学报，2007，30（8）：514-516.

表现为遗憾、失望以及难过、伤心、悲痛、哀痛等，悲哀所造成的紧张的释放就表现为哭泣。恐是自感面临某种危险情境而缺乏应对能力、企图逃避时产生的内心体验，其程度可以是不安、担心、害怕、恐惧等。惊是突然遇到可能有害的非常事件时，仓促之间手足无措、无以应对的内心体验。忧是预感某种不利于己的外界事件将要发生而又无力控制时的内心体验。思指思考、思维，与情志关系密切，是情志活动的基础。从致病性而言，思则是由于思之不遂而兼夹其他情志（如忧等）方为病因。李奕祺等[1]对惊与恐的概念进行了辨析，指出就惊与恐的区别而言，惊为情，恐为志；惊由外触，恐自内生；惊则气乱，恐则气下。就惊与恐的联系而言，惊恐皆致气乱；二者常互为因果，致病具有相兼性；心藏神，肾藏精，惊恐密不可分。历代医家对惊恐合称的认识，正是由于惊与恐的相关性及相似性。

二、情志概念的定义

在中医学领域，张介宾《类经》中最早提出情志概念，但对何谓情志，情志与七情、情绪等关系问题，却一直缺乏清晰的认识，近年来，许多学者对此进行了深入探讨。

（一）情志合称说

有学者认为，中医情志概念是情与志的合称，如韩成仁[2]认为，情志是指人的精神情感变化，情感出于人性，人性的一切活动都有

[1] 李奕祺，马五支.论惊与恐[J].福建中医药大学学报，2011，21（2）：46-48.
[2] 韩成仁.关于七情学说研究几个概念诠释[J].山东中医药大学学报，1997，21（4）：254-257.

一定的内在规律，皆为有序运动，目的明确，方向专一，每一种情感的出现都代表心神的某个方面的向慕，所以说情感是有一定志向的精神运动，故称情志。笼统地讲，七情就是情志，情志就是七情，但仔细分析起来，情与志还是有区别的，志在内，生于藏，情在外，成于感。《内经》论喜怒忧思恐与脏腑的关系时，用了两种不同的表述方法，一说"人有五脏化五气，以生喜怒悲忧恐"，一说"在志为怒"等（《素问·阴阳应象大论》），这一"生"一"在"似乎隐藏有"在脏为志，出则为情"之义。张燕[1]也认为情、志、神是三个既密切相关，又有所区别的概念。"情"是"性"受到"物"的刺激，再经过"心"的所取而显于外的各种情感表现。中医的"七情"也是"性"显于外的七种不同情感表现。志虽然有时也可代指情绪、情感，但大部分情况下是带有意向性的心理活动，有其特殊的价值属性。"神"的含义较之"情"和"志"要广泛得多，"情"和"志"都包含在狭义之神的范畴中。总之，神包括"情"和"志"，而"情"和"志"都是心理活动的外在表现，"情"是"性"表现于外的各种具体情感，志有方向性，是经过动机斗争而确立奋斗目标的心理过程。上述定义至少存在如下问题：一是用情感界定情志，而没有提及情绪，但在现代心理学中，情感与情绪并不完全相同，一般而言，情绪是偏向与生理性需要相联系的内心体验；而情感是常与社会性需要相联系的较高级的内心感受，是人

［1］ 张燕.情志神概念辨析［J］.中华中医药学刊，2007，25（9）：1853-1854.

类独有的复杂的心理体验。情绪总是由当时的情境所决定，随情境迅速变化，不太稳定，比情感更为强烈，具有较多的冲动性和明显的外部表现，可称为"扩大了的情感"；情感则是既具有情境性，又具有稳定性与长期性，着重表明情感过程的感受方面，即情感过程的主观体验方面。二是认为情感是有一定志向的精神运动，或认为志有方向性，是经过动机斗争而确立奋斗目标的心理过程，则有将情感与意志概念混同之嫌，因为意志是指一个人自觉地确定目的，并根据目的来支配、调节自己的行动，克服各种困难，从而实现目的的心理过程，具有较为明确的志向，而情感则否。三是认为七情就是情志，情志就是七情，则为同义语反复，并未揭示情志概念的实质，而且混淆了上位概念与下位概念的区别。

另外，鲁明源[1]提出五志、七情和情志均用于描述人的情绪活动，五志侧重于描述生理状态下的情绪活动，七情则是病因学的概念，两者的区别在于"常"与"变"，在于生理反应还是病理变化。情志是五志和七情的概称，泛指所有的情绪活动，具有生理病理的双重含义。黄跃东等[2]认为情与志区别在于：情偏重于功能意识，与脑关系密切，而志偏重于物质形态，与五脏有直接关系；情动于外而志存于内；五志是情的原生态前体，七情是大脑对外界客观事物刺激的不同情绪反应，是思维活动的外象表露，属中医神明体现

---

[1] 鲁明源.情志相关概念内涵探讨［J］.山东中医杂志，2014，33（11）：875–876.
[2] 黄跃东，李珀.试论七情发生和脑主神明与抑郁症病机证治的关系［J］.北京中医药大学学报（中医临床版），2005，12（3）：39–41.

之一。毛海燕[1]对五志、七情的概念研究认为，五志包括喜、怒、思、忧（悲）、恐，是以五脏气血为基础，在五脏气化过程中所产生的、有目的的藏气的运动，是五脏与生俱来的本能，属于五脏正常生理功能活动的表现，有调和气机的作用。七情是指机体接受内、外界刺激后所表现于外的七种不同的情感，是由五志演化而来的异常情志状态，属病因之一。情志概念具有双重含义，正常情况下称为五志，致病时则称为七情，七情由五志发动，情以表志，五志调和的结果决定七情发病与否，情、志合则为一，分则为二。阎兆君[2]也提出情志有别，不宜混同，视情志为七情、五志的合称。上述定义存在着明显的逻辑混乱，一是五志与七情同为人体的情绪反应，只有程度或持续时间的区别，而要将情与志分功能意识与物质形态，又分别与脑、五脏相关联，没有相应的实践及理论依据。二是既然五志与七情同为人体的情绪反应，则势必有相同的刺激因素、意识体验、生理唤醒以及行为，不可能由五志发动而产生七情，情也无法表达志。

（二）情志一体说

将情志视为单一的、不可拆分的概念，与现代心理学对情绪认识与重视有关，许多学者认为，情志即中医学对现代心理学情绪、情感的特有称谓[3]，或者说情志概念相当于人

---

［1］毛海燕.五藏与情志关系的研究［J］.山东中医药大学学报，1999，23（6）：425-429.

［2］阎兆君.情志辨识［J］.中医药学刊，2005，23（11）：2025-2026.

［3］乔明琦，韩秀琴.情志概念与可能的定义［J］.山东中医药大学学报，1997，21（4）：258-262.

的情感系统或过程，其代表性心理成分为情感、情绪与心境，三者在心理功能和外显表征方面常难截然分开[1]。在此基础上，借鉴现代心理学情绪的定义，力图对情志概念予以界定，如闵范忠[2]认为情志活动本是人体对外界刺激（主要是自然环境及社会环境）和体内刺激（或称内源性刺激）的保护性反应。金光亮[3、4]早期认为情志是人体对与已发生某种关系的客观事物的内心体验，其性质与个体的心理需要相关。情志是在外界刺激因素作用下，五脏精气发生变动而产生的具有某种倾向性的态度表现，是通过心神的感应，在多种因素影响下产生的，心神的反应能力对情志的产生具有重要甚至是决定性作用。其后则明确指出《内经》的情志与现代心理学的情绪在内涵上是基本相同的，并直接借用现代情绪定义以界定情志概念。武刚[5]认为所谓情志是指机体的精神状态，即机体在心神的主导和调节下，以五脏精气作为物质基础，以相互协调的脏腑功能活动为内在条件，在外界环境的刺激和影响下，内外综合作用而对客观事物产生的一种特殊反映形式，是人对于客观事物能否满足自己欲望而产生的体验。情志活动以五脏为内应，精气血津液为物质，经络为通路。其基本范畴包括现代心理学说的情绪、情感过程，亦涉及认识过程。上述定义强调了情志的人体体验或反应，涉及情志

[1] 邢玉瑞.七情内涵及致病特点[J].中国中医基础医学杂志，2003，9（9）：6-7，17.

[2] 闵范忠.论情志致病的条件及机能[J].广西中医药，1987，10（1）：20-21.

[3] 金光亮.论情志与情志病因[J].中国医药学报，1997，12（3）：9-12.

[4] 金光亮.情志源流与概念探讨[J].北京中医药大学学报，2007，30（8）：514-516.

[5] 武刚.情志学说研究思路探析[J].安徽中医学院学报，2001，20（4）：4-6.

发生的内外刺激因素以及与人体需要的关系，但尚欠全面，或视情志为对客观事物产生的一种特殊反映形式，其表述明显错误。张丽萍[1]提出情志是在脑神的调控下，五脏精气变动而产生的喜、怒、忧、思、悲、恐、惊等，以情感（情绪）为主体兼顾认识、意志过程，具有体验、生理和行为等变化的多维结构心理现象。这一定义借鉴了孟昭兰有关情绪的定义，即情绪是多成分组成、多维量结构、多水平整合，并为有机体生存适应和人际交往而认知交互作用的心理活动过程和心理动机力量[2]。但将意志纳入情志概念，则有失偏颇。乔明琦等[3]在对以往有关情志概念研究的基础上，提出情志是人和高级动物共有的对内外环境变化产生的涉及心理生理的复杂反应；它具有特有的情感体验、情志表情和相应的生理和行为的变化；它发生在一定的情景之中，其反应和表达方式与个体心理、生理状态有关。此概念较为全面地涵盖了情绪体验的基本要素，即刺激、意识体验、生理唤醒以及行为。

但也有学者不赞同情志即现代心理学情绪之说，如宋炜熙等[4]从概念、基础理论、分类和东西方思维方式上对情志

［1］张丽萍.现代中医情志学［M］.北京：中国医药科技出版社，2011：32.

［2］孟昭兰.情绪心理学［M］.北京：北京大学出版社，2005：6.

［3］乔明琦，张惠云.中医情志学［M］.北京：人民卫生出版社，2009：36.

［4］宋炜熙，胡随瑜.论情志与情绪的异同［J］.山东中医药大学学报，2003，27（4）：250-252.

与情绪的异同进行了剖析和比较，认为情绪与情志的概念和内涵有很多共同之处，但情志并不等于情绪，情志除了包括七情五志外，也涉及五神的内容。它不仅包含了部分现代心理学的情绪，也包含了认知、意志的心理过程，还与个性心理特征有关。中医学情志学说，是以五脏为中心的系统，重视情志与脏腑之间的联系，重视医师对情志的外部行为的观察，从临床中研究情志的生理病理机制，缺乏客观的量化研究，将认知过程"思"也包括在情志中，强调不同情志之间的相互影响。情绪理论则重视周围环境对情绪的影响，重视个体对情绪的体验，以实验研究情绪的生理病理机制，重视情绪的量化研究，强调分层分类。当然这种差异除文化的影响外，也有研究水平差异的影响，随着双方研究的不断深入，其差异性会逐渐减少。

综上所述，中医界对情志概念的认识经历了一个从提出到争辩，逐步深入到基本达成共识的过程，结合当代情绪心理学的研究成果，情志应该视为一个独立的概念，基本等同于现代心理学的情绪，故对情志的定义也应包含发生基本机制，以及情绪体验的基本要素，即刺激、意识体验、生理唤醒以及行为。由此出发，可将情志定义为：情志是指基于个体心理、生理状态，经过心神（脑）的感应、认知、调控，对内外环境变化产生的涉及心理生理的复杂反应；它具有特有的情绪主观体验、情志表情和相应的生理和行为的变化；是一个复杂的，具有适应性、动力性和系统性的，能够帮助个体适应复杂多变环境的心理现象。

三、情志病因概念的定义

情志病因的概念，明代张介宾早已提出，但由于陈无择三因学说的影响，传统中医基本上还局限于七情内伤之说，主要指七情变化过于突然、强烈或持久而引起发病。从现代情绪心理学的研究成果来看，人的情绪大致可分为基本情绪与复合情绪两大类，但对各自具体的子类认识并不一致。如基本情绪一般认为至少有快乐、愤怒、恐惧和悲伤四种，但也有爱、喜悦、惊奇、愤怒、悲伤和恐惧六种，或恐惧、惊讶、悲伤、厌恶、愤怒、期待、快乐和接受八种以及兴趣、愉快、惊奇、悲伤、愤怒、厌恶、轻蔑、恐惧、害羞与胆怯十类之说；复合情绪是由两种及两种以上的基本情绪所派生出来的情绪，如爱与依恋、焦虑、抑郁、敌意等，复合情绪可达上百种之多，大多数的复合情绪很难命名[1]。正是基于上述研究成果，李玉真等[2、3]认为传统七情内伤认识存在两方面缺陷：一是七情内伤概念阻碍了对七情以外致病情志及其病证的研究，如焦虑和抑郁、妒忌与自卑以及爱慕相思与仇恨敌视等。二是忽略或限制了对引起七情过度反应的机体内外原因，以及个体心理生理状况特点在七情致病中的作用认识。故有必要引入情志病因的概念，即各种导致情志病证发生的原因和条件。导致情志病证发生的原因主要是指由个体内外环境变化形成并导致疾病发生的情志刺激，包括单一情志刺激和多

[1]　郭德俊，刘海燕，王振宏.情绪心理学［M］.北京：开明出版社，2012：26-31.

[2]　李玉真，于艳红，乔明琦.情志病因概念的完善及意义［J］.山东中医杂志，2011，30（7）：451-453.

[3]　乔明琦，张惠云.中医情志学［M］.北京：人民卫生出版社，2009：270-273.

种情志交织刺激两大类。导致情志病证发生的条件有引发情志刺激的外界因素与形成情志刺激的个体自身因素。由此将情志病因分为情志刺激、引发情志刺激的外界因素与个体自身因素三类。并认为如此定义，打开了认识复杂病因网络通路。金光亮[1]也强调，情志病因的实质，是某种情志扰乱了脏腑气机从而产生疾病，而非情志表现本身。影响情志的因素有自然因素、个体生理特点、社会因素等。张丽萍等[2]对情志病因的定义，也基本沿袭此说。

总括为数不多的对情志病因概念的定义，可见目前对情志病因概念的认识，有三种明显不同的观点：一是较为传统的观点认为情志病因单指情志刺激而言，包括七情及其以外的其他情志在内；二是认为情志病因指引发异常情志变化的原因；三是认为情志病因包括了情志刺激与引发情志刺激的内外因素。分析产生上述情况的原因，可能有以下两个方面：一是因为情志本身以及情志与疾病之间关系的过于复杂。从情志与疾病关系的角度而言，二者的复杂关系是双向的，情志作为疾病的诱因，可以直接或间接地起作用；同时，情志又可以是疾病的结果。如此情志病因就可以有两种解释，即情志性病因与情志病证的病因，这样对情志病因的定义自然就会有明显的差异。二是由于逻辑推理的混乱造成。首先，从中医病因学的角度而言，情志病因是作为与六淫等相并列的致病因素来讨论的，那么情志病因应当指情志性病因而言，其内涵当指引发疾病的各种情志刺激，其外延包括所有能够导致疾病发生的基本情志和复合情

[1] 金光亮.论情志与情志病因［J］.中国医药学报，1997，12（3）：9-12.
[2] 张丽萍.现代中医情志学［M］.北京：中国医药科技出版社，2011：38-44.

志，而不宜将引起情志刺激的外界因素与个体自身因素作为情志病因之内涵看待。否则，势必造成逻辑的混乱。众所周知，明确概念常用的逻辑方法是定义和划分，前者是对概念内涵的揭示，后者是对概念外延的揭示。在情志病因的定义中纳入情志病因形成的条件，而对其外延的揭示划分为情志刺激、引发情志刺激的外界因素、形成情志刺激的个体自身因素三类，很明显违背了形式逻辑有关定义及划分的基本要求。犹如对情志概念的认识，我们可以说情志是指基于个体心理、生理状态，经过心神（脑）的感应、认知、调控，对内外环境变化产生的涉及心理生理的复杂反应；它具有特有的情绪主观体验、情志表情和相应的生理和行为的变化。但我们不能在定义中将情绪体验的刺激、意识体验、生理唤醒以及行为等基本要素并列，并以此作为分类的依据，更不能因为对情志定义的逻辑错误，而认为打开了认识复杂病因网络通路。此犹如我们讨论病原体病因一样，病原体引起人体发病也受外界因素与人体自身因素的影响，但我们不能由此认为这种内外影响因素也是病原体概念的内涵，更不能说由此打开了认识复杂病因网络通路。因为对情志病因概念的定义不等同于对情志病因形成的认识，后者才与复杂病因网络结构相关。

综上所述，从中医病因学的角度而言，情志病因应当指各种引起人体疾病的情志刺激。从概念分化的角度而言，情志病因可根据划分前提的不同，分为基本情志与复合情志、情志太过与情志不及、正性情志与负性情志等，其涵盖的范围已远远超出了传统七情所指，更符合当代社会及临床实际。

因此，在中医病因学的研究中，应该用情志病因概念替代七情内伤的概念，以促进中医病因理论的发展。

第三节　七情发生的机制研究

七情或情志何以产生，学者或基于中国传统文化，或借鉴现代情绪心理学理论，从不同角度进行了探讨。

一、基于传统文化的认识

韩成仁[1]基于中国传统文化论七情的发生认为，性、情、欲是七情发生演化的三要素。其中性禀于先天，受于父母，体现于脏腑形神生命之质及其功能，藏于体内，像树木之根；情化生于脏腑，出于心神，表现为喜怒哀乐等情感，为性之外现，像树木之干；欲生于情，为情之内涵，像树木之花叶。三者前后连贯，则成一树"轴"。依树木生长之理，则有"性"根培育树木"情"和花叶"欲"而成趋表向外的生发运动，此为"正向"；按自然之理，花叶"欲"和树木"情"也会影响着根"性"的质地而又有趋里向内的相对运动，此为"反向"。性－情－欲"七情轴"即呈正反双向运动，其中蛰藏着"性以情接物"的原理，即体内脏腑形神之质依"情欲"与社会自然外物相接。反推之，则又有"物以情入性"，外界社会、自然界中各类事物变化，皆可通过"情欲"的演化运动而融入"人

[1]　韩成仁.论七情之性、情、欲轴心动态演化——关于七情发生学的研究[J].山东中医药大学学报，1998，22（1）：1-5.

性"。他指出七情是人之"神"的功能表现,神分五藏神、心神、脑神。神的活动有内外之分,如魂、魄、意、志等皆偏向于内;喜、怒、忧、悲等皆偏向于外。基于人体生命是以五脏为中心和五脏贮藏精气及精气为"神"之物质基础的观点,五脏气化借助"气机"的升降出入而使五脏精气化五神气而生喜怒忧悲等七情现象,七情的活动状况受五脏精气及其气化功能所左右;同时,因七情是受外界事物影响的,故七情的变化是又会影响到五脏气化功能。由于精气主要藏于五脏,其功能也必然表现于五脏的一切活动中,故作为精气功能的精神情志也就理所当然地属于五脏,被现代生理学证明的"情感"是脑功能的认识,在中医学中只具理论性[1]。张光霁等[2]在对七情中性、情、欲的文字起源、含义以及相互关系深入研讨的基础上,也认为七情的发生是以性、情、欲为轴心进行动态演化的,性禀于先天,是人的本质、本性,藏于体内,情本隐没于性之中,与性同质。当接受外物的刺激后,情气流动,心有所感,再经过心志的所取,性便外显为情,或为喜怒,或为忧悲。同时,欲为情所应,由性情生发出的欲望亦是生物性的自然规律,它既是人的本能,也是生存的需要。

[1] 韩成仁.从物质与功能之统一性论神及七情的发生 [J].山东中医药大学学报,1998,22(2):82-86.

[2] 张光霁,张燕.七情中性、情、欲概念的发生 [J].中华中医药杂志,2010,25(4):493-497.

毛海燕[1]对不同情志的产生进行了阐述，认为五志作为五脏的正常功能活动，是以脏中精气为物质基础，并在其运动变化过程中产生的，是五脏所固有的本能。因为五脏气的运动有不同的特点，使得五脏与五志的对应关系得以确立。如肝的功能特点是以升为健，以动为常，故而以"气上""动"为特征的愤怒必然生于肝气之升腾，怒志是肝脏正常功能的表现，肝气充实，愤怒方可产生，反之，肝气不足，升腾无力，气机郁而不伸，则为郁怒；心为君主之官，理当不急不躁，从容和缓，方可"主明则下安"（《素问·灵兰秘典论》），故以气机和缓为特征之喜必生于心，是心功能正常的表现；脾胃为气机升降的枢纽，思亦是一种气机变动状态，由此枢纽运转而产生，正如脾居中央灌四旁一样，思亦是情志活动的中心；肺属金，具清肃之性，居华盖之位，上者必下之，故而悲忧因肺气肃降而产生；肾气宜下潜而闭藏，以"使志若伏若匿"（《素问·四气调神大论》），而恐志即具此特性，故而恐因肾气下潜而生成。虽然五脏与五志有一一对应的生成关系，但是处于一个大系统内的五脏之间又是相互影响的，并在情志的形成过程中起到了不同的作用，其中尤以肝、心、脾之作用为显著。其中肝为情志生成与平和的保障，心为调控情志之大主，脾胃为情志活动产生的枢纽。脾所以具有枢纽的作用，是因为在空间上脾属土，居中央而长管四旁，在时间上四季各以十八日寄治，万物土中生，由脾所生之志——思，亦同样具有运化其他四志的作用，无论是喜怒还是悲恐，均由思之而后生，在气机上表现为情志之气的升降出入，都要依赖脾升胃降的枢纽作

[1] 毛海燕.五藏与情志关系的研究 [J].山东中医药大学学报,1999,23（6）: 425-429.

用，因而中焦脾胃对全部情志活动的产生与作用的发挥占有重要地位。上述论处看似有合理之处，但其忽略了中医对情志与五脏关系的认识，本来是着眼于病理影响的，如此从生理角度的推论似乎缺少实践基础。诚如杨容青[1]所指出，中医所认为的五脏与情志有关指的是因各个脏器特性而在客观上确定的病变特征，并不是说这些脏器是产生情志活动的生理器官。如五脏之中，肾居最下，主藏精，为封藏之脏，不宜泄露，惊恐可导致精气虚怯，使肾脏失其封藏固摄之权，故有"恐则气下""恐则精却"。肖宁等[2]从历代医家对情志病的认识，以及现代研究等方面进行梳理，并从生理、病理、治疗三个方面，探析脾胃与情志的相关性，指出重视二者相关性的研究具有重要意义。路志正[3]也认为忧思恼怒为当代常见的情志变化，气机紊乱是情志异常的主要病机，肝、脾、心是情志变化影响最大的脏器，在情志病变中，脾为之枢。情志所伤虽先伤所藏之脏，但最终均会影响脾胃的功能活动，脾胃的病变也可引发情志的异常，故治疗情志病可从调理脾胃入手，调脾胃治疗情志病，具有调节、稳定情绪，防止病情进一步演变的作用，并具体阐述了从脾胃论治脏躁、郁证、癫痫、癫狂、心神不宁。

［1］ 杨容青.中医七情致病若干心理学因素探析［J］.中国中医药现代远程教育，2006，4（4）：30-32.

［2］ 肖宁，张丽萍.浅析脾胃与情志的相关性［J］.时珍国医国药，2009，20（1）：237-239.

［3］ 苏凤哲，冯玲，路洁.路志正教授从脾胃论治情志疾病临床探讨［J］.世界中西医结合杂志，2010，5（5）：382-385.

二、借鉴情绪心理学理论的认识

现代情绪心理学由于对刺激、意识体验、生理唤醒以及行为这4种情绪成分相互关联的顺序认识不同,形成了三种主要的情绪理论,分别是詹姆斯－兰格的情绪外周学说、坎农－巴德的丘脑学说以及情绪的认知理论。对中医情志发生的认识,现代学者多借助于情绪的认知理论来讨论,如董少萍[1]认为七情之动首先离不开外界刺激,但外界刺激并非是导致七情之动的决定因素,外界刺激需要经过内在因素的作用才能引起七情之动。这种内在因素,首先取决于个体对外界事物及刺激的认知;其次是内在动机因素,即欲求满足与否所引起的情志反应;其三则是个性趋向对外界刺激的情感体验及社会环境的适应能力;最后则是不同的神经类型及体质会产生不同的致病作用。总之,认知、动机、个性特征、体质等对七情的发生、致病具有举足轻重的作用,可为决定性因素。岳广欣等[2]也认为,七情发生涉及了外界客观事物与主体间的相互作用,它是在由本性演化出的欲求与客观事物相互作用时产生的。七情的发生首先取决于个体对外界事物及刺激的认知;其次是内在动机因素,即"欲"满足与否所引起的情志反应;其三则是个性趋向对外界刺激的情感体验及社会环境的适应能力;最后则是不同的神经类型及体质的个体会产生不同的致病作用。七情活动以脏腑精气为基础,并受五脏的调节,其中心是七情发生的先导和主宰,肝是七情调畅的

[1] 董少萍.论七情之动的个体因素 [J].中国中医基础医学杂志,2002,8(4):6-7.

[2] 岳广欣,黄启福,陈家旭,等.七情发生与五脏功能调节 [J].中华中医药杂志,2007,22(9):585-588.

保障，脾胃是七情调衡的枢纽，肺是情志活动之辅脏，肾是七情发生的根本，五脏协调一致、相互作用产生了七情的各种变化。正是从情志发生与认知的关系出发，张伯华[1]提出情志有经意与不经意之分。经意情志须认知参与，产生于认知之后，即情志激发之前，主体须对情境刺激形成某种认识，做出某种评价。不经意情志直接产生于情境刺激，不经认知参与，或仅经较低级认识活动，如直觉的参与，只要有情境刺激，便可出其不意、一触即发。现代心理学关于情绪认知理论与"情绪短路"的认识，可为情志的经意与不经意提供理论注脚。

三、突出脑对情志的主宰作用

依据中医传统对脑的认识，特别是受当代脑科学以及脑与情绪关系研究的影响，一些学者提出脑主情志说。如黄跃东等[2, 3]提出脑神的气化出入及整合作用是情志发生的生理基础，五脏所化的气血精津为情志发生的物质基础。脑主七情五志完整的生理过程可归纳成以下模式：外界信息刺激→五官脑窍接受→在脑神协助下由五脏产生相对原始的五志→

[1] 张伯华.论情志的经意与不经意[J].中国中医基础医学杂志，2004，10（9）：9-12.

[2] 黄跃东，李珀，赵俊芳.中医情志的发生机制刍议[J].福建中医学院学报，2004，14（4）：43-45.

[3] 黄跃东，李珀.试论七情发生和脑主神明与抑郁症病机证治的关系[J].北京中医药大学学报（中医临床版），2005，12（3）：39-41.

原始物质态情志上达脑髓→在脑髓经脑神的整合与升华→形成七情→被主体感知→借助五官脑窍→七情表达于外→被客体感知。脑主情志，七情的发生可以概括为五脏精气是物质基础，"脑神"气化和整合是功能核心，五官七窍为外界物感及情感表达之通道。七情的发生过程折射出了"脑神"气化运动的特点为：出入五官七窍，以启为用，以闭为废。抑郁症病机关键为五官七窍郁闭、"脑神"被抑、神机不运、情感不畅。刘伟[1]认为情志发于脑，脑神紊乱是情志致病之基，由此波及五脏，导致多脏腑气化功能的失常，这也正是心身疾病躯体症状与体征复杂多样性的重要原因。张丽萍等[2]认为情志的产生是脑–脏整体调节的结果，外界刺激是条件，脏腑功能是基础，脑的统帅以及五脏精气的应答是情志产生的关键环节，其中尤以脑的统帅作用为要。可见七情的产生以五脏精气是基础，脏腑活动是启机，心（脑）神任物为中枢，外界物感是条件，其中强调了脑神的作用。王响[3]为了协调心、脑与情志的关系，提出情志虽直接关系于脑，但仍是在心神的主导作用下，以五脏精气为物质基础产生的，脑只是情志产生的场所。

　　另外，郭建新[4]基于传统中医理论探讨人的意识与情感之间关系，发现如果把虑与怒、意与喜、思与思、智与悲、志与恐分别

［1］刘伟.情志致病与脑神相关学说辨识［J］.中医药学刊，2003，21（10）：1697，1730.

［2］张丽萍.现代中医情志学［M］.北京：中国医药科技出版社，2011：35-36.

［3］王响.《内经》情志理论探讨［D］.北京：北京中医药大学，2006.

［4］郭建新.意识与情志之间的交互作用调控模式［J］.光明中医，2008，23（10）：1411-1414.

对应在一起，就会形成五种认知与情感通过正反馈交互作用相互影响的不同逻辑活动模式，而五种不同逻辑模式之间又按照它们的逻辑关系分别形成生序循环和克序循环，即志－虑－意－思－智－志的生序循环，志－意－智－虑－思－志的克序循环，共同构成一个人的反馈系统。正负反馈系统共同维持人的精神与躯体相互依存关系，形成强势平衡和弱势平衡两种不同的稳定状态（可对应于人的觉醒和睡眠）。并由此导出了意识的定义：意识是人的精神活动以有目的的自组织方式按照五种不同逻辑模式之间的生克关系依序进入觉醒，从而反映环境及自我的有目的的组织活动的不同侧面，通过反馈调节形成不同清晰程度认知和做出情感反应的能力。

四、心肾相交、肝肾同源与七情发生

岳广欣等[1]认为心肾相交为七情的发生提供了物质条件和内部环境。主要作用体现在：一是心神肾精相互为用，充养大脑，维系着脑神的功能，是七情发生的物质基础。二是君火控制相火，相火影响君火，两者相得益彰，使肝正常疏泄，为七情发生的前提条件。三是心神感知外界的变化并形成感觉和意识，与肾志的本能动机和目标比较，产生喜怒哀乐不同情感的表达，因此两者相互协调是正常七情分别的直接原因。心肾不交不但影响正常的基本生理功能，也会出现七情表达功能减弱，影响到肾志，则出现动机、快感减少，

---

[1] 岳广欣，张玲，卢贺起.心肾相交在七情调控中的重要作用[J].北京中医药，2010，29（5）：347-349.

精神疾病由此而生。刘琰等[1] 探讨"肝肾同源"与情志调控机制的相关性，认为一方面肾藏精，精生髓，髓充脑，脑为髓海；肝藏血，血上供于脑，血足则脑髓充盈。肝肾功能的正常通过脑作用于机体，使情志功能保持正常。另一方面，肝主疏泄（动）和肾主闭藏（静），二脏相互协调、相互配合又相互制约，以维持和调节机体中精、气、血、水，甚至包括神在内的重要生理功能得以正常运行，则人体对外界客观事物的刺激能够产生喜、怒、忧、思、悲、恐、惊的正常情志变化。现代研究发现，肝主疏泄之疏泄，其中枢神经生物学机制在整体上与调节下丘脑 - 垂体 - 肾上腺轴有关，肾在应激中的作用主要体现在下丘脑 - 垂体 - 肾上腺皮质轴（HPA）轴上，肝肾共同作用于神经 - 内分泌 - 免疫网络，对应激反应进行调节，而病理性应激反应又属于中医情志异常的范畴，这样从另一个方面证明了"肝肾同源"与情志调控关系密切。

影响七情发生的因素很多，大致可分为社会因素、自然因素及自身因素等三大类。社会因素，如社会的急骤变化，社会经济、秩序和个人社会地位的重大变动，工作环境不适应，居住与交通条件恶化，人际关系紧张，恋爱、婚姻和家庭纠纷，工作与学习的挫折等，均可造成情志的起伏波动。自然因素，如气候变化、噪声、空气污染、电磁波以及自然灾害等，亦可导致心理应激而呈现情志变化。自身因素，如个人损失或意外事件、疾病，或更年期、月经期、青春发育期等身心重大变化，常可导致情志的异常变化。马作峰

[1] 刘琰，严灿，吴丽丽."肝肾同源"与情志调控机制的理论探讨[J].上海中医药大学学报，2009，23（2）：43-45.

等[1]分析了《内经》所论影响情志的因素，指出《内经》认为影响情志的因素非常复杂，既有机体自身的因素，如脏腑、经络、气血、阴阳等，又有外界环境的因素，如运气变化、月亮周期等。既有生理活动的调节，又有病理情况的作用；既有体质等静态因素的影响，又有年龄等动态因素的参与。可概括为脏腑、经络、气血、阴阳、神、运气、月相、体质、年龄、疾病十个方面。牟菁等[2]对成都高寒地区44例患者七情背景及生活事件的调查分析发现，在七情发病背景中，无论男女均以喜、怒为主要情绪，悲、思、忧等情绪分布居中，占大多数，而恐、惊最为少见。男性以喜为主导情绪，女性以怒为主导情绪。调查的人群以贫困农民为主，且大多有生理疾病。调查的情绪分析结果初步表明，该群体仍以负面情绪为主，且发病背景及生活事件调查结果差异较明显，表明个体背景情绪及对生活事件的体验情绪存在较大差异，有待深入研究。

纵观中医学对于七情发生的研究，虽说取得不少进展，但相对于情绪心理学有关情绪理论的研究还相差甚远，一是偏于理论的探讨，基于实验的研究很少；二是缺少相应的学术争鸣，理论创新不足；三是理论阐述的逻辑性尚待进一步加强。

---

[1] 马作峰，姜瑞雪，王平，等.论《内经》中影响情志的十种因素[J].中国中医基础医学杂志，2011，17（11）：1194-1195.

[2] 牟菁，洪威阳，邓琳雯，等.对成都高寒地区44例患者七情背景及生活事件的调查分析[J].河北中医，2007，29（4）：307-308.

第四节 七情性质研究

关于七情的定性问题，韩成仁[1]首先肯定了七情有生理性和病理性的双重性质，然后从先天性、生物性、极向性、效应性、能量性等五方面对七情的生理病理进行了深入分析。七情是人体先天禀受的情感变化，它具备生物的生理和病理两大基本特征，七情分作两极而呈极向性的有序运动，七情反作用人体后会产生出情志的正负性效应，情志效应富含一定的能量，七情的能量对身心健康及疾病的发生发展均有正负两方面的作用。王忠云等[2]论七情理论的特征，认为具有"情志"的心神统一性、双重性、相对性、模糊性、聚合性等。七情的双重性，既具备生理、病理的双重性，又具有致病和治病的双重性；模糊性，即就各种精神情志而言，很难找出准确规定的界限，更无法定量界限；聚合性，即事物之间存在着相互制约、相互联系、潜在的关系，并在这种关系中发挥作用。杨巧芳[3]认为情志的特性有能量性、两极性、双重性与兼夹性，后者包括情志的几种同时发生、两种或两种以上情志的纠合发病，以及六淫外邪与七情内伤致病上的相互交织。毛海燕[4]认为情志"双重性"的表现，一是情志具有生理、病理双重性；二是情志具有正邪双重

[1] 韩成仁.七情的定性分析[J].山东中医药大学学报，1997，21（5）：331-334.

[2] 王忠云，张卫国.试谈"七情"理论的特征[J].医学与哲学，1990，（6）：39-40.

[3] 杨巧芳.《内经》情志致病理论研究[D].北京：北京中医药大学，2009.

[4] 毛海燕.五藏与情志关系的研究[J].山东中医药大学学报，1999，23（6）：425-429.

性，情志在人，和则为正气，不和则为邪气；三是情志具有致病和治疗双重性。其对情志演化研究指出，情志时刻处于动态演变之中，时间、空间均可通过五脏影响情志，情志是时空进化的最高级产物。人处于不同的生长发育阶段，情志各有其特点，胎儿期（出生前）是类情志阶段，婴幼儿期（初生～2岁）是弱情弱志阶段，孩童期（2～14岁）是稚情稚志期，青少年期（14～30岁）是盛情盛志期，壮年期（30～50岁）是情志平定期，老年期（50岁～天年）是衰情衰志期。乔明琦等[1]认为情志的性质主要有：情志是一种体验、一种评价，具有易转换性、两极性、可调不可控性、可感染性和掩饰性、敏感脆弱性、突生性，以及较宽泛的表现范围。

王米渠等[2]认为"阴阳喜怒"是中医一个重要的原理，如果局限于七情学说，它既可指喜怒为代表的两极情绪发病，又可以引申为利用肯定与否定等两极相反情绪治疗疾病，并通过古代病案分析了喜怒两极发病与相反情绪治疗。

除对七情的总体定性研究外，也有学者结合不同情志的定义研究了喜怒忧思悲恐惊各自的阴阳属性，具体内容参见七情概念定义部分。

由于在中医学史上，人们对七情的认识大多偏于病理方面，对其生理性认识不足。因此，七情性质的研究，不仅深

[1] 乔明琦，张惠云.中医情志学[M].北京：人民卫生出版社，2009：80-86.

[2] 王米渠，谭从娥，刘明.喜怒两极发病与相反情绪治疗[J].现代中西医结合杂志，2006，15（21）：2881-2882.

化了七情学说，特别是对七情有生理和病理双重性的认识，有学者认为是七情学说在当代的一大发展，有助于七情学说研究的深化[1]。

第五节　七情致病理论研究

虽然《内经》非常明确地指出五脏功能产生了情志活动，但传统中医理论主要是以病理方法研究七情学说，故七情致病理论的研究，也是当代中医七情学说研究的重点之一。

一、理论探讨

（一）七情内伤发病的条件与依据

情志内伤发病的条件包括情志刺激的强度、时间、正负性等三个方面，一般认为过于突然、强烈或持久不解的七情反应，超越了人体生理和心理的适应和调节能力，即可导致人体发病。愉快、欣喜、乐观、恬静、满足、幽默感、欢乐等正性情志反应，一般有益于身心健康；痛苦、焦虑、不愉快、愤怒、压抑、烦恼、悲愤、沮丧、不满、敌对、挫折感等负性情志则有害于人类身心健康。如夏丽[2]认为影响七情发病的条件和因素，主要有七情发生的刺激强度过大，刺激作用时间连续、持久或反复多次，并与情志刺激的性质有关，喜悦很少致病，而惊恐致病最速，愤怒致病较重，忧思致病

［1］　韩成仁.1984～1995年七情研究文献评述［J］.山东中医药大学学报，1997，21（6）：408-413.

［2］　夏丽.影响七情发病的条件和因素［J］.云南中医学院学报，2002，25（2）：27-29.

较缓，怒、恐、惊、喜致病以刺激量大及突然为致病的主要条件，多由外界刺激因素猝然而致；忧悲以刺激时间长为致病主要条件；思以刺激量和刺激时间并重为致病条件。同时脏腑气血的盛衰、体质的强弱、意志的坚强与否及心神的调节功能等都影响着七情致病。刘洋[1]通过分析《内经》相关论述，总结出情志成为病因的原因是情志太过，可分为发生突然的"暴"，程度剧烈的"过"，持续难释的"久"，反复刺激的"多"等四种情况。并根据情志病因的致病特点，分为泛病因学作用（在疾病发生过程中，情志具有宽泛而无导致具体疾病的作用）和具体指向性病因作用（在病因作用下能够致发具体疾病）。指向性病因又分为单一情志病因、复合情志病因、内伤复合病因、情志外感合邪等四种情况。虽然七情内伤以太过为主，但也有学者提出七情不及而为病，其不及主要表现为对脏腑气血的疏泄不及之忧郁悲哀诸情感表现[2]。总之，情感和情绪的稳定平衡是心理健康的标准，过强或过弱都可以导致身心障碍，如欣喜过强可产生躁狂症，不足会诱发心身病症；激怒过强会导致心血管疾病、中风或反社会言行，不足则导致缺乏生活动力；忧愁过强会导致忧郁症，过弱则缺乏应变能力，使人无法适应社会；思虑过强可诱发多种心身疾病，不足则缺乏应变能力，使人平庸，随波逐流；悲哀过强则削弱免疫和心理功能，不足会使人淡漠

[1] 刘洋.《黄帝内经》情志病因研究[D].北京：中国中医科学院，2008.

[2] 郑红斌、张光霁、陈诚.中医病因古今演变的研究之一——《内经》七情内伤病因概论[J].浙江中医学院学报，1998，22（1）：5-8.

麻木,无所作为;惊吓过强则易患焦虑症,不足则使人不能回避危害,容易发生意外伤害事故;恐惧过强则易患恐怖症、疑病症,不足则表现为低能或病态人格。

情志内伤发病的依据,主要在于先后天因素基础上形成的个体的体质、人格及调节耐受能力等。个体脏腑精、气、血、阴阳的盛衰及人格特点,会造成机体对情志刺激的耐受性及倾向性差异,决定情志病变是否发生以及病变的类型和具体脏器。如童园园[1]认为,外来精神刺激只是引发情志病变的诱因,人体自身的心理气质偏颇、五脏禀赋素质以及五脏即时的功能状况才是影响病变的基础和主体,它们不仅决定情志病变是否发生,同时决定病变的具体脏器和类型,因此是情志病变的内在根本因素。并将个体对外界精神刺激的应激抗御能力和自我调节程度差异,称之为"七情致病阈"。张莉莎[2]认为在七情的发生、致病和情志疾病的防治中,体质因素均有举足轻重的意义。体质和情志的关系即是生理和心理、物质和精神的关系,体质作为情志的载体,在与情志的关系中也是第一性的。董少萍[3、4]则强调认知、动机、个性特征、体质等对七情的发生、致病有举足轻重的作用,可视为决定性因素。同时又阐述了意志因素在情志致病中的作用,认为意志对七情的发生、反应程度、持续时间、

[1] 童园园.七情致病机理内涵探析[J].安徽中医学院学报,1996,15(2):4-7.

[2] 张莉莎.体质因素在七情发病中的意义[J].中国中医基础医学杂志,1998,4(2):16-17.

[3] 董少萍.论七情致病的内在因素[J].中国医药学报,2002,17(6):333-334.

[4] 董少萍.论意志因素在情志致病中的作用[J].山东中医药大学学报,2000,24(6):421-422.

波动频率等等，有调节控制作用，因而也是影响七情发病的基础。何裕民[1]认为境遇人事为重要致病因素，境遇情志变迁的常见状况有社会动荡、境遇变异、意外刺激、所求未遂、事有疑昧、紧张操劳等，而情志是境遇致病的关键，情志久蓄或反应太过是致病的必要条件，暴发性激情和积渐性不良心境是七情致病的基本形式，气机逆乱是境遇情志致病的中介性病机，心身素质参与调节情志反应。韩丽萍等[2]对七情致病心理社会因素的探析认为，过于强烈的社会事件、个体人格差异及认知评价标准，尤其心理承受能力不足，引起过强的正性和负性的情绪情感反应，使脏腑功能紊乱，伴有机体持续应激反应，产生一系列心理和躯体症状。并提出用生活事件量表（LEF）测量正性、负性生活事件对七情的影响，用五态性格测验测试个性特征及其与七情致病的关系，对心身疾病的诊断、治疗和预防具有重要意义。柯兰等[3]提出情志疾病发病的人体内、外环境系统的概念，其中人体内环境发病系统包括"五脏－情志"发病系统、"气、血、营、精基本物质－情志"发病系统、"体质－情志"发病系统、"情志－情志"发病系统，人体外环境发病系统包括"饮食－情志"发病系统、"外邪－情志"发病系统、"气候－情志"发病系

［1］ 何裕民. 七情内伤探赜［J］. 上海中医药杂志，1985，（8）：41–43.

［2］ 韩丽萍，刘实. 七情致病心理社会因素探析［J］. 中国中医基础医学杂志，2005，11（10）：777–779.

［3］ 柯兰. 李娟. 情志疾病的中医发病学探讨［J］. 江苏中医药，2011，43（5）：10–12.

统。王强[1]在中医病因分类学的探讨中，提出了"外因内化""内因外化"的概念，认为内伤七情与饮食不节、饮食不洁、房劳过度以及某些瘀血、痰饮、气机异常等隶属于外因内化的范围，"外因内化"是由外邪与本虚共同决定的，是外因与内因的中介。

另外，伏兴华[2]提出运用行为免疫学的研究成果，从微观上可初步揭示中医淫情交错的致病机制。当七情异常时，脑神经递质和激素就可以通过与淋巴细胞膜表面的受体结合，而使免疫系统的功能发生改变，免疫功能的改变使人体易受外邪侵袭而发病；反之，免疫系统功能的改变又可以影响神经内分泌系统的功能，故人体受病后又表现出情志的不稳定。

（二）七情致病的特点、规律及病机

七情致病的特点，旷惠桃[3]提出心理因素致病具有两重性、不等性、无序性、诱发性、广泛性、易郁性、互通性、可制性等特性。王米渠[4]论七情发病，认为有两极性、反复性、兼夹性、淫情交错的病机特点。陈家旭[5]分析了情志病因在中医诊断中的意义，认为情志致病具有广泛性、复杂性，其复杂性又表现为独立性、双重性（七情是重要的发病原因，又是重要的临床表现）、兼夹性、隐蔽性、转化性（如怒之际，气机逆乱，见躁狂不能自控；怒之余，气虚不

［1］王强.中医病因的分类学探讨［J］.山东医科大学学报（社会科学版），1993，（2）：33-34.

［2］伏兴华.从行为免疫学角度看中医淫情交错的致病机制［J］.成都中医学院学报，1993，16（4）：46-48.

［3］旷惠桃.略论心理因素致病的特性［J］.湖南中医杂志，1986（6）：29-30.

［4］王米渠.七情发病初探［J］.四川中医，1986（5）：6-7.

［5］陈家旭.情志因素在中医诊断中的意义［J］.吉林中医药，1995（4）：1-2.

足,见忧郁太息不已)。另外,情志致病多伤肝,而且健康与疾病之间存在着过渡状态并可相互转化的"第三状态"的形成,尤与情志因素密切相关。谭开清[1]提出七情发病极其广泛,七情外发首先扰乱气机,七情内发精气先虚,以及七情发病有反复性、兼夹性、周期性、与气候相关、有传变规律、淫情交错、郁情不离、加重痼疾、厉害危笃、可相互转化。邢玉瑞[2]认为从发病途径及部位而言,直接伤及内脏;从病机变化而言,影响脏腑之气,包括扰乱气机,耗损正气,化火伤阴,易致痰瘀;从临床表现而言,常形神俱病;从七情之关系而言,常多情交织。杨湖[3]提出七情致病具有广泛性、特异性、同一性、先后性、乘侮性、激发性、合邪性、多化火伤阴液、初实后虚终积劳等独特的特点。其中特异性是指七情对五脏具有特定的伤损性。同一性是指七情对心、神有相同的、一致的趋向伤损性。先后性是指七情致病在次序上具有先病气、后病血的基本特点。乘侮性是指七情致病具有顺着或逆着五行相克次序传变的特点。激发性是指七情具有加剧显证,引发潜证、宿疾的致病特点。周少林等[4]总结《内经》有关七情致病的特点,简要归纳为内伤性、同一性、

[1] 谭开清.七情病辨治[M].北京:中国医药科技出版社,2000:11-16.

[2] 邢玉瑞.七情内涵及致病特点[J].中国中医基础医学杂志,2003,9(9):6-9.

[3] 杨湖.七情致病特点初探[J].中华中医药杂志,2009,24(SI):38-40.

[4] 周少林,王燕.小议《黄帝内经》中七情致病的特点[J].江苏中医药,2011,43(1):5-6.

特异性、相兼性、传变性、个体性、重笃性七种。唐学游[1]指出七情病变的临床特点一是以精神情志变化的病证为多见；二是易感性强，波动性大，每遇事悖己意而发；三是证候差异性大，特异性不强；四是具有广泛性，除出现神经系统的症状外，泛见于其他系统的各科之中；五是情志病的变证多，夹杂证多；六是情志病变的证候有虚实之分，实证多是气乱、痰火、瘀血为恙，虚证则是大脑、脏腑的气血津液精髓的亏损。张丽萍[2]将情志致病的特点概括为患病广泛、反复发作、多情交织、体质相关、加重痼疾、危害甚笃、相互转化。

关于七情内伤致病的规律，在已有认识的基础上，有学者提出七情内伤可交互致病，七情病因可相互转化的观点。鲁明源[3]认为，七情致病可急可缓，常多因素复合致病，且具有气乱失志的中介性病机。于艳红等[4]提出情志致病存在单一情志刺激致病和多种情志刺激共同致病两种方式，情志伤脏规律是多先损伤肝脏和潜病之脏，并常由肝脏累及心、脾等脏。章红英[5]探讨了《内经》情志致病的规律，概括为喜怒不节则伤脏、情志为病易伤心神、喜怒伤气症状多端、精气竭绝形体毁沮、病机传变虚实有别等五个方面。刘洋[6]

[1] 唐学游.七情病变实质探讨［J］.中医药学报，1989（6）：21-23.

[2] 张丽萍.现代中医情志学［M］.北京：中国医药科技出版社，2011：50-51.

[3] 鲁明源.情志刺激内伤发病的机理探讨［J］.山东中医药大学学报，1995，19（1）：10-13.

[4] 于艳红.情志致病方式与伤脏规律研究［J］.山东中医药大学学报，2011，35（1）：8-10.

[5] 章红英.《内经》情志致病特点概述［J］.北京中医，1998（2）：47-48.

[6] 刘洋.《黄帝内经》情志病因研究［D］.北京：中国中医科学院，2008.

对情志病因致病的损伤层次的研究认为，根据病理过程是沿生理链节的逆向运动的一般认识，情志的生理发生过程就决定了情志病因致病的损伤层次与过程。张志聪将脏、气、志三者关系进行了更为明了简洁的概括："五脏化五气，以生五志。用志则伤气，气伤则脏伤。"即所生即所伤，生抑或伤是这个过程的正向或反向运动。同时总结提出情志致病传化没有次第的两个特点，一者邪气不得传移，气留本脏则重伤本脏；二者我不胜之脏来乘，本脏受伤更重，两者都可令人有大病。杨巧芳[1]对《内经》情志致病理论进行现代诠释，认为情志致病是以体质为核心的恶性循环链的启动，是情志与脏腑失和的表现形式，其主要病理机制为气机紊乱，其发生受多种综合因素的共同影响，如自身因素、自然因素、社会因素等。总结出伤气、伤血、伤脏、伤神等情志致病的途径与方式。提炼出情志致病的环节理论：体质虚弱是情志致病的核心，外界刺激是情志致病的扳机，情志异常是情志致病的中心环节，认知是刺激引起情志异常继而致病的重要过程。于艳红[2]在系统梳理中医学情志刺激致病历代有关论述，结合导师团队研究进展，及中医学、现代医学、心理学有关认识，提出情志刺激致病五段式模式假说，即生活事件是引发情志刺激的始发因素，个体心理、生理特点是形成情志刺激的关键，体内激素和神经递质相关活性物质含量和功能改变

[1] 杨巧芳.《内经》情志致病理论研究［D］.北京：北京中医药大学，2009.

[2] 于艳红.情志刺激致病五段式模式假说提出及初步验证［D］.济南：山东中医药大学，2012.

是情志刺激导致脏腑气机紊乱而致病的主要微观机制，个性特征是情志刺激致病产生何种病证的重要影响因素。并对该假说进行人群流行病学病例对照和前瞻性队列研究的初步验证。

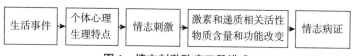

图1 情志刺激致病五段模式

七情内伤致病的病理变化，鲁明源[1]认为可呈现出气机紊乱、化火伤阴、形质亏损、痰凝血瘀等不同病理阶段，虽各自独立，但却常表现出由实至虚、因虚致实、进而虚实夹杂的演变过程。董少萍[2]则概括为气机升降失调、脏腑功能紊乱、阴阳平衡破坏、伤正邪侵等四方面。情志发病的定位，传统理论认为首先伤及心神，然后影响相对应之脏。如徐兴国、何文彬[3、4]认为，情志致病的特点是情从心发，病及五脏，有志伤本脏、异志伤脏、多志伤脏等情况。心在情志活动中具有主导作用，情志为病的病理反映也是首先影响于心，再由心波及他脏。但近年来的研究多强调病位在肝或脑，如陈庆祥[5]从中医内科临床的经验总结中，较早提出七情所伤，致五脏功能失调，气机逆乱，多先累及于肝，其次以伤及于脾为多见，

[1] 鲁明源.情志刺激内伤发病的机理探讨[J].山东中医药大学学报，1995，19（1）：10–13.

[2] 董少萍.论情志的致病机制[J].长春中医学院学报，1997，13（2）：6–7.

[3] 徐兴国.《内经》情志病特点及治疗浅析[J].四川中医，1996，14（2）：16–17.

[4] 何文彬.《内经》情志致病理论及对后世的影响[J].浙江中医学院学报，2000，24（5）：18–19.

[5] 陈庆祥.概谈七情致病[J].新中医，1985，（1）：54–55，17.

也常影响心肾功能。并指出七情过用伤人的途径，一是使人水谷腐熟、泌别、传送障碍；二是使人气血不能畅流，从而百病乃生，有病的则能加重原来病情。唐学游[1]提出七情病变的病位在脑，虽然我们不能否认情志病变对"五神脏"的影响，但最后仍然是以导致"五神脏"的主宰——脑神损害为归宿。其病因有内外之分，外因主要是社会因素、个人处境及自然环境对大脑的影响，内因则由体质学说来取决发病。其病理结局是大脑内的气、血、精、髓功能障碍及转化紊乱。余良甫[2]亦提出七情病病位在脑的观点。程昭寰[3]在承认七情最易伤害相关脏腑之神的同时，也提出七情过用发病于脑的观点，他认为其一是五脏神在脑神的统帅下行使功能，所以，病则常常既伤其脏，也伤其脑。二是七情为病，首先影响气，继而及血，也就是说体用失调，进而伤神之用。由于气血在人体循环无处不达，且由脑之真气所统帅，因而易使脑之体用失调而为脑病。而且七情所致脑病无一定的传变次第。张皢珺等[4]指出虽然《内经》认为不同的情志刺激可对各脏有不同的影响。但由于心为君主之官，主藏神；肝为将军之官，藏血，主疏泄，调畅情志。故心肝二脏在情志病发病及治疗中有极其重要的地位。

[1] 唐学游.七情病变实质探讨[J].中医药学报，1989，(6)：21-23.

[2] 余良甫.七情病病位在脑[J].浙江中医学院学报，1994，18(3)：5-6.

[3] 程昭寰.论七情过用及它因发病于脑的规律[J].辽宁中医杂志，1995，22(3)：105-106.

[4] 张皢珺，烟建华，郭霞珍.情志病与心肝二脏关系探讨[J].山西中医，2008，24(12)：1-2.

285

边心会等[1]探讨了情志致衰的机制，认为情志失调主要通过使脏腑亏虚、气血衰竭、气机逆乱、阴阳失调和痰凝血瘀五方面来致病促衰。杨万福等[2]对《内经》情志致瘀的研究认为，其途径为情志过激伤及五脏，致气机紊乱、气血失和，主要疾病有呕血与尿血、糖尿病、疝肿、闭经、精神分裂症、食道癌、胃癌、睾丸鞘膜积液或精索静脉曲张、高血压病、急性脑血管病、冠心病及心肌梗死。

乔明琦等[3]对情志致病的系统研究认为，情志致病以刺激源的存在与人体心身状况不佳为前提，后者又包括睡眠障碍、疲劳状态、气血潜在不畅等身体状况不佳，以及认知偏差、个性不良、意志薄弱、心境不佳等心理状况不佳。就情志致病的机制而言，个体对刺激的认知评价是是否发病的关键，个体心理、生理特点决定个体是否发病与发病的类型，情志刺激导致体内相关活性物质含量作用发生改变，是情志致病的内在原因，情志刺激在情志致病中具有因与果多重作用。其致病模式可概括为内外刺激信息→感官接受→沿经络，经肝调达的气机传送至心→心神"任物"→产生强烈或持久异常情绪→异常情绪经气机传至肝、心、脾等→异常表情、行为及体内相应的病理变化→情志病证发生。情志致病伤脏规律为首先伤肝，易中潜病之脏，易伤心、脾，其基本病机为阴阳失调，脏腑受损，

[1] 边心会，徐朝霞．情志致衰机制初探［J］．江西中医学院学报，2007，19（1）：30-32．

[2] 杨万福，刘峰．《黄帝内经》中情志致瘀的探讨［J］．甘肃中医，1998，11（1）：1-3．

[3] 乔明琦，张惠云．中医情志学［M］．北京：人民卫生出版社，2009：289-305．

经络受阻，形质亏损，痰凝血瘀，化火伤阴。张丽萍[1]将情志致病病机概括为6个方面：一是脑神功能紊乱，认为情志刺激首先伤及脑神，进而影响到各脏腑的生理功能以及精气血津液在体内的代谢；二是气机升降失调，以气滞、气逆为主，进而可产生瘀血、痰饮、热结、寒结、寒热互结等病理产物；三是脏腑功能紊乱，可概括为情志致病皆可伤心，多情交织先伤肝，脾胃枢纽情志多伤，情志久病累及于肾，以及情志所伤多脏同病；四是精气血津液失常，涉及不足与阻滞两个方面，阻滞可分为气郁痰凝、气滞血瘀、气郁化火以及痰、瘀、热互结；五是情志化火伤阴；六是经络不利。

二、病案统计分析与临床调查研究

临床实践是中医理论形成的重要源头，近年来一些学者通过分析古代医案，或开展临床流行病学调查，研究情志刺激致病的病因、病位及规律，取得了一定的成果。

（一）多情交织首伤肝说

从现有文献看，王米渠[2]最早开展了此方面的研究，他统计分析《名医类案》《续名医类案》《古今医案按》中相关案例，结果显示古代七情病发生率为7.9%，反映出古代七情病因在临床发病中占了一定的比例。七情病因的各自发病率依次是：怒、思、忧、悲、恐、惊、喜。其中怒气占得最

[1] 张丽萍.现代中医情志学[M].北京：中国医药科技出版社，2011：45-50.
[2] 王米渠.七情发病初探[J].四川中医，1986（5）：6-7.

多，为50.3%。女性的七情病成倍地多于男性，在古代男女就诊率
为1∶3。其后乔明琦[1]研究团队开展了较为深入的研究，他们统计
宋代至民国时期32种书籍中与情志发病有关医案230例，其中多
种情志共同为病占情志致病的67%以上，多种情志或单一情志致病
伤肝或伤肝（胆）兼及他脏者占73%以上。对192例因情志刺激发
病患者的回顾性调查显示，忿怒悔恨、郁怒怨屈是首要因素，分别
占71%和79%；其次为心愿不遂压抑不舒、忧思悲伤，分别为59%
和49%。未有单一情志刺激而致病者。由情志刺激所致始发病证主
要为肝气逆、肝气郁两证，分别占其全部证候的65.5%和22.8%，
由此论证了其提出的"多情交织共同致病首先伤肝"假说。乔明琦
等[2]对1026例工人、干部、教师和农民进行现况调查，发现肝气
逆、肝气郁两证是肝疏泄失常所致的两个始发证候，情志内伤所致
病例占两证总人数的55.4%，情志内伤是两证的主要致病因素，多
种情志交织共同致病，直接伤肝是情志致病的主要方式。祝玉慧[3]
用流行病学调查方法研究在当今医院门诊患者的情志特点、证候特
点和伤脏定位特点，探讨并揭示情志致病多种情志交织组合特点
和伤脏规律。共调查情志病例553份，发现情志病证患者女性多
见，年龄以中青年多见，所调查情志病证涉及95个病种、23个证
候，提示情志致病具有广泛性、多样性。负性情绪致病方式多为多

［1］乔明琦，于霞，张惠云，等."多情交织共同致病首先伤肝"假说及其论
　　　证［J］.山东中医药大学学报，2006，30（1）：8-10.
［2］乔明琦，王文燕，张惠云，等.肝气逆肝气郁两证病因流行病学调查及情
　　　志致病方式研究［J］.中国中西医结合杂志，2007，27（2）：119-120.
［3］祝玉慧.情志交织致病与伤脏规律研究——多情交织致情志病证流行病学
　　　调查［D］.济南：山东中医药大学，2009.

情交织共同致病，以"焦虑类情绪""嫉妒类情绪""惊吓类情绪""愤怒类情绪"四种组合规律出现。"焦虑类情绪"在一定程度上体现了气机不畅的病机特点，"嫉妒类情绪"主要表现出心理失衡的特征，"惊吓类情绪"产生的内在因素主要为脏腑气血不足，引发"愤怒类情绪"为个体愿望受阻和气血上逆不畅，病机为肝疏泄失常。在情志病例中"愤怒类情绪因子""焦虑类情绪因子"分值较高，提示愤怒类情绪与焦虑类情绪更易导致情志病证。"焦虑类情绪因子"在肝阳上亢、肝胆湿热、肝火上炎证分值较高，"愤怒类情绪因子"在肝阳上亢、肝气郁证分值较高，提示肝阳上亢、肝火上炎、肝胆湿热焦虑类情绪较显著，肝气郁、肝阳上亢愤怒类情绪较显著。情志病脏腑定位以五脏为主，五脏中以肝为最多，脾、心、肾次之；情志病与六腑中胃、胆，尤其是胃的关系密切。齐玉玺等[1]对山东省三家三级甲等医院门诊553例情志病证患者进行现况调查分析，结果显示，情志病证患者女性多于男性，文化程度较高者所占比例较高，中青年为情志病证的高发人群。情志病证伤及脏腑位于前十位的分别为肝（94%）、脾（31.6%）、胃（27.3%）、心（15%）、胆（10.1%）、肾（8.7%）、女子胞（6.5%）、大肠（3.3%）、肺（2.5%）、脑（1.4%）。提示情志病证损伤脏腑以五脏为主，五脏中又以肝为最多，脾、心、肾次之，肺的关系最少。情志病证与六腑中胃、胆，尤其是胃的关系密切。刘汶等[2]在调查功能性消

[1] 齐玉玺，张惠云，乔明琦.中医情志伤脏规律流行病学调查及研究[J].辽宁中医杂志，2010，37（9）：1633-1636.

[2] 刘汶，范萌，王仲霞，等.功能性消化不良中医证型与情绪的关系[J].中医杂志，2008，49（9）：35-37.

化不良（FD）患者性情时发现肝郁气滞证和肝郁脾虚证多与情绪不佳有关，功能性消化不良可能主要与肝失疏泄有关。王斌[1]对来自115本医籍的1332条古代情志相关医案，应用数理分析方法和数据挖掘方法研究古代情志相关医案中的心身现象，结果显示，心身现象以女性多发，怒、悲及惊恐等多致急性发作，怒、忧、思等多致缓慢起病。最常见的单因为怒，思、忧次之，复因以忧思、惊恐、怒思为常见。七情分属五脏，惊归于肝志，忧为脾志更为妥当。单因与复因所致心身现象的病机均以肝气郁滞、肝郁化火较为常见。单因所涉病位较单纯，以肝脾为主，复因较复杂，往往涉及肝脾肺肾等多个脏腑。

张慧[2]选择清代38本名家医案，约462个情志相关性病证医案作为研究对象，运用统计分析与数据挖掘方法进行研究，结果显示，情志相关性病证医案在清代早期、中期及晚期的医案分布均匀，说明情志致病思想在清代医家已广受重视。在病种统计中，本病证所涉及的种类高达65种，提示情志致病的广泛性和复杂性。在情志因素的影响中，混合情志因素是发病的主要致病因素，说明情志相关性病证具有多种情志混合交织、共同致病的特点。在单一情志因素分布中，怒所占比例高达45.76%，说明单一情志因素致病与怒的关系最大，其次为惊（恐）、悲（忧）、思、喜。在360例有明确病位的医案中，病位按频次排列，依次为肝、心、肾、胃、胆、脾、肺、脉络、脑，在病位分布中，肝和心所占比例较大，分别占所有病位

［1］ 王斌.古代情志相关医案中心身现象的症治规律研究［D］.广州：广州中医药大学，2008.

［2］ 张慧.清代情志相关性病证医案研究［D］.北京：北京中医药大学，2008.

分布的 29.21% 和 23.21%，其中肝主要与胃、脾、胆、肾相兼为病，心主要与脾、肾相兼为病。情志相关性病证的论治较多采用脏腑辨证论治体系和气血津液辨证论治体系。从气血津液辨证论治角度看，基本病机特点是气郁、痰热、气郁化火；从脏腑辨证论治角度看，其辨证分型多与肝脏有关。治法以清热法和补益法应用最多，说明情志相关性病证中以热性病、脏腑火热证及脏腑虚衰证为多，提示了情志致病的情志过度，扰乱气机，气郁不通，郁结化火，迁延日久，耗伤气血，病及脏腑的发病过程。

（二）多情交织先伤心说

传统中医理论认为，七情内伤均可作用于心神而发病，周莺[1]通过对古代 91 本医籍的 1040 例情志病证医案分析表明，情志病证的病位在五脏上主要是心、肝、脾、肾，尤其以病位在心、肝、脾的为多，在六腑则主要涉及胃和胆。从寒热辨证和虚实辨证来看，属热证者为多，虚实证则无明显差异。从脏腑辨证体系看，以心系、肝系辨证使用频次较高，脏腑兼证使用频率高，说明又往往有多个脏腑功能失调。气血津液辨证气郁类、气虚类和痰湿内停证型最为多见。在情志病证中以气机失调为主要中介的损及脏腑气血的病理改变中，存在以下规律：伤肝主要是以气郁、气郁化火、化火伤阴为主要病理改变，可以影响到肾、胃、脾、胆、心、肺等其他脏腑，肝血虚的病理改变所占比例较低。伤心一方面表

---

[1] 周莺.古代情志病证医案信息数理分析［D］.广州：广州中医药大学，2007.

现为火邪、痰饮、痰火等邪气干扰心神的病理改变，一方面表现为心气虚、心血虚、心阴虚的病理改变，各种情志病证都易干扰到心。伤脾主要表现为脾气虚，脾失健运的病理改变，另外从病证上来看，除了脾气虚证外，就是与心血不足同时并见的心脾两虚证和由肝而影响脾胃健运的肝脾不调证，这可能说明至少肝与脾、心与脾之间存在着发生频率较高的病理影响。气虚、气机不畅是情志病证的基本的病机特点，在此基础上可产生气郁化火、血虚和痰湿内停。其结论认为情志病证定位在心最多，其次为肝，与"心主神志，心藏神"的理论相吻合，但与乔明琦等"情志致病损伤脏腑首先伤肝"的论点不一致。另外，周莺[1]对情志病证诱因的分析认为，主要是情志因素，其次为病后、过劳、产后，而诸如外感、饮食、误治等所占比例非常低。在情志诱因中又以多种情志因素混合诱发的多，如悲忧、郁怒、悲愤等均纳入混合因素中，而单一情志因素所占比例不高，这说明《内经》有关"五志伤五脏"单一情志致病的七情内伤模式与临床实际不符。"五志伤五脏"理论依赖五行推演，可能有牵强附会之嫌。杨巧芳[2]以《二续名医类案》为资料来源库，研究情志与疾病发生的关系，对各系统情志病案频率比较显示，心系远远高于其他系统疾病，说明情志因素最易影响心神而导致心系疾病。对七情致病因素在内科各系统疾病中的分布进行统计，心系以"思""惊"两志例数最多，其他各系统均以怒志为主，说明怒志对各系统多为重要的致病因素。七情病因在不同的疾病中分布不一，

［1］ 周莺.古代情志病证医案信息数理分析［D］.广州：广州中医药大学，2007.
［2］ 杨巧芳.《内经》情志致病理论研究［D］.北京：北京中医药大学，2009.

血证、腹痛、噎膈、厥证以"怒"志损伤为主，癫狂、心悸怔忡以"惊恐"损伤为主，咳嗽以思伤为主，郁证以复合情志损伤为主。

上述研究说明，情志致病以多情交织致病为主，单一情志因素所占比例较少，而且与传统的五志分伤五脏的模式不完全相符，既可一种情志伤及多脏，也可多种情志伤及一脏。至于情志致病首先伤及的脏腑，则有心、肝、脑三种不同观点，伤及于脑的观点明显是受到西医学影响的结果，与心、肝说之间仍然存在内在机制的相通之处。

另外，张晶[1]对1328例古代情志相关医案的分析，发现情志频数总体分布趋势由高到低依次为：怒、思、惊、烦、郁、精神萎靡等。情志致病症分类医案，怒、思、郁频数较高，烦、精神萎靡频数略低；病症致情志分类医案，烦、惊、精神萎靡频数较高，郁、怒频数略低。

第六节　七情与临床病证发生的研究

一、情志因素与消化系统疾病的关系

陈正等[2]根据问卷设计的原理，结合文献研究和专家咨

[1]　张晶.1328例古代医案中情志与脉象信息的频数分析[J].四川中医，2011，29（9）：54-55.

[2]　陈正，王庆其.510例脾胃病与情志关系调研[J].中国中医基础医学杂志，2008，14（6）：439-441.

询等方法，制定情志与脾胃病关系调查表，收集 510 例脾胃病患者资料，采用相关分析统计方法，研究脾胃病与量表各因子项之间的相关性。结果显示 510 例脾胃病患者中普遍存在心理障碍，在性别上有显著性差异（女性高于男性），脾胃病的病程及严重程度与情志因素呈显著性相关，各证型的脾胃病患者心理障碍的分布权重基本一致。提示情志与脾胃病有密切关系，治疗当以心理治疗和药物治疗并重。

邝宇香[1]对 70 例慢性胃炎患者，进行症状自评量表（SCL-90）的测评，结果显示，70 例慢性胃炎患者存在一项或多项心理障碍的共 109 人次，其心理健康水平低于全国常模，以抑郁症状的因子分最高，依次减少为焦虑、躯体化、敌对性、强迫、人际关系、偏执、精神病性和恐怖。尤其是肝胃不和及脾胃虚弱两个证型的患者尤为突出，在本病中情志影响的具体表现以抑郁和焦虑为主。谢秀丽[2]对情志因素与慢性胃炎（CG）病证相关性的研究发现，慢性胃炎患者与全国常模比较其中 6 项因子得分偏高，分别为躯体化、强迫、抑郁、焦虑、恐怖、精神病性，其中的躯体化、焦虑、精神病性与常模比较差异有统计学意义。慢性胃炎临床证候以脾虚气滞为中心，表现为出现率高，女性明显，不同职业间证型有明显差异，肝胃不和型、脾虚气滞型以待业或其他职业者所占比例最大。肝胃不和型患者存在躯体化、精神病性倾向，脾虚气滞型存在躯体化、焦虑、恐怖倾向。此两型均出现情志异常倾向，尤以脾虚气滞型为甚，脾

[1] 邝宇香.慢性胃炎的情志致病研究——慢性胃炎患者的 SCL-90 量表调研［D］.广州：广州中医药大学，2005.
[2] 谢秀丽.情志因素与慢性胃炎病证的相关性研究［D］.广州：广州中医药大学，2009.

虚气滞是 CG 的危险因素。

刘立[1]对胃脘痛肝郁气滞证与非肝郁气滞证的个性心理特征及神经内分泌关系的研究显示，消化性溃疡肝郁气滞证以内向、情绪不稳定为其个性特征。在心理状态方面，消化性溃疡肝郁气滞证患者则以焦虑、抑郁障碍等为特点。消化性溃疡病患者促肾上腺皮质激素、皮质醇、生长抑素水平与对照组有显著差异，并且其中肝郁气滞证患者胃泌素、生长抑素、皮质醇水平与非肝郁气滞组患者水平有显著性差异（$P < 0.05$），提示溃疡病患者存在神经内分泌和胃肠道激素的紊乱，胃泌素、生长抑素可能参与消化性溃疡的病理生理过程。孙英霞[2]采用流行病学调查法研究情志刺激与胃脘痛发病的相关性，结果显示女性、中老年人、脑力劳动者、受教育程度高的人更容易因情志因素而引发胃脘痛，家庭关系失和、人际关系不和是胃脘痛发病的主要始发因素；胃脘痛患者具有高易怒特质的个性特征和压抑的怒表达方式。与胃脘痛发病有关的单一情志以怒、思、忧等负性情志为主，怒是最主要的单一致病情志，且有发泄（愤怒）与抑制（郁怒）的不同，多种情志交织致病时，呈现一定的规律性，多为思虑与恐惧交织、忧郁与悲伤交织，愤怒与郁怒相斥；情志因素可单独为病，也常与劳倦、饮食等致病因素相兼为病。情志伤肝，肝疏泄太过，出现肝气逆证，胃脘痛则表现为肝气

[1] 刘立.胃脘痛肝郁气滞证与非肝郁气滞证的个性心理特征及神经内分泌关系性研究［J］.中国新医学，2008，12（5）：427-429.

[2] 孙英霞.情志致病方式与伤脏规律研究——情志刺激与胃脘痛发病相关性研究［D］.济南：山东中医药大学，2009.

犯胃；疏泄不及出现肝气郁证，胃脘痛则表现为肝胃气滞。谭洪根[1]在古今文献研究基础上，采用临床研究方法，收集香港地区胃痛病例375例，分析情志因素所致胃痛中医证候特点及分布规律，结果显示，胃痛发生与情志变异密切相关，情志因素系女性发生胃痛的首要病因。情志相关胃痛情志变异以抑郁多于焦虑，但男性以焦虑为主，女性以抑郁为主。中医证候分布以肝气犯胃证最多见，其次是肝胃郁热证和肝郁脾虚证，脾胃虚弱证最少。情志相关胃痛中医证候与情志因素之间显著相关。抑郁易致气滞、血瘀之证，焦虑则易现化热、伤阴之候。另外，楚瑞阁等[2]用多种不可预知方法建立情志干预模型，通过观察情志干预大鼠胃溃疡愈合的影响探讨情志对胃溃疡愈合影响的可能机制，结果显示情志干预胃溃疡组的血清 NO 及血浆 PGE2 较正常组、溃疡对照组明显降低，溃疡明显。说明情志可能通过减少血液中 NO、PGE2 来减缓溃疡的愈合。

唐艳萍等[3]对38例反流性食管炎（RE）患者与健康对照组45例进行临床心理测量，结果证实 RE 患者存在着以焦虑、强迫、恐怖、躯体化等为中心的情绪障碍。孙红梅等[4]通过测定并分析104例反流性食管炎患者及100例健康人的生活事件单位、社会支持程度和艾森克人格问卷4项量表分（EPQ-P、EPQE、EPQ-N、

[1] 谭洪根.情志因素所致胃痛中医证候特点与分布规律研究［D］.广州：广州中医药大学，2012.

[2] 楚瑞阁，谢斌.情志干预对大鼠胃溃疡愈合的影响机制［J］.辽宁中医药大学学报，2007，9（6）：38-39.

[3] 唐艳萍，武成，李方儒.心身1号对改善反流性食管炎患者情绪障碍作用的观察［J］.中医杂志，1997，38（1）：32-33.

[4] 孙红梅，王颖，袁淑青.反流性食管炎患者心理社会因素分析［J］.中国行为医学科学，2001，10（5）：429-430.

EPQ-L）。结果反流性食管炎患者的 LCU、EPQ-N 分明显高于健康人（ $P < 0.01$ ）。社会支持总分低于健康人，多元回归分析结合各因素间的相关分析显示，社会、心理因素对反流性食管炎的发病起关键的作用。说明高生活事件单位和社会支持程度可能诱发反流性食管炎，并受个性特性的影响。韩永春[1]通过对 176 例非糜烂性反流病（NERD）患者中医证型的调查研究显示，该病以肝胃郁热证、肝胃不和证、痰气郁阻证和脾胃虚弱证为主，特别是前 2 个证型。4 个常见证型的患者均有不同程度的精神心理因素，肝胃郁热、肝胃不和的焦虑和（或）抑郁状态评分明显高于其他各型。

孟淼[2]对功能性消化不良（FD）与情志因素关系的研究显示，FD 患者出现抑郁、焦虑等症状的人数显著多于对照组，且 FD 组的抑郁积分、焦虑积分均显著高于健康对照组。肝气郁结证 FD 患者的抑郁积分、焦虑积分显著高于其他证型。说明情志因素与功能性消化不良的发病具有一定联系。苏华等[3]研究发现 FD 患者的主诉特点除消化系统症状外，还有失眠（50%）、焦虑及情绪低落（40%），调查发现，FD 患者 54.2% 有抑郁情绪，显著高于器质性消化不良

［1］ 韩永春.非糜烂性反流病的中医证型分布及与情志因素的相关性研究［D］.福州：福建中医学院，2008.
［2］ 孟淼.功能性消化不良与情志因素关系及证候学研究［D］.北京：北京中医药大学，2006.
［3］ 苏华,沙卫红,李瑜元.功能性消化不良的心理社会因素调查［J］.中华医学杂志，1999，79（11）：879-880.

（19.0%）和消化系统器质性疾病（28.9%）。沙卫红等[1]以抑郁自评量表（Zung）标准分≥ 50 分作为确立抑郁状态的依据，发现 50 例 FD 患者中 62% 有抑郁情绪，显著高于器质性消化不良、器质性疾病（$P < 0.01$）。刘迈兰等[2]观察 FD 患者焦虑抑郁情绪对脑葡萄糖代谢的影响，结果显示：抑郁焦虑组与非抑郁焦虑组比较，脑葡萄糖代谢下降的脑区集中于右侧大脑半球，主要位于颞叶、额叶及边缘系统，左侧大脑半球较少，主要位于额下回和中央前回；脑葡萄糖代谢升高的脑区集中于右侧大脑半球的颞叶、枕叶和左侧大脑半球的顶叶、枕叶及边缘系统。说明 FD 患者抑郁焦虑情绪的加工和调节涉及广泛的脑区，左右大脑半球均参与，主要集中于额叶、颞叶和边缘系统，枕叶和顶叶也参与了抑郁焦虑的调节。

卜景华等[3]对近来国内 22 篇关于情志与腹泻型肠易激综合征关系相关文献的病例对照研究进行 Meta 分析。结果显示：情志与腹泻关系相关明显，疏肝理脾药物或结合心理疗法治疗腹泻型肠易激综合征明显有效。说明情志是腹泻发生的重要因素之一，在临床治疗中重视情志对疾病的影响，可有效提高疗效。李亚等[4]从中医七情与五脏相通的角度出发，分别探讨了怒伤肝、喜伤心、思伤脾、悲忧伤肺、惊恐伤肾导致肠易激综合征的发病机理和治疗。李崇勇

[1] 沙卫红，李瑜元，余庆珠，等.功能性消化不良与心理因素的关系及抗抑郁药对其的疗效[J].新医学，1999，30（7）：431-432.
[2] 刘迈兰，兰蕾，曾芳，等.情志因素对功能性消化不良患者脑葡萄糖代谢的影响[J].世界华人消化杂志，2010，18（1）：44-47.
[3] 卜景华，任路.中医情志与腹泻关系的 Meta 分析[J].中华中医药学刊，2011，29（1）：136-140.
[4] 李亚，李岩，王垂杰.试从中医五脏情志探讨肠易激综合征的论治[J].辽宁中医药大学学报，2011，13（7）：129-130.

等[1]在研究肠易激综合征（IBS）患者的人格特征及情绪分析中，发现 IBS 患者焦虑或抑郁明显高于正常人群，说明焦虑、抑郁情绪在 IBS 发病中起重要作用。王凌等[2]研究精神心理因素在 IBS 发病中的作用及性别差异，提示男性和女性 IBS 患者在焦虑、抑郁等精神心理因素方面没有显著性差异。

李超等[3]探讨功能性便秘（FC）的情志致病机理认为，情志失调是引发功能性便秘的重要因素，肝郁脾虚是便秘的主要病机，调节情志有利于便秘的治疗。迟玉花等[4]对 FC 与情志因素相关性的研究显示，患者组生活质量所有八个维度的评分均低于健康对照组，存在明显的焦虑、抑郁情绪。焦虑、抑郁积分与生活质量负相关；肛肠动力学和精神心理因素相关（$P < 0.05$），肛管缩榨压及其持续时间与抑郁自评量表（SDS）、焦虑自评量表（SAS）呈负相关；初始感觉阈值、排便感觉阈值和最大耐受容量与 SAS、SDS 呈正相关。说明便秘显著损害患者的生存质量，易合并有焦虑、抑郁等情志因素的异常。焦虑、抑郁和生存质量相关，肛肠动力学和精神心理因素相关。

[1] 李崇勇，王玲，夏兴洲，等.肠易激综合征患者的人格特征及情绪分析[J].中国行为医学科学，2006，15（9）：807-808.

[2] 王凌，罗和生，姜齐宏.精神心理因素在肠易激综合征发病中的作用及性别差异研究[J].胃肠病学和肝病学杂志，2005，14（6）：603-604.

[3] 李超，刘仍海.功能性便秘的情志致病机理探讨[J].北京中医药大学学报（中医临床版），2013，20（3）：49-51.

[4] 迟玉花，赵刚.功能性便秘动力学改变与情志因素的相关性[J].世界华人消化杂志，2012，20（18）：1685-1689.

二、情志因素与心脑血管疾病的关系

刘伟[1]对冠心病（CHD）患者情志、个性特征与血管内皮功能关系的研究显示，内皮素（ET）与悲忧志、惊恐志有显著依存关系（$P < 0.05$），随着悲忧与惊恐程度的加重 ET 值也将逐渐增加（标准化回归系数分别为 0.47736、0.48115），且惊恐对 ET 的影响较悲忧明显。说明悲忧、惊恐可通过对 ET 的影响引起血管内皮功能障碍，是 CHD 发生发展的重要致病因素。周迎春等[2]检测胸痹心痛伴抑郁患者、胸痹心痛不伴抑郁患者及健康对照组的 G 蛋白 β 亚单位（GNB3）基因 C825T 多态性，用 Zung 量表评定抑郁，结果显示胸痹心痛抑郁发生率显著高于正常对照组（$P < 0.05$），胸痹心痛抑郁组的 GNB3 基因 C825T 基因型及 T 等位基因频率高于胸痹心痛不抑郁组，差异有显著性（$P < 0.05$ 或 $P < 0.01$）。提示 GNB3 基因多态性与胸痹心痛情志有一定的关联，尤其是 GNB3C825T 等位基因在胸痹心痛抑郁情志的发生中可能起重要作用。

陈强[3]通过临床调研发现，210 例原发性高血压患者辨证分型中，以肝阳上亢证最多（84 例，40%），其后依次为痰湿壅盛证（58 例，27.62%）、肝肾阴虚证（18 例，8.57%）和气血亏虚证（15 例，7.14%）等。当 SDS 抑郁积分 ≥ 40 时表示患者有抑郁倾向，此时共

［1］ 刘伟.冠心病患者情志、个性特征与血管内皮功能关系的研究［D］.济南：山东中医药大学，2002.

［2］ 周迎春，吴依芬.G 蛋白 β3 亚单位基因多态性与胸痹心痛患者情志因素的关联性分析［J］.中国中医药信息杂志，2006，13（11）：23-26.

［3］ 陈强.肝和情志相关与原发性高血压病发病规律的研究［D］.济南：山东中医药大学，2012.

计 130 例（61.90%），在患有抑郁倾向或者抑郁的 130 例患者证型中，与肝密切相关的证型合计 81 例（占 62.31%），说明肝和情志在原发性高血压病发病机理中有重要作用。

三、情志因素与呼吸系统疾病的关系

孟婵[1]对情志因素与肺系病发病规律的研究发现，肺炎、哮喘、肺间质纤维化、慢性阻塞性肺疾病（COPD）、支气管扩张、肺癌六组 984 例呼吸系统疾病，采用中医《五志测量问卷》进行情志因素致病病例在各疾病发病中构成比的统计，结果：情志因素对不同肺系病影响构成比存在差异性，哮喘＞ COPD ＞肺间质纤维化＞肺癌＞支气管扩张＞肺炎，情志作为发病因素的疾病构成比存在差异性，肺炎（$P > 0.05$）无统计学意义；哮喘、COPD 有显著统计学意义（$P < 0.01$）；肺间质纤维化、肺癌有统计学意义（$P < 0.05$）；不同情志对不同疾病影响存在差异性。徐锡鸿等[2]对哮喘肺气虚患者情志因素与气道反应性关系的研究，结果显示：气道反应性增高的 74 例肺气虚患者多表现为悲忧志和思志，气道反应性增高的 42 例肺气未虚患者多表现为喜志和怒志，提示哮喘肺气虚患者气道高反应性与五志属性之间存在着某种相关联系。对儿童哮喘与情志因素的相关性研究表明，哮喘儿童与正常儿童比较有明显的内向个性倾向（$P < 0.01$）；精神稳定性较

［1］ 孟婵.情志因素与肺系病发病规律的关系［D］.济南：山东中医药大学，2012.

［2］ 徐锡鸿，韩冬，李君.哮喘肺气虚患者情志因素与气道反应性关系的探讨［J］.福建中医药，1999，30（4）：11.

差，与正常儿童相比有显著性差异（ $P < 0.01$ ）；而精神质、掩饰性方面差异均无显著意义。父母的养育方式，尤其是父母的过分干涉及保护对哮喘儿童存在一定影响[1]。

四、情志因素与精神系统疾病的关系

崔界峰[2]等对双相情感障碍的中医七情致病初步研究，结果在155例双相情感障碍患者中，忧、怒、悲、思、喜、恐和惊为主要临床相的分别占29.7%、25.5%、12.9%、9.7%、7.1%、3.2%和1.3%，显示双相情感障碍患者中，忧和怒为主要的七情致病因素。其中躁狂与怒更加相关，怒在躁狂中的发生率高于喜；抑郁与忧更加相关，忧在抑郁中的发生率高于悲，这可能是我国当前躁狂发作和抑郁发作的症状学特点。

王义方等[3]对七情与癔症发病的研究发现，引起情志变化的刺激因素依次为社会原因（42.1%）、家庭原因（31.8%）和个人原因（26.1%），情志变化的情况为怒（32.9%）、忧（15.3%）、恐（14.3%）、思（13.6%）、惊（6.4%）、悲（5.7%）、其他（11.8%）。邱友文[4]提出过喜伤心致病，可诱发或加重心、肝两脏宿疾，同时

[1] 杨季国，陈玉燕，叶万敏，等.儿童哮喘与情志因素的相关性研究［J］. 中国医药学报，2003，18（9）：533-535.

[2] 崔界峰，邹义壮，王米渠.双相情感障碍的中医病因学初探［J］.时珍国 医国药，2009，20（5）：1251-1252.

[3] 王义方，周龙标.七情与癔症——附280例住院癔症病例分析［J］.上海 精神医学，1998，10（3）：184.

[4] 邱友文."喜伤心"析疑［J］.湖北中医杂志，1982，（3）：33-34.

又作为心神病症状出现。唐彦等[1]以中医"形神合一，天人相应"的整体观为主旨，结合小儿情志特点，探讨情志因素与注意缺陷多动障碍（ADHD）发生、发展及预后的关系，提出充分考虑情志因素对本病的影响，对全面认识 ADHD 有积极意义。

五、情志因素与内分泌系统疾病的关系

刘晓娟[2]对糖尿病与情志因素的关系及其证候学研究发现，糖尿病患者中出现焦虑、抑郁等症状的人数显著高于对照组，且糖尿病患者的抑郁积分、焦虑积分均显著高于健康对照组，其中抑郁合并焦虑者的抑郁积分、焦虑积分最高。肝气郁结证糖尿病患者的抑郁积分和焦虑积分显著高于血瘀脉络证、气阴两虚证、阴虚内热证、湿热蕴脾证。阴阳两虚、血瘀水停证糖尿病患者的抑郁积分显著高于气阴两虚证，焦虑积分显著高于气阴两虚证、阴虚内热证。

叶金蓉[3]采取临床病例–对照的研究方法，研究中医情志因素与甲状腺疾病发生的关系，结果甲状腺疾病患者在确诊前五年内所遭遇负性生活事件的频度明显高于对照组，甲状腺疾病的发生与悲伤、抑郁、思虑过多等情志不畅因素相

[1] 唐彦，田慧.情志因素对 ADHD 的影响探析［J］.中华中医药学刊，2005，23（7）：1272–1273.

[2] 刘晓娟.糖尿病与情志因素的关系及其证候学研究［D］.成都：成都中医药大学，2008.

[3] 叶金蓉.中医情志因素与甲状腺疾病发生的相关性研究［D］.广州：广州中医药大学，2012.

关；在应对方式评价方面，甲状腺疾病组中的消极应对方式得分要高于对照组。

六、情志因素与妇科疾病的关系

（一）情志因素与月经病的关系

张小平[1]对七情与绝经前后诸症发病的调查发现，受过精神刺激的妇女高于未受过精神刺激的妇女，而且症状较重，说明绝经前后诸症的发病与七情因素有关。秦莉花等[2]通过对中国绝经综合征妇女的调查，了解中国城市绝经综合征患者情志分布情况及与中医证型的关系，结果显示：单纯焦虑症状发病率高于单纯抑郁症状发病率，总焦虑症状的发病率高于总抑郁症状发病率，焦虑、抑郁的发病率以焦虑合并抑郁的发病率最高。肾阴虚、肾阳虚中焦虑、抑郁出现的总频率及单纯焦虑、抑郁出现的频率均比较接近。杨丹丹[3]采用病例 - 对照的研究方法，对 40 例围绝经期正常妇女和 40 例围绝经期综合征妇女患者进行心理状态、生活事件、个性特征和症状的问卷调查分析，结果发现，围绝经期综合征妇女存在易怒、善思、多悲、易恐的情绪倾向性，受怒、思、悲、恐生活事件的影响明显比围绝经期正常妇女严重。刘春梅[4]通过对 480 例围绝经期

［1］ 张小平. 七情与绝经前后诸症相关性探讨——附 546 例发病学调查分析［J］. 湖北中医杂志，1996，18（5）：33-35.

［2］ 秦莉花，王小云，陈晓阳，等. 绝经综合征患者情志、中医证候的聚类分析［J］. 中国老年学杂志，2013，23（9）：1996-1998.

［3］ 杨丹丹. 围绝经期综合征与情志因素的相关性研究［D］. 武汉：湖北中医学院，2007.

［4］ 刘春梅. 绝经前后诸证肝气郁结型与情志因素的相关性研究［D］. 长沙：湖南中医药大学，2010.

妇女进行情志特点、生活事件和症状的问卷调查发现，绝经前后诸证肝气郁结型患者的发病与情志因素密切相关，七种情志的生活事件情绪的百分比依次为怒＞悲＞喜＞忧＞恐＞思＞惊，患者多存有易怒、易忧、善思、多悲、易恐、易惊的情绪倾向性，生活事件中负性事件对此证型患者有严重的影响。刘曼[1]研究绝经综合征情志症状与血清5-羟色胺（5-HT）水平及卵泡刺激素（FSH）、黄体生成激素（LH）、雌二醇（E_2）水平的相关性，结果显示：绝经综合征（心肾不交证）情志症状的发生和血清5-HT、E_2水平具有相关性，与FSH及LH没有相关性；绝经综合征情志症状的严重程度与血中FSH、LH及E_2水平有相关性，与血清5-HT水平无相关性。

丁可嘉[2]通过对60例中重度经前期综合征（PMS）患者《PMS症状程度打分表》《月经周期症状每日自我评价表》和《症状严重程度每日记录量表》的分析，发现多数患者具有情绪低落或抑郁消沉（65%）、情绪失控愤怒发火（93.33%）、烦躁易怒（95%）、焦虑或忧思烦虑（51.67%）、乳房胀痛或触痛（71.67%）、胃脘胀气或腹胀（85%）等肝郁气滞证表现。且又以情绪失控愤怒发火、烦躁易怒等情绪表现最为明显。证实肝郁气滞证是PMS的重要证型之一。

[1] 刘曼.绝经综合征（心肾不交证）情志症状与血清5-羟色胺及性激素水平的相关性研究 [D].北京：北京中医药大学，2011.

[2] 丁可嘉.情志因素与经前期综合征发病关系的研究 [D].北京：北京中医药大学，2008.

（二）情志因素与不孕症的关系

陈璿名[1]通过临床问卷调查和相关内分泌测定，研究中医情志因素对不孕症患者的影响，结果显示：不孕症妇女抑郁评分和焦虑评分皆比正常育龄妇女明显增高，生活事件总刺激量、负性生活事件刺激量显著高于正常育龄妇女，有偏于内向、情绪不稳定的个性特征，抑郁和焦虑的心理状态和负性生活事件是引起不孕症的危险因素。不孕症妇女在辨证分型中以肝郁证所占比例最大，抑郁和焦虑的不良情绪易引起肝气郁结，社会生活事件与肝郁型关系密切，肝郁证与负性生活事件、人格特征表现出正相关的强联系；痰湿证与负性生活事件表现出正相关的强联系；血瘀证与抑郁、焦虑表现出正相关的强联系。血浆催乳素（PRL）水平呈血瘀证＞痰湿证＞肝郁证＞肾虚证的变化趋势。血浆 PRL 水平可作为个性内倾的状态标志因子。刘青[2]对不孕症患者情志因素及个性特征的相关性研究表明，情志因素是导致妇女不孕的原因之一，明显的负性心理情绪可以加重不孕患者的各种躯体症状，与其个性特征的变化具有相关性。不孕症妇女情绪不稳定，以强迫、人际敏感、抑郁、焦虑、敌对、偏执为主要表现，并有高神经质的人格特点。肝郁气滞型、肾虚型在不孕症各证型中最多见，且负性情绪最重，在一定程度上反映了不孕症患者的心理总体变化。王燕美[3]采用临床流行病学群体

---

［1］ 陈璿名.女性不孕症与情志因素的相关研究［D］.广州：广州中医药大学，2005.

［2］ 刘青.不孕症患者情志因素及个性特征的相关性研究［D］.福州：福建中医学院，2008.

［3］ 王燕美.情志因素与女性不孕症的相关性研究［D］.南京：南京中医药大学，2010.

研究方法，探索不孕症患者的心理状态、个体情志特点与中医证型之间的关系。不孕症妇女抑郁和焦虑评分皆比正常育龄妇女明显增高。以焦虑、抑郁、紧张、自责等为主要表现，并有高神经质的人格特点。不孕症患者组从精神、躯体症状和女性所特有的月经症状等方面所反映的肝气郁结程度显著高于对照组。肝郁型与非肝郁型不孕症患者相比在抑郁、焦虑评分方面均存在显著性差异，说明抑郁、焦虑等不良情绪易引起肝气郁结而致不孕。不孕症各中医证型中，以肝郁气滞型居多，肾虚型次之，血瘀型、痰湿型较少。肾虚、肝郁、痰湿、血瘀等证候表现至少部分是由心理因素所引起的心身反应或心身紊乱。刘海涛[1]通过临床问卷调查及中西医文献检索和回顾，研究不孕症与情志因素相关性，结果显示不孕症患者抑郁发生率为58.33%，焦虑发生率为68.75%，中医证型以肾虚＋肝郁证居多，其中肝郁相关证型（肾虚＋肝郁证、肝郁证和肝郁＋血瘀证）与非肝郁相关证型（肾虚证、痰湿证和血瘀证及相关兼杂证）相比，在抑郁评分和焦虑评分方面均有显著差异（$P < 0.05$），说明存在肝郁的不孕症患者易发生抑郁和焦虑。不孕症患者多表现为焦虑、抑郁、多疑、紧张及神经质、癔症的等个性特征，故不孕症与情志因素有密切相关性，相互影响。

[1] 刘海涛.不孕症与情志因素相关性的研究[D].北京：北京中医药大学，2013.

（三）情志因素与妇科其他疾病的关系

阳少辉[1]以团体用心理社会应激调查表（PSSG）和90项症状自评量表（SCL-90）为研究载体，探讨生活事件、消极情绪与月经失调、子宫肌瘤、更年期综合征的相关性，结果显示：情志因素在妇科疾病发生、发展、转归中起重要作用，其中家庭不和婚姻问题、个人健康变化、忧郁、气愤是月经失调的危险因素，子女前途问题、愉快、欢喜、欣慰是月经失调的保护因素。个人健康变化、忧郁是子宫肌瘤的危险因素，愉快、欢喜、兴奋、欣慰是子宫肌瘤的保护因素。劳累过度、个人健康变化、苦恼、忧郁、紧张、气愤、焦虑是更年期综合征的危险因素，个人成就、愉快、欢喜、兴奋、欣慰是更年期综合征的保护因素。

宁坚娟等[2]运用艾森克人格问卷（EPQ）、工作生活事件量表（LES）研究子宫内膜异位症（EM）与情志因素的关系，结果说明社会心理应激因素与EM成正相关，负向分数越高越容易患EM。黏液质-多血质交界体质所表现出来的情志很有可能是导致EM的一个情志原因。而多血质倾向体质所表现的情志不容易患EM，EM患者精神质的表现程度高。

肖雯晖等[3]探讨七情因素与多囊卵巢综合征（PCOS）中医证型及性激素水平的相关性，结果显示：肝郁证组"怒"的评分显著

————————————

［1］ 阳少辉.情志致病源流探讨及情志因素与妇科疾病的相关性研究［D］.广州：广州中医药大学，2012.

［2］ 宁坚娟，周英.子宫内膜异位症与情志因素的相关研究［J］.中华中医药学刊，2011，29（11）：2597-2599.

［3］ 肖雯晖，张婷，裘秀月，等.七情因素与多囊卵巢综合征中医证型及性激素水平相关性研究［J］.中华中医药学刊，2013，31（8）：1714-1716.

高于肾虚证组和瘀血证组（$P < 0.05$），"悲""恐"与肝郁证呈负相关（$P < 0.05$，$P < 0.01$），"怒"与垂体泌乳素（PRL）呈正相关（$P < 0.05$）。说明"怒"是 PCOS 重要的致病因素和影响因素，肝郁证是 PCOS 最基本的病理变化。李银山[1]采用抑郁量表（SDS 量表）、焦虑量表（SAS 量表）、生活事件量表（LES 量表）等方法，研究多囊卵巢综合征（PCOS）与情志因素的关系，结果显示：同正常育龄妇女（正常对照组）相比，PCOS 组的抑郁评分与焦虑评分均有极显著差异，随着 PCOS 病程的延长及年龄的增加，焦虑与抑郁的评分也不同程度的升高。PCOS 组的负性生活事件刺激量、总生活事件刺激量比正常对照组要多。说明抑郁、焦虑等不良情绪和负性生活事件是引起 PCOS 的危险因素。PCOS 患者在辨证分型中肝郁证及痰湿证所占比例最大，肝郁是 PCOS 的重要病机之一，肝郁型 PCOS 与负性生活事件呈正相关的强联系。

七、情志因素与肿瘤等其他系统疾病的关系

付亚斐[2]采取病例 - 对照的研究方法，从中医学的角度探讨情志因素在乳腺癌发病过程中的作用，结果显示：乳腺癌患者在确诊前五年内所遭遇负性生活事件的频度明显高于对照组，提示乳腺癌的发生与忧郁、思虑、悲伤等情志不畅因素相关。乳腺癌患者所遭遇负性生活事件的强度一般较大，

［1］ 李银山. 多囊卵巢综合征与情志因素的相关研究［D］. 广州：广州中医药大学，2011.

［2］ 付亚斐. 中医情志因素与乳腺癌发生的相关性研究［D］. 广州：广州中医药大学，2009.

负性生活事件中多以中、重度刺激程度事件为主。在遭遇负性生活事件时，乳腺癌组患者多采用消极的应对方式，消极的应对方式也是乳腺癌发生的不利因素之一。焦华梅[1]采用问卷调查的方法对65例乳腺癌患者发病的背景进行调查分析，结果表明，在乳腺癌患者中存在负性情志的高达93.85%，其中以急躁易怒和内向郁闷者为多，分别为33.85%和40%。四种不同情绪比例由高到低依次为内向郁闷、急躁易怒、忧愁思虑、平和开朗。申宝林等[2]采用成组病例对照研究方法对151例病例和151例对照相关资料进行条件Logistic回归分析，研究情志因素与子宫肌瘤的关系。结果显示：容易烦恼和激动、胸胁胀痛、易叹息、自觉精神压力程度均与子宫肌瘤的发生呈正相关。

高静等[3]基于文献讨论了中医五脏情志与乳房疾病的相关性，描述了人体五脏与乳房的生理联系以及五脏情志与乳房发病的联系。龙家俊[4]通过449例乳腺增生病人情志表现的分析，情志易发生变化者占本组人数的85%，说明情志变化——肝的疏泄功能失调对本病的发生起了很大的作用。

唐汉庆[5]提出了"情志性不育症"的概念，指本身并无器质性

[1] 焦华梅.乳癌发病相关情志因素分析与护理对策[J].解放军护理杂志，2004，21（7）：28-29.

[2] 申宝林，苗宇船.情志因素与子宫肌瘤的相关性研究[J].世界中西医结合杂志，2010，5（2）：156-157.

[3] 高静，余方.中医五脏情志与乳房疾病的相关性[J].辽宁中医药大学学报，2010，12（1）：64-65.

[4] 龙家俊.从449例乳腺增生病人情志表现看本病与肝的关系[J].陕西中医，1986，7（3）：104-105.

[5] 唐汉庆.情志因素对不育症患者的影响及情志性不育症概念诠释[J].山西中医，2009，25（9）：1-3.

病变，由于精神情志因素造成的不育，通常认为压抑、紧张的情绪长期得不到释放，通过内分泌－植物神经系统－性腺轴影响到相关的器官功能失调，临床可见部分患者由于盼子心切，情绪紧张焦虑，在心身相关机制下引起不育。

张明[1]从文献与临床角度研究黄褐斑与情志因素相关，发现黄褐斑肝气郁结证与焦虑水平之间存在明显的正性相关，脾虚湿阻证与焦虑水平之间存在明显的负性相关，肾阴不足证与抑郁水平之间存在明显的负性相关；瘀血阻络兼证的患者往往具有内倾性人格特质，与消极应对之间存在负相关。

张明雪等[2]对SARS发病中的情志因素的研究认为，七情化毒影响SARS成因，由于SARS侵袭人类，猝不及防，故初期和极期以恐惧、焦虑为主；因疾病带来的巨大痛苦和担心激素后遗症，故恢复前期以忧郁为主，可见焦虑、恐惧；恢复后期以恐惧为主，可见忧郁。

张振贤等[3]运用SCL-90量表及FS-14量表对慢性疲劳综合征（CFS）干预治疗患者进行测评，结果：未干预治疗CFS患者中有70.83%的患者症状未见好转，好转组评分与未好转组SCL-90评分有统计学差异的因子分有：躯体化、敌对、抑郁、焦虑及总分。说明当CFS患者存在明显自觉躯体

[1] 张明. 黄褐斑与情志因素相关的中医文献和临床研究 [D]. 广州：广州中医药大学，2009.

[2] 张明雪，曹洪欣，翁维良，等. 论SARS发病中的情志因素 [J]. 中国中医药信息杂志，2007，14（5）：5-7.

[3] 张振贤，沈剑箫，张烨，等. 不同预后慢性疲劳综合征患者精神情志因素差别分析 [J]. 辽宁中医杂志，2012，39（12）：2352-2354.

症状、敌对、强迫、抑郁、焦虑等负面情绪时其预后多不佳。

八、情志变化的临床脉象信息研究

寿小云等[1]提出中医七情心理脉象的概念，认为心神活动是七情心理脉象产生的原因，气血是心理脉象的物质基础，心理脉象是有别病脉的、具有独立形态特征的一类脉象。七情脉是代表七种特定情绪状态的脉象，是整个心理脉象的一个组成部分，七情所伤脉则是情志过激因素造成脏腑损伤的脉象，属于病脉范畴。周雪颖等[2]对情志变化与脉象关系的研究认为，概括言之，喜则散，怒则激，忧则涩，思则结，悲则紧，恐则沉，惊则动。不同人身形、性格、情志的区别在脉象中都会有明显的不同，这说明脉象与人的情绪、个性特征密切相关。

张晶[3]基于古代情志相关医案脉象信息数据库，对743例情志致病症分类医案中的情志因子与左尺脉象进行典型相关分析，总结出恐与左尺滑脉、烦与左尺数、滑脉，精神萎靡与左尺细脉，郁与左尺涩脉，狂与左尺劲脉密切相关，分析了数脉、滑脉、细脉、涩脉的情志相关脉象特征，为情志相关脉诊临床实践提供了文献支持。又通过对1328例古代情志相关医案脉象信息数据库中情志与脉象等信息的频数分析，总结出常见情志、脉象及常见情志的相关脉象等

[1] 寿小云，刘天君.浅谈中医七情心理脉象[J].北京中医药大学学报，1995, 18（3）: 22-25.

[2] 周雪颖，齐向华.七情致病脉象初探[J].山东中医杂志，2012, 31（11）: 779-781.

[3] 张晶.古代情志相关医案中情志因子与脉象的典型相关分析[J].四川中医，2011, 29（7）: 26-27.

信息，探讨了将脉象作为直接反映情志变化客观指标的可能性与方法[1]。

魏红等[2]对七情内伤五脏所致常见证候的脉象信息特征进行研究，结果显示：实验各组与正常人群组在异常脉象检出率上的比较有显著差异（$P < 0.05$），脉象变异程度及多部异常改变与患者病程的长短、病情轻重及其预后关系密切。认为通过 DY-SS-1 型三探头中医脉诊仪及中医特色的脉象信息分析方法，可以观察情志因素所致证候的脉象信息特征。王莉等[3]运用 DY-SS-1 型三探头中医脉诊仪，观察 25 例遭受惊吓刺激而出现肾气不足患者的双手六部脉象，结果显示正常人群组的脉证诊断符合率为 88%，肾气不足证组的脉证诊断符合率为 60%，试验组与正常人群组在异常脉象检出率上的比较有显著差异（$P < 0.05$）。中老年患者以脉沉无力为主，青少年患者以沉滑为主，另有变异类型，位在两尺，其他余部可有改变。

第七节　怒志的理论与实验研究

怒志是临床与日常生活中最常见的情志反应，因此也是

［1］　张晶.1328 例古代医案中情志与脉象信息的频数分析［J］.四川中
　　　 医，2011，29（9）：54-55.
［2］　魏红，徐刚，刘明林，等.情志因素所致证候脉象多维信息化临床
　　　 研究［J］.中华中医药学刊，2008，26（8）：1727-1730.
［3］　王莉，张君，魏红，等.惊恐伤肾的中医脉象信息临床观察研究
　　　 ［J］.中医药临床杂志，2009，21（1）：3-5.

近年来中医界研究最多的单一情志,从怒志的发生、理论、临床流行病学调研与实验等多方面进行了较为深入的研究。

一、怒志的理论探讨

(一)怒志的发生学研究

高冬梅[1]采用理论探讨和流行病学调查的方法对引发怒情志反应的始发因素进行研究,结果在高特质怒大学生中,生活事件中"父母不和""住房紧张""待业、无业""生活规律变动大"与高特质怒呈正相关。在高特质怒护士中,生活事件"与爱人父母不和""扣发奖金或罚款""对现职工作不满"与高特质怒正相关。事件中"开始就业""好友死亡"与高特质怒呈负相关。对引起怒情志反应的诸多生活事件进一步统计分析表明:在高特质怒大学生中,与高特质怒正相关的生活事件也是高特质怒大学生发怒的危险因素。在高特质怒护士群体中,"与爱人父母不和""扣发奖金或罚款""对现职工作不满"是高特质怒护士发怒的较大危险因素。在愤怒大学生中,"恋爱或订婚""好友重病或重伤"生活事件与愤怒正相关,而"好友重病或重伤"是诸多事件中产生愤怒情绪危险因素;在郁怒大学生中,"工作学习压力大"与郁怒呈正相关,说明经历"工作学习压力大"易产生郁怒情绪。在愤怒护士群体中"怀孕""与爱人父母不和""待业、无业"生活事件与愤怒正相关。其中"与爱人父母不和""待业、无业"是护士产生愤怒情绪最大的危险因素;在郁怒护士群体中,"恋爱失败、破裂"和"高考失败"生活事件不但是

———————————

[1] 高冬梅.引发怒情志反应的始发因素研究——生活事件与特质怒及怒表达相关性流行病学调查[D].济南:山东中医药大学,2009.

引发护士郁怒情绪的主要生活事件，而且也是护士产生郁怒情绪的重要危险因素。对工人群体生活事件与愤怒郁怒相关性流行病学调查发现，工人"性生活不满意或独身"和"对现职工作不满意"与愤怒情绪呈正相关，"自己（爱人）流产""对现职工作不满意"和"与上级关系紧张"与郁怒情绪呈正相关[1]。总之，"生活事件"是个体愿望受阻、行为受挫而导致怒产生的主要原因，也是怒的始发因素，而现行《中医基础理论》教科书中七情内伤学说忽略了引起怒情绪反应的外界原因[2]。刘玉国等[3]也指出"生活事件"是个体愿望受阻、行为受挫而导致怒产生的主要原因，也是怒的始发因素，而个体心理特点、体质特征、功能状态是怒情志产生的中介因素。

孟迎春[4]对机体睡眠疲劳状况与怒产生及致病的相关性研究显示，易怒特质群体与非易怒特质群体在睡眠、疲劳状况方面存在显著性差异，前者睡眠质量显著低于后者（$P < 0.01$），主要体现在主观睡眠质量、睡眠紊乱和日间功能几个方面，易怒特质群体对睡眠质量主观评价较低、存在睡眠紊乱、日间精力不足；其机体疲劳程度显著高于非易怒

[1] 高冬梅，乔明琦. 工人群体生活事件与愤怒郁怒相关性流行病学调查［J］. 中西医结合学报，2011，9（3）：281-286.

[2] 高冬梅. 七情病因学论述引发怒情志反应的生活事件的理论探讨［J］. 中国中医药现代远程教育，2013，11（18）：15-16.

[3] 刘玉国，乔明琦. 生活事件引发愤怒郁怒情绪产生的中介因素探讨［J］. 世界科学技术—中医药现代化，2011，13（5）：825-829.

[4] 孟迎春. 机体状况与情志致病研究——睡眠和疲劳状况与愤怒郁怒产生及致病的相关性研究［D］. 济南：山东中医药大学，2008.

群体（$P < 0.01$），而且在因疲劳可能导致的心理后果方面差异明显（$P < 0.01$），易怒特质群体更易因为身体疲劳而出现心理问题，如缺乏耐心、欲望降低、不能集中注意力等。疲劳可能导致的心理后果因子对愤怒有显著影响（$P < 0.05$），睡眠效率因子对郁怒有显著影响（$P < 0.01$）。说明个体睡眠疲劳状况与易怒密切相关，疲劳可能带来心理后果因素对怒的产生影响较大，睡眠疲劳状况对怒的不同表达方式（愤怒、郁怒）亦有影响；怒致病患者多有睡眠质量差、疲劳情况，机体状态欠佳。而通过探讨怒志对机体健康的意义，认为主要体现在怒是宣泄情感释放压力的有效方式，怒是调畅气机的动力，怒是促进决策和付诸行动的动力，怒可协调"心神"任物等方面。

邵雷[1]在对怒的概念探讨的基础上，深入研究了怒志生成的意义以及具体的生成机制。他认为由于人类怒志的生成机制是对动物远祖机制的继承与演进，所以这一机制最原始、最本质的意义，是在受到欲望被阻逆、利益被侵犯的刺激时，为即将发动的以防御、驱逐以及征服为目的的攻击所做的准备反应，人类后天生活又为之附加了维护其事先认可的社会行为准则的意义。正是怒志的意义决定了在怒志的生成过程中精气向上、向外运动所要灌注的具体效应器的选择。怒志的生成涉及生理、心理两大系统的复杂反应，以内外刺激为始因，以人体精气的运动变化为基础，五脏所藏之神的活动贯穿于中。其中人体精气的运动变化包含基础与信息两个生命层面，荷载了信息的气成为神气，气的信息运动在整个过程中发挥着重要的作用。五脏所藏之神的活动依进化过程而言由低至高主要可分为魄、魂、神三个层级

［1］ 邵雷.《内经》怒志生成理论的研究［D］.北京：北京中医药大学，2008.

的反应，神通过意志对怒志生成进行调控。在受到刺激后，魂魄主导的模式化反应产生荷载敌意的神气引导行为指向，并发出荷载指令性信息的神气到达特定脏腑组织，调集大量精气急速向上、向外灌注到特定的各效应器从而迅速为攻击做好准备。反应中的各种反馈信息传递给神形成感觉的组合，与引导行为指向的敌意、攻击意志联系在一起，经过长期的经验与多次的重复联系、对比，构成了我们对怒志的情志体验。由于怒志的生成涉及精气运动的基础与信息两个生命层面，影响到身心两个领域，在处理涉及怒志的临床问题时应综合考虑怒志对两个生命层面、身心两个领域的影响。整个怒志生成流程见图 2。

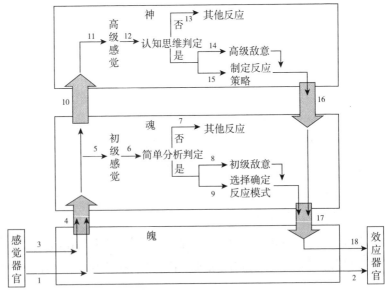

图 2　怒志生成机制流程图

　　王少莲[1]认为气逆质、气郁质是愤怒、郁怒产生的体质特征。其中气逆质是因长期的精神刺激、气机亢逆而形成的以性格外向、急躁易怒、易于激动为主要表现的体质状态，气郁质是由于长期情志不畅、气机郁滞形成的以性格内向不稳定、忧郁脆弱、敏感多疑为主要表现的体质状态。总之，怒的产生涉及肝的疏泄状态、机体气血运行状态、个体体质因素、心理因素、性别、年龄、职业、外界地理社会环境等诸多因素。刘惠军等[2]分析青少年愤怒情绪的发生和表达特点发现，引起青少年愤怒的前四位因素是不成熟的人格因素，他人的伤害，他人的行为不符合社会规范、守则，自我价值受到威胁。愤怒的诱发因素存在性别差异，男生由"被伤害事件"引发的愤怒多于女生，而女生的愤怒诱因更加多样化。

　　（二）怒志的分类研究

　　中医学根据怒发作强度的不同，可分为"大怒""暴怒""狂怒""盛怒"；根据怒发作方式的不同，分为"忿怒""愠怒"。后世医家不断总结临床经验，对怒的分类认识也不断深入。孟迎春等[3]对怒的分类研究认为，怒可以分为愤怒和郁怒两种基本表达方式，前者是指怒而发泄指向他人或他物，后者是指怒而不发郁结于心指向自我，这种分类亦与国际上对于怒的分类相吻合。并指出怒有生

[1]　王少莲.怒及其相关心理、体质因素在 Graves 甲亢发病中的作用［D］.济南：山东中医药大学，2012.
[2]　刘惠军，朱丽雯.青少年愤怒情绪的发生及表达特点分析［J］.中国学校卫生，2010，31（11）：1288-1290.
[3]　孟迎春，孙英霞，乔明琦，等.从《内经》情志理论认识"怒"［J］.上海中医药大学学报，2007，21（6）：19-21.

理与病理、病因与病证的双重性。李乾[1]对愤怒、郁怒人群之人格特质和社会支持的相关性研究显示，愤怒、郁怒的发生与人格特质和社会支持度关系密切。与正常组相比，愤怒组的大学生在家庭内支持、精神质（P）、神经质（N）、掩饰性（L）等方面均存在显著差异，说明愤怒组的学生较少拥有家庭内支持，不喜欢承受孤独，感觉敏锐，较少焦虑、担心，极少郁郁不乐和忧心忡忡，较少掩饰自己的情绪。愤怒组的护士群体在掩饰性（L）有显著性差异，提示愤怒组的护士较多掩饰自己情绪。学生郁怒组得到家庭外的关心和支持较少，不愿发泄情绪于外，不喜欢寻衅搅扰。护士郁怒组与正常组在精神质（P）有显著性差异，提示郁怒组的护士有较强的环境适应能力，感觉比较敏锐。侯艳娇[2]对不同职业人群愤怒、郁怒体质特点流行病学调研发现，工人愤怒体质特点为大便稀溏不成形，容易发怒，有委屈想哭的感觉；工人郁怒体质特点为耳内有鸣叫声，只是在别人问话时才愿意说话，而且只是作简单回答，平时一副忧郁表情，焦虑不安或心里烦乱。护士愤怒体质特点为形体偏瘦；护士郁怒体质特点为容易生闷气，对事物敏感多疑。大学生愤怒体质特点为在别人问的时候才愿意说话，而且只是作简单回答，容易生闷气，焦虑不安或心里烦乱；大学生郁怒体质特点为容易发怒，处理事

[1] 李乾.愤怒、郁怒人群之人格特质和社会支持的相关性研究［D］.济南：山东中医药大学，2009.

[2] 侯艳娇.愤怒郁怒体质量表的初步应用研究——工人、护士、大学生不同职业人群愤怒、郁怒体质特点流行病学调研［D］.济南：山东中医药大学，2010.

情鲁莽、冲动。

张沁园[1]认为中医古籍中"怒"包括了两种含义：一是忿怒，由此而引发的病症是气机的逆上，它大多导致出血证、中风和头面部的火热证及狂证等。二是郁结不舒，烦闷抑郁之义。它所产生的病证多为血积、噎膈、腹泻、妇女月经不调、性事不遂等。林蓉[2]认为，怒除了从强度上可分为蕴怒、愤怒、大怒、盛怒、暴怒、狂怒等外，又有经意与不经意之分，经意情绪是指产生于认识活动之后的情绪，不经意情绪是指情绪的产生不经过思维等认识过程，直接由情境刺激激发的情绪称作不经意情绪。

（三）怒志致病的机理探讨

刘洋[3]认为《内经》形成了以面貌辨怒象，以形动分怒质，以肝立胆横为怒体的基本认识，怒致气上逆是怒的根本病机，与正常人体阳气下交阴气上承、"气从以顺"成相反状态，直接导致气行的反向运动。指出气上逆致气离位，气离位致气错位，气错位则气行悖，气行悖则病发是《内经》怒的病机学特点。怒志所伤完全遵从"所生即所伤"的生理病理发病观，在致病层次上存在先伤气、后伤脏的特点。根据怒之重者致伤阴气，提出怒性属阳。一般郁怒可伤本脏肝，至于盛怒不止，可导致子气并母，病损肾志。怒志单一病因致病可引起薄厥、呕血、飧泄、消瘅等，怒志复合病因致病主要能导致痈疽、痈隔（寄生虫性下脘痈及腹内痈致消化道梗阻）、爪病（睾丸肿大）、积、寒痹等。怒既是病因，也是症状，在疾病过程

[1] 张沁园.怒致病的相关机理探讨［J］.吉林中医药，2006，26（6）：2-3.

[2] 林蓉.七情之怒致病理论与临床用药特点的文献研究［D］.广州：广州中医药大学，2007.

[3] 刘洋.《黄帝内经》情志病因研究［D］.北京：中国中医科学院，2008.

中由于病邪或脏腑气血阴阳自身偏颇所导致。窦学俊[1]对不同群体怒致病的条件研究发现，怒产生机制、怒引发情志病证机制是多因素复杂作用过程，研究怒致病当区分愤怒和郁怒。愤怒郁怒表达方式受职业、性别、年龄、学历等外部因素影响，又有内在稳定性；睡眠障碍、疲劳与愤怒、郁怒成正相关，睡眠、疲劳状态及个性特点是愤怒郁怒致病的重要条件，各因素以潜在的气血不畅（肝气郁与肝气逆）为中介，共同作用于从健康到情志病证的过程；愤怒、郁怒增加情志病证发病率，且愤怒影响更大。任昱等[2]对《内经》"怒"理论研究认为，怒是一种正常的情感反应，作为病因之怒则伤气、伤阴、伤心、伤肾、伤肝，所导致的病证表现不一。张皔珺等[3]对《内经》有关怒的论述研究认为，《内经》中怒的描述有忿怒、恚怒、大怒的不同。忿怒、恚怒是一个由忿而怒的渐进状态，大怒为怒之甚。个体愿望实现受阻和肝功能异常均是引发怒的重要因素。由于肝应春木，主人体之气的升发，喜条达而恶抑郁，体阴而用阳的特性，决定了怒易伤肝。因此，治疗怒所致疾病，应以治肝为主，并兼顾其他四脏。顺应自然养肝，保持情志调畅则是预防怒致病的方法。

[1] 窦学俊.怒致病条件研究——愤怒郁怒者的机体状态、个性特点及其与情志病证关系的流行病学调研[D].济南：山东中医药大学，2010.

[2] 任昱，张虹.《内经》"怒"理论钩玄[J].浙江中医学院学报，2004，28（5）：11-12.

[3] 张皔珺，烟建华.《内经》"怒则气上"学术解读[J].吉林中医药，2008，28（8）：550-552.

王朝勋等[1]根据中医"怒伤肝"的理论，探讨在激怒状态下，由于激活交感神经－肾上腺髓质系统和内分泌系统，导致神经－内分泌－免疫系统功能失调，而使肝脏缺血、缺氧、肝糖原耗竭，钠水潴留，免疫功能下降，肝细胞自溶、坏死，造成肝脏受损，为怒伤肝的理论及其辨证提供客观化依据。

胡春雨[2]研究体质与情志致病的关系，提出了易怒体质的概念，将其定义为：个体在生长发育过程中，因个体本身所特有的气血潜在不畅的生理基质及社会、生活事件的刺激，使个体的愿望受阻或行为受挫而产生怒情绪，这种长期的精神刺激和持久的情志异常波动，导致机体气机运行不循常规，肝不能正常发挥其调畅全身气机的功能，使水谷精微不能上通下达滋养全身，脏腑组织功能失调，继而使机体气、精、血、津液的运行代谢失常而表现出一系列特殊征象的体质状态。认为易怒体质的形成为机体气血潜在不畅→易怒→气机失调→肝疏泄太过或不及→脏腑组织功能失常→精、血、津液的运行代谢失常→易怒体质。在此基础上编制易怒体质量表并对其信度效度进行检验，量表共有 4 个维度、37 个条目组成，分别从机体形态结构特征、怒伤肝、机体功能下降、心理特征四个方面来反映易怒人群所具有的独特体质征象，量表显示易怒人群主要表现为头部、胃脘部、两胁、乳房、腹部有胀痛感，两眼发干、发涩，口干口苦，睡眠质量差，食欲差，平素脾气急，对事物敏感多疑，焦虑不安或心里烦乱，遇事感到紧张恐惧，因一点小事就能引起情

[1] 王朝勋，郑洪新，王继伟，等.怒伤肝与神经－内分泌－免疫系统失调探析［J］.辽宁中医杂志，1997，24（5）：205-206.
[2] 胡春雨.体质与情志致病研究——易怒体质量表的编制及其信度效度检验［D］.济南：山东中医药大学，2008.

绪波动，感觉记忆力下降，女性月经不调等特征。王文燕[1]通过对易怒特质理论研究认为，负性生活事件是怒致病的始发因素，它通过心理应激过程导致情志异常而致病；七情学说与心理应激理论有极大的相似性，个性特征是心理应激过程的重要中介变量；易怒特质应为怒致病的主要个性特征和重要发病条件，其产生的原因是肝之气血偏盛，升动上行。通过流行病学调查研究显示，易怒个体具有个性偏外向不稳定、较少掩饰和易采取消极应对的心理特征。

二、怒志与临床病证关系研究

李强[2]通过对"怒"的古、近代1473条医案运用数理统计和数据挖掘方法研究，发现怒作为病因、诱因、体质对机体的影响主要表现在伤肝，影响肝主疏泄的功能，引起肝气郁而化火、肝气横逆犯脾、脾虚、气滞痰凝；也可影响到肝血，引起肝血不足、肝不藏血。其核心治疗方法为清肝解郁、和畅气机、补气健脾、燥湿化痰，核心药物为丹栀逍遥散、小柴胡汤和六君子汤的合方。在治疗特点上体现了疏肝、清肝、柔肝、养肝的治肝思想，同时体现了见肝之病当先实脾的治疗理念，从气血津液角度，治法特点主要是理气、和血、化痰。分析了医案中郁怒、大怒、劳怒（怒与过劳因素兼夹）

[1] 王文燕.个性与情志致病研究——状态－特质怒表达量表Ⅱ的初步引进及易怒特质影响因素研究[D].济南：山东中医药大学，2008.

[2] 李强.中医七情之"怒"的古代与近代医案证治规律的研究[D].广州：广州中医药大学，2008.

等不同怒型的病症及用药规律，并比较了三者病症及用药方面的差异，研究结果表明：郁怒、劳怒主要以虚性病症为主，大怒主要以气机逆乱的实性病症多见，郁怒主要特点为肝经郁热基础上出现心脾两虚为主，而劳怒主要特点为肝经郁热基础上出现脾气虚损，并表现出较明显的阴虚内热，尤其是以肺阴虚表现突出。治疗上郁怒的用药特点表现为养心安神药物的使用明显，大怒的用药特点表现为下气、破气药物的使用明显，劳怒的用药特点以养阴清热，尤其是滋补肾阴的治疗较为突出。

王少莲[1]对怒与 Graves 甲亢发病的临床研究显示，多数患者郁怒、怒气质为 Graves 甲亢发病危险因素，怒控制则为其保护因素。新发 Graves 甲亢患者易伴发或加重怒、抑郁、焦虑等负性情绪，但随着甲亢症状消失而消失或缓解。随着甲亢症状的出现怒气质、怒反应、愤怒等成分出现或程度加重；怒控制、控制怒的发出的能力随着甲亢症状出现而降低，治疗后甲亢症状消失使得怒控制、控制怒的发出的能力得以提高。可见怒的不同成分在 Graves 甲亢发病中所起作用不同，怒控制为保护因素，郁怒、怒气质为 Graves 甲亢发病危险因素。

三、怒志的实验研究

（一）怒志的动物模型研究

七情致病模型中，目前研究较多且较为成功的模型以"怒伤肝"模型为代表，主要有以下数种。

---

[1] 王少莲. 怒及其相关心理、体质因素在 Graves 甲亢发病中的作用 [D]. 济南：山东中医药大学，2012.

1. 急性怒伤肝大鼠模型

须惠仁等[1]用雄性 wistar 远交系大鼠，体重 300～400 克，3～7 只置于同笼，用纱布包裹尖端的止血钳夹鼠尾巴，令其与其他大鼠撕打，会很快激怒全笼的大鼠。每次刺激 30 分钟，每隔 3 小时刺激一次，每天刺激 4 次。激怒刺激 2 天后进行各项实验指标的观察。顾立刚等[2]在上述造模方法的基础上，延长造模时间至 4 周，制成大鼠长期激怒应激模型。岳文浩等[3]用 SD 大鼠，雄性，体重 180～220 克。方法：予大鼠标准饲料，室温通风良好环境饲养，江湾 I 型 C 立体定位器 AP-1，RL±1（矢状面左侧和右侧各 1cm）H-6 处用直流电压 10V，通电 30 秒破坏双侧膈区。术后缝皮，常规消毒，全部动物手术后 24～48 小时出现明显的怒行为反应。

2. 慢性怒伤肝大鼠模型

赵晓林等[4]报道以束缚制动作为应激源，选用雄性 wistar 大鼠，体重 180～220g，每 2 只一笼，每日黑暗和光照各 12 小时，20～22℃，普通饲料。同时给予每日 1 次成对双

[1] 须惠仁，傅湘琦，向丽华，等.肝郁证的动物实验研究——激怒刺激对大白鼠血液流变学的影响[J].中医杂志，1991，32（6）：44-47.

[2] 顾立刚，古宇环，李乐东，等.长期激怒刺激对大鼠全血粘度和巨噬细胞功能影响的研究[J].北京中医药大学学报，1997，20（2）：28-30.

[3] 岳文浩，付文清，芦宗玉，等.怒伤肝机制研究[J].医学与哲学，1995，16（9）：481-483.

[4] 赵晓林，李恩，张元杏，等.滋补肝肾药方药对慢性激怒应激大鼠免疫的影响[J].中国中医基础医学杂志，1996，2（5）：30-32.

后肢立式束缚，以引起明显的激怒应激反应（粗叫、站立对峙、扭打撕咬），首次30分钟，以后隔日增加10分钟，共2周。薛刚[1]报道用健康雄性Wistar大鼠，体重230～250g。用社会隔离加居住入侵法诱导愤怒情绪反应大鼠模型，以攻击行为测试为主，辅以旷场实验和糖水偏好测试区分怒情绪的两种亚型（愤怒、郁怒）。刘晓伟等[2]报道制作怒恐伤气动物模型，用雄性Wistar大鼠，均单独饲养于不锈钢笼中（50cm×30cm×20cm），自由饮食饮水。制造昼夜颠倒环境，每晚24：00开灯，中午12：00关灯，共10天。第11天13：30开始实验，该时间段内大鼠处于夜间兴奋状态。在每只模型组大鼠笼内放进1只入侵鼠，开始计时、摄像。前5分钟为双方适应期，记录第6～20分钟内大鼠行为变化。实验结束立即放入旷场实验箱内，进行应激后行为学检测。

3. 怒伤肝猫模型

岳文浩等[3]根据有关电刺激猫"怒吼中枢"（GC）可作为怒动物模型，埋藏电极于GC，封颅恢复健康后可在正常生活状态下作为慢性怒行为的动物模型的报道，选用健康家猫，体重1.8～3.0kg，雌雄不限。用立体定位仪将单极绝缘电极插到GC（定位参数A：1.0；L：4.5；H：2.5），用250μA、波宽0.3毫秒，频率90Hz刺激GC。

[1] 薛刚. 社会隔离及居住入侵法诱导大鼠愤怒郁怒情绪反应及其评价方法 [D]. 济南：山东中医药大学，2011.

[2] 刘晓伟，张红梅，曲宏达，等. 中医怒恐伤气动物模型制作及行为评估 [J]. 中国行为医学科学，2006，15（1）：10-11，53.

[3] 岳文浩，付文清，芦宗玉，等. 怒伤肝机制研究 [J]. 医学与哲学，1995，16（9）：481-483.

（二）怒志致病的机制研究

近年来，越来越多的学者结合现代医学，从不同方面探讨怒与健康和疾病的关系及其作用机制。

1. 怒志对胃肠道功能的影响

陈芝芸等[1]观察慢性激怒应激对大鼠血及结肠黏膜中血管活性肠肽（VIP）、神经肽Y（NPY）、胰高糖素（Glu）的影响，结果模型组大鼠血 NPY 含量低于正常对照组（$P < 0.01$），VIP、Glu 含量与正常对照组对比无明显差异（$P > 0.05$）；模型大鼠结肠黏膜 VIP、NPY 含量较正常组明显升高（$P < 0.01$），而结肠黏膜中 Glu 的含量则与正常组间无显著差异（$P > 0.05$）。提示慢性应激可引起大鼠血 NPY 和结肠黏膜 VIP、NPY 的变化。叶蔚等[2]研究了慢性激怒应激对大鼠血和结肠黏膜前列腺素 E2、环核苷酸的影响，结果表明：大鼠血中 PGE_2、cAMP、cGMP 含量和 cAMP/cGMP 与正常对照组之间无明显差异；大鼠结肠黏膜中 PGE_2、cAMP 的含量及 cAMP/cGMP 较正常组明显升高，而 cGMP 的含量与正常组间无显著差异。说明慢性激怒应激可引起大鼠结肠黏膜 PGE_2 和环核苷酸的变化。上述变化可能在胃肠功能紊乱性疾病中起

[1] 陈芝芸，严茂祥，项柏康，等.慢性应激大鼠血和结肠黏膜胃肠激素的变化［J］.世界华人消化杂志，2001，9（1）：59-61.

[2] 叶蔚，陈芝芸，占宏伟，等.慢性激怒应激对大鼠血和结肠黏膜前列腺素 E2、环核苷酸的影响［J］.浙江中医学院学报，2000，24（4）：45-46.

一定的作用。周吕等[1]对夹尾所造慢性激怒应激大鼠胃窦平滑肌动力及下丘脑和血浆促肾上腺皮质激素释放激素（CRH）、促肾上腺皮质激素（ACTH）、瘦素、胃动素的检测显示，模型组大鼠离体胃窦肌条收缩频率和振幅明显减少（$P < 0.01$），下丘脑 CRH、瘦素及血浆 CRH、ACTH、瘦素浓度均明显增高（$P < 0.01$），而下丘脑与血浆胃动素浓度则显著下降（$P < 0.01$）。柴胡舒肝散可增加慢性激怒应激大鼠胃窦平滑肌动力，改善脑肠肽水平。

2. 怒志对代谢的影响

郭蕾[2]研究发现盛怒大鼠血清中脂质过氧化物含量增高，心肌线粒体遭到破坏，肝细胞结构和功能受到损伤，红细胞膜的流动性降低，结果提示：机体内脂质过氧化反应的增强是怒导致心血管疾病的最基本途径之一，也是肝病血瘀的重要微观机制。李冬等[3]观察情志因素对大鼠血脂代谢的影响，结果显示：怒情志干预下，大鼠总胆固醇（TC）、甘油三酯（TG）、低密度脂蛋白（LDL-C）水平明显高于模型组，高密度脂蛋白（HDL-C）水平明显低于模型组（$P < 0.05$）。喜情志干预下，大鼠血脂变化不显著，仅见 TG 水平显著低于模型组（$P < 0.05$）。说明不良情绪可以影响血脂正常代谢，怒对血脂代谢有不良的影响，喜对血脂代谢有益。

[1] 周吕，刘汶，王礼建，等.慢性激怒应激对大鼠胃动力和脑肠肽的影响及柴胡舒肝散的干预作用［J］.中医杂志，2012，53（9）：775-777，787.

[2] 郭蕾.怒志的生理病理及实验研究［J］.山东中医药大学学报，1995，19（5）：290-294.

[3] 李冬，杨林，朱微微，等."喜、怒"情志对高血脂模型大鼠血脂代谢的影响［J］.湖北中医杂志，2008，30（12）：14-15.

3. 怒志对血液、免疫等系统的影响

须惠仁等[1]用止血钳夹鼠尾巴激怒大鼠,实验发现激怒动物的血小板聚集率显著升高;五种切变速度测定全血黏度的结果显示,暴怒大鼠的每一种切变率所显示的全血黏度都明显地高于对照组;血浆比黏度显著高于对照组,复钙时间比对照组有明显的延长,其相应的黏度上升率、红细胞比容则明显的减小,血沉极显著地快于对照组。电镜下血小板带有树枝状突起和许多微突,并且以粘连聚集者为多。叶向荣[2]用夹尾激怒制成大鼠"怒伤肝"模型,结果显示,模型组大鼠血小板 5- 羟色胺降低,血浆 5- 羟色胺升高,血小板丙二醛升高,血栓素升高,血栓素 /6- 酮 - 前列腺素比值升高,这些改变反映了怒伤肝致血瘀的病变过程。顾立刚等[3]对长期激怒刺激大鼠全血黏度和巨噬细胞功能的研究发现,大鼠经短暂激怒刺激 1 分钟后,血液出现高黏状态。这可能是由于大鼠突然受到激烈的刺激后造成交感神经兴奋,促使肾上腺素等儿茶酚胺类物质释放增加,激活凝血系统,导致血液呈高黏状态。但是随着激怒刺激时间延长到 1 周后,大

[1] 须惠仁,傅湘琦,向丽华,等.肝郁证的动物实验研究——激怒刺激对大白鼠血液流变学的影响[J].中医杂志,1991,(6):44-47.

[2] 叶向荣,张素芬.益气活血与理气活血对血瘀证大鼠血小板 5- 羟色胺、丙二醛和血浆血栓素及 6- 酮 - 前列腺素的影响[J].山东中医药大学学报,1997,21(1):76-77.

[3] 顾立刚,古宇环,李乐东,等.长期激怒刺激对大鼠全血黏度和巨噬细胞功能影响的研究[J].北京中医药大学学报,1997,20(2):28-30.

鼠的全血黏度每一种切变率却由高黏状态转向低黏状态。这可能与大鼠在一定时间内由于激怒刺激持续存在，导致凝血因子损耗有关。随着激怒刺激继续延长到 2、3、4 周后，大鼠可能逐渐适应激怒刺激，并不断补充损耗的凝血因子，但因激怒刺激持续存在，没有缓解，最终导致全血黏度呈高黏状态。实验结果提示，大鼠经较长时间的情绪激怒刺激能引起血瘀证的发生。大鼠经 1 分钟短暂激怒刺激后，其腹腔巨噬细胞吞噬功能和产生 IL-1 的能力，与正常对照组比较无明显差异。但随着激怒刺激继续延长到 1～4 周后，大鼠腹腔巨噬细胞的吞噬功能和产生 IL-1 的能力与对照组比较，抑制明显。并伴有体重下降、胸腺萎缩、T 细胞功能抑制，最后导致免疫功能进一步下降。说明大鼠在一定强度一定时间激怒刺激下，可直接引起中枢神经系统和免疫系统功能紊乱。但是否能用于解释中医关于肝郁 - 气滞 - 血瘀的理论，以及慢性持续激怒刺激诱发高凝状态和抑制免疫细胞功能的确切机理，还有待于进一步探讨。严灿等[1, 2, 3]采用"怒伤肝"大鼠模型，观察了应激状态下大鼠腹腔巨噬细胞（MΦ）释放 H_2O_2 的功能。结果表明，应激后大鼠 MΦ 释放 H_2O_2 量减少，血浆皮质酮含量升高。初步提示，不良情绪刺激可引起机体免疫反应的抑制，其产生与下丘脑 - 垂体 - 肾上腺轴兴奋性升高，糖皮质激素分泌增多有关。"怒伤肝"大鼠血清促肾上腺皮质激素、皮质酮

[1] 严灿，潘毅，邓中炎，等. 中医情志致病机理的研究——应激状态大鼠腹腔巨噬细胞释放 H_2O_2 功能的观察 [J]. 中医杂志，1997，38（4）：236.

[2] 刘晓伟，张红梅，曲宏达，等. "怒伤气" 大鼠血 ACTH、CORT、IL-2、IL-8 的含量变化 [J]. 中国全科医学，2004，22（7）：1653-1654.

[3] 严灿，邓中炎，王剑. 调肝方药对慢性束缚应激大鼠神经内分泌免疫功能的影响 [J]. 中国免疫学杂志，2000，16（9）：488，490.

（CORT）、白细胞介素 -2（IL-2）、IL-8 的含量发生变化，提示愤怒心理应激对内分泌、免疫的影响。其后的研究亦观察到慢性束缚激怒应激使大鼠血浆 CORT、ACTH 以及下丘脑 CRH 含量升高，说明 HPAA 兴奋性升高，同时大鼠脾淋巴细胞增殖反应降低，腹腔 MΦ 释放 H_2O_2 功能明显下降，提示应激可导致免疫功能低下，并与下丘脑 - 垂体 - 肾上腺皮质系统的调节作用有关。在采用调肝方药治疗后，上述病理变化都有一定程度的改善。

魏盛等[1]对郁怒诱发经前期综合征（PMS）肝气郁证猕猴模型血清单胺类神经递质的含量进行分析研究，发现 PMS肝气郁证模型组和郁怒情绪反应组猕猴的量表抑郁情绪积分显著高于对照组（$P < 0.01$，$P < 0.05$），且造模组显著高于情绪反应组（$P < 0.05$）；与正常对照组相比，PMS 肝气郁证模型组和郁怒情绪反应组猕猴血清单胺类神经递质含量显著升高（$P < 0.01$，$P < 0.05$），肝气郁证模型组也显著高于情绪反应组（$P < 0.05$）。显示郁怒情绪极易诱发 PMS 肝气郁证，其机制与单胺类神经递质改变有关。

赵晓林等[2、3]检测慢性激怒应激大鼠脾淋巴细胞增殖

［1］魏盛，侯金良，巢玉彬，等. 郁怒诱发经前期综合征肝气郁证猕猴模型血清单胺类神经递质含量分析［J］. 中西医结合学报，2012，10（8）：925-931.

［2］赵晓林，李恩，张元杏，等. 滋补肝肾药方药对慢性激怒应激大鼠免疫的影响［J］. 中国中医基础医学杂志，1996，2（5）：30-32.

［3］赵晓林，李恩，贾湔涛，等. 滋补肝肾方药对慢性激怒应激大鼠下丘脑肝脏核糖体聚态的影响［J］. 中国中医基础医学杂志，1997，3（5）：28-30，33.

反应、白细胞介素2（IL-2）诱生活性和皮肤气管肥大细胞（MC）。结果表明：慢性激怒应激可致淋巴细胞增殖程度降低，MC形态异常，数量减少，滋补肝肾方药于此有拮抗调整作用，而疏肝理气和人参两组结果均未显示有此效应。检测慢性激怒应激反应大鼠下丘脑肝脏核糖体聚态的变化，结果显示：慢性激怒应激大鼠肝脏多聚核糖体解聚，蛋白质合成率下降，滋补肝肾方药可拮抗该解聚，使多聚核糖体及蛋白质合成速率增加，而下丘脑核糖体聚态无明显变化。上述研究结果提示大鼠慢性激怒应激状态主要属肝肾阴虚证。

4. 怒志对大脑功能的影响

刘胜利等[1、2、3]通过观察慢性愤怒应激对D-半乳糖引起的脑老化大鼠行为学、氧化功能、神经内分泌（HPA轴）功能的影响，探讨慢性愤怒应激对大鼠脑老化的影响及其作用机制。结果显示：脑老化组大鼠大脑皮质和海马呈现更为严重的老化病理改变，Morris水迷宫寻台时间显著延长（$P < 0.05$），旷场实验水平得分和总分显著增加（$P < 0.01$），中央格停留时间显著延长（$P < 0.05$）；脑组织和血清去甲肾上腺素升高、5-HT下降，血清中皮质醇（CORT）升高，脾脏指数下降，血清SOD活性显著降低（$P < 0.05$），心、肝组织丙二醛、脂褐素含量显著提高（$P < 0.05$，$P < 0.01$）。提示慢性愤怒应激是加速大鼠脑老化进程的原因之一。慢性愤怒应激影

[1] 刘胜利. 慢性愤怒应激对大鼠脑老化的影响及其神经内分泌机制 [D]. 郑州：河南中医学院，2010.

[2] 詹向红，李伟，徐玮玮，等. 慢性愤怒应激对衰老大鼠学习记忆能力的影响及其脂质过氧化机制 [J]. 中国老年学杂志，2010，30（6）：752-753.

[3] 李伟，詹向红，徐玮玮，等. 慢性愤怒应激加速脑老化大鼠模型建立及行为学评价 [J]. 中国老年学杂志，2010，30（23）：3509-3511.

响脑老化进程的作用机制可能是加重全身脂质过氧化水平，降低全身抗氧化功能；激活下丘脑－垂体－肾上腺（HPA）轴，改变血浆中单胺类神经递质含量；增加海马神经元凋亡比例；加重海马神经元拟老化改变。刘晓伟等[1]研究认为怒应激大鼠下丘脑内立早基因 c-fos、促肾上腺皮质素释放激素 mRNA 显著差异表达，说明立早基因和下丘脑－垂体－肾上腺轴参与调控怒情绪反应。对怒、恐应激大鼠脑内 c-fos、CRHmRNA 表达差异机理研究发现，c-fos 表达，模型组与正常对照组对比有显著性差异（$P < 0.05$，$P < 0.01$）；在表达部位上，愤怒组下丘脑表达显著，而恐惧组杏仁核表达显著，两组有显著性差异（$P < 0.01$）；CRHmRNA 表达主要见于下丘脑，模型组与正常对照组相比有显著性差异（$P < 0.05$，$P < 0.01$），愤怒组与恐惧组比较有显著性差异（$P < 0.01$）。因此，认为怒、恐应激性质不同，c-fos、CRHmRNA 在脑内表达部位有别。孙鹏[2]采用社会隔离结合居住入侵范式，建立诱发怒情绪反应大鼠模型，探讨怒情绪应激对 VEGF/VEGFR2 及其介导的 PI3K/AKt/mTOR 信号通路的影响。结果显示：怒情绪应激导致海马 CA3 区血脑屏障三层结构联结不紧密，损伤血管神经单元结构，同时减少突触连接，减少介导促神经发生及血管发生的 VEGFR2 在海马

［1］ 刘晓伟，曲宏达，张红梅，等.怒、恐应激大鼠脑内 c-fos 与 CRHmRNA 表达差异性分析［J］.四川中医，2006，24（1）：11-13.

［2］ 孙鹏.怒情绪应激对大鼠血管内皮生长因子（VEGF）的影响及肝方药干预作用［D］.济南：山东中医药大学，2015.

及额叶中的表达。表明怒情绪应激导致神经发生减少。怒情绪应激导致 VEGFR2 与其特异性配体结合活性降低，VEGF/VEGFR2mRNA 及蛋白表达异常，PI3K/AKt/mTOR 信号通路关键因子表达的紊乱，从而损伤正常的神经生长。调肝方药在行为学及分子基础上有较好的改善作用。

王德敬等[1]运用 PET–CT 对肝气郁型经前期综合征患者郁怒症脑功能成像研究，发现中脑、海马、小脑、楔叶、杏仁核葡萄糖代谢有明显规律性差异，提示 PMS 肝气郁型郁怒组对这些部位有着明显的影响，右侧脑的上述部位与郁怒有关，肝气郁型 PMS 郁怒者的实质是与脑功能异常有关的情绪失常，即情志致病。肝与脑密切相关，是进行肝气郁型 PMS 郁怒者脑功能成像的基础。右前额皮层与肝气郁型 PMS 郁怒症患者的消极感情有关，右前额皮层支配身体的左侧，这与中医的肝胆之气行于身体的左侧是一致的。

严灿等[2]结合中医整体观和平衡观以及现代心理应激理论，以心理应激反应为切入点，提出中医学肝主疏泄调畅情志的功能存在着一定的具体的中枢神经生物学机制的假说。采用"方 – 证 – 效 – 脏腑功能本质"的研究思路，通过建立慢性心理应激反应模型模拟"肝失疏泄、情志异常"的综合病理变化过程。通过研究结果分析认为：肝主疏泄的中枢神经生物学机制在整体上与调节下丘脑 – 垂体 – 肾上腺轴有关，具体而言，可能与调节慢性心理应激反应（情志活动异常）过程中中枢多种神经递质及其合成酶、神经肽、激素、

[1] 王德敬，郭晓艳，林乐军，等.PET–CT 对肝气郁型经前期综合征患者郁怒症脑功能成像研究［J］.辽宁中医杂志，2014，41（2）：232–236.

[2] 严灿，徐志伟.肝主疏泄调畅情志功能的中枢神经生物学机制探讨［J］.中国中西医结合杂志，2005，25（5）：459–462.

环核苷酸系统以及 Fos 蛋白表达的变化有关，表现出多层次、多靶点以及多环节的作用特点，作用的脑区涉及下丘脑（包括不同核团）海马、杏仁核等。岳文浩等[1]通过实验研究认为，"怒伤肝"的机制有五条途径：①怒 – 交感神经 – 肾上腺髓质系统兴奋；②怒 – 肾素 – 血管紧张素 Ⅱ – 醛固酮系统兴奋；③怒 – 应激反应 – 丘脑 – 垂体 – 肾上腺皮质兴奋；④怒 – 垂体 – 甲状腺兴奋；⑤怒时，胰高血糖素分泌增高，而胰岛素分泌减少，从而减少胰高血糖激素和胰岛素的刺激肝细胞再生及护肝的作用。李宁等[2]综合国内外已有的研究报道，认为可得到以下启示：①脑中枢在怒与怒伤肝调控机制中至关重要，下丘脑、前额叶、海马可作为研究的首选脑区；②探索怒的中枢调控机制是研究"肝主疏泄调畅情志"理论科学内涵的最佳切入点；③脑中枢单胺类神经递质信号通路交联调控可作为怒的中枢调控机制研究突破点之一。

第八节 惊恐的理论与实验研究

恐惧作为人类的基本情绪，对身体健康的影响较大，因此也为现代中医情志学说研究的重要领域之一。由于中医传统理论认为惊与恐联系密切，故归并一起讨论。

---

[1] 岳文浩，付文清，芦宗玉，等.怒伤肝机制研究［J］.医学与哲学，1995，16（9）：481-483.

[2] 李宁，高杰.怒与怒伤肝的调控机制研究进展［J］.山东中医药大学学报，2013，37（4）：347-349.

一、惊恐的理论探讨

庞铁良[1]针对惊在《内经》中为何不能像其他七情一样归属于五脏，且在《三因极一病证方论》中只能归属于胆腑这一问题，从文字角度论证了在同一刺激源同次刺激的情况下，惊只具有经思考单方向发展为喜恐悲怒思忧的功能，而不具有像七情中喜恐悲怒思忧一样的相互转化功能。又从现代心理学理论角度揭秘了惊本质上是人们被客观事物唤起注意的一种过程，不是人们对客观事物的主观体验。从中医学理论角度阐明作为一种生命现象的惊，其本质就是气乱；惊则气乱的本质造成其不能归属于五行、五脏，违背中医情志归属于五行的特性；在气乱时，心神无所适从，情志不可能在此时存在。故惊从本质上不属于中医情志范畴。王长荣[2]在分析《内经》有关惊与肝关系论述的基础上，指出肝病出现惊，而惊能伤肝；"惊则气乱"，但鲜有肾与气乱有密切关系之说，而惊的病理表现，如惊风、惊厥等似与肾无直接联系；惊从肝治。由此认为惊属于肝。杨文晨等[3]从中医经典出发，结合各代医家观点，分析了惊与心、肝、脾、肺、肾、胆等各脏腑的联系，认为惊与各脏腑均有关系，而其中尤以心、肝、肾为主。惊自外来影响全身，其所伤者以心为先，以心为主。马良根[4]总结古代医家对五脏病生恐的论述

[1] 庞铁良.关于"惊"在七情中地位的探索[C].第十一届全国中西医结合精神疾病学术会议，2012.

[2] 王长荣.试论惊属于肝[J].北京中医药大学学报，1996，19（6）：21-22.

[3] 杨文晨，于智敏."惊"与脏腑关系探讨[J].中国中医基础医学杂志，2013，19（9）：985-986.

[4] 马良根.五脏皆令人恐[J].甘肃中医学院学报，2007，24（3）：38-40.

以及临床五脏病生恐之例证，说明五脏之病皆可令人生恐，根据神伤则恐的道理，结合五脏在生理上与神的密切联系，进而说明了五脏皆令人恐的共同病理是神伤。龙汉文等[1]提出惊所致病，常以惊恐、惊风、惊热、惊悸为多见，前三者以小儿病患为主。

吴德等[2]对《内经》有关恐的论述研究认为，恐是机体情志变化的正常反应，但在病理情况下，恐既可以作为病因导致疾病，又可作为一种由多种原因所引起的独立的疾病，同时也是某些疾病的一个重要症状。恐作为病因，伤人精、气、神与心、肾。恐作为病证，引起的原因涉及心、肾、肝、胆、胃等多个脏腑，且有气血、虚实的不同。恐作为症状，则见于多种证候或疾病。谷忠悦等[3]将汉密顿抑郁量表中焦虑－躯体化因子的症状，与《灵枢·经脉》和《灵枢·经筋》所记载的相关症状进行对照分析，探讨《内经》中心身疾病经络辨证的特点，结果提示足少阴肾经症状因子总分最高，类别最全，符合心身疾病病理特点。认为"恐伤肾"是心身疾病的主要病理机制之一，补肾健脑对治疗心身疾病具有重要意义。焦东亮等[4]通过比较创伤后应激障碍（PTSD）创伤

［1］ 龙汉文，吴岳.略论因惊致病［J］.中医药导报，2009，15（12）：57.

［2］ 吴德，孙桐.《内经》论恐［J］.南京中医药大学学报（自然科学版），2000，16（3）：140-141.

［3］ 谷忠悦，关怀玉."恐伤肾"在心身疾病演变过程中的意义［J］.辽宁中医药大学学报，2011，13（6）：113-114.

［4］ 焦东亮，高艳.PTSD创伤性恐惧记忆与肾在志为恐的比较［J］.南京中医药大学学报，2013，29（4）：309-311.

性恐惧记忆与中医肾在志为恐的异同，提出中医肾在志为恐理论在治疗 PTSD 创伤性恐惧记忆方面的价值，阐述从重视中枢神经环路及其相关神经递质的角度研究中医肾在志为恐的重要意义，以及在现代精神医学和心理学中的科学价值及其实践指导意义。

另外，王德堃等[1]从动力学脑特征的角度阐释惊与恐，认为惊的脑波动力学特征是以轨迹向外周扩散为主，归类为逃逸型；恐的脑波动力学特征是以轨迹向中心集结为主，归类为缩结型。且认为当缩结型短半轴小于 2mm 时，其自杀倾向明显，这是物理学对中医学惊与恐的首次生动注释。

二、惊恐的实验研究

（一）惊恐的动物模型研究

惊恐的动物模型研究，主要集中于"恐伤肾"的模型研究方面，常见的模型主要有以下几种。

1. 猫吓鼠致恐伤肾模型

沈雁等[2]采用昆明雄性小鼠，体重 35g±5g，成年猫 1 只。将实验组小鼠随机分成 1 周组及 3 周组与猫关在同一大套笼里，小白鼠被关的小套笼里与猫仅一网之隔，使猫与鼠朝夕相处。1 周组小白鼠每天上、下午各放 2 小时，7 天后用颈椎脱位法处死。3 周组小白鼠用上述方法将猫与鼠 24 小时共处，以加强刺激强度。此外，在

[1] 王德堃，王雷，王霆. 中医学情志论实验考证——初识"惊与恐"动力学脑特征 [J]. 山西中医，2004，20（1）：42-44.
[2] 沈雁，匡调元，张伟荣，等."恐伤肾"的实验研究 [J]. 中国医药学报，1991，6（1）：13-16.

实验期内，每天上、下午各拿 1 只活鼠喂猫示众，第 3 周用上法处死。或在此基础上与冷水游泳相结合，冷水水温 10℃，游泳 15 分钟 / 天，实验共 18 天[1]。或放送有凶狠猫叫声的磁带，同时用梅花叩击大鼠（20 次 / 分），模拟猫抓拿攻击大鼠的情景，每次 10 分钟，共连续进行 10 天[2]。

2. 人吓猫致恐伤肾模型

采用成年健康的雄性猫。动物中心有 2 只猫对某饲养员尤为恐惧，所以请该饲养员对此 2 只猫进行"人吓猫"的实验。每天上、下午恐吓各 1 次，每次半小时左右，连续 30 天后处死[3]。

3. 爆竹吓狗致恐伤肾模型

选用成年健康草狗 3 只，体重（9±1）kg，1 只作对照组，2 只作实验组。将 2 只实验狗放在只能伸头转身的木圈里，前后左右四周木板上均钉上长锐钉，锐钉间距为 10cm，每天下午 2 时在木圈上方放 300 响鞭炮。连续 30 日后将实验狗用颈动脉割断法处死[4]。

[1] 杜维祥，沈世林，赵红云，等.金锁二仙饮对雄性肾虚大鼠性欲的调节[J].中医研究，2010，23（8）：11-13.

[2] 袁世宏，王米渠，金沈锐.金匮肾气丸对"恐伤肾"大鼠丘脑、海马 c-fos 基因表达的影响[J].北京中医药大学学报，2001，24（6）：34-37.

[3] 沈雁，匡调元，张伟荣，等."恐伤肾"的实验研究[J].中国医药学报，1991，6（1）：13-16.

[4] 王之炳.惊恐实验与情志病案[J].中医心理学论丛，1985，（1）：32.

4. 模拟地震致恐伤肾模型

王红艳等[1]选用 SD 大鼠，体重 224.5～260.5g，将孕鼠放置于标准鼠笼中饲养，从孕期第一天开始给予相同的饮水（自来水）和光照。地震组每天模拟地震震动 2 次，每次时间为 15～20 分钟。利用地震测速器测定数据如下：烈度 9.6～10.5，三轴合成峰值加速度 1350～1400mg，水平合成峰值加速度 1000～1050mg，东西向峰值加速度 850～900mg，南北向峰值加速度 1050～1100mg，垂直向峰值加速度 800～850mg。模拟地震刺激持续干预至孕期第 19 天后停止。另外，李炜弘等[2]基于汶川大地震四点启示，新创了斗鸡模拟地震实验，拟定量分析惊与恐的气机变化。结果在纵震为惊、横震为恐的模拟地震与常态比较中，发现斗鸡在神情、体态、呼吸、心率和泄殖腔温度等方面存在一定的统计学差异。

5. 光电刺激恐惧模型

刘晓伟等[3]报道用雄性 Wistar 大鼠，均单独饲养于不锈钢笼中（50cm×30cm×20cm），自由饮食饮水。制造昼夜颠倒环境，每晚 24：00 开灯，中午 12：00 关灯，共 10 天。第 11 天 13：30 将大鼠单独放入光电刺激仪（30cm×40cm×40cm，四周为玻璃，底部铺设铜栅，通以 1mA 交流电，顶部置 10W 日光灯）；前 5 分钟为适应期，后同时给予电击和闪光，每次 1 秒，间隔 1 分钟，共 30 次。第

[1] 王红艳，张先庚.金匮肾气丸对"恐伤肾"模型仔鼠皮质酮水平的调节作用[J].辽宁中医杂志，2013，40（2）：362-364.

[2] 李炜弘，王米渠，张天娥，等.地震实验定量分析"惊则气乱""恐则气下"[J].时珍国医国药，2012，23（1）：206-208.

[3] 刘晓伟，张红梅，曲宏达，等.中医怒恐伤气动物模型制作及行为评估[J].中国行为医学科学，2006，15（1）：10-11，53.

12、13 天重复实验。第 14 天实验只予光照，不予电击，摄像记录第 6～30 分钟内大鼠行为变化，实验结束立即放入旷场实验箱内，进行应激后行为学检测。黄忠远等[1]采用昆明种雄性小鼠，体重（20±2）g，运用电刺激应激箱，每次通电 5 秒，每天不定时应激一次，每次 15 分钟，通过电击小鼠使其产生恐惧情绪，持续 6 天，建立慢性心理应激动物模型。邵枫[2]以足底电击的方法，频率和强度是 1.0mA，持续时间 3 秒，间隔时间 15 秒，共 33 次，总时间为 10 分钟（刺激电流由 SMI-1 型动物实验仪供给并调节，电击箱为有机玻璃制成，长宽高分别为 30×30×30cm）。或将大鼠分别放入斯金纳箱（箱子底部为可通电的铜条栅栏）内，适应 2 分钟，给予 10 次以声音信号为提示的不可逃避足底电击（1mA，5 秒），声音与电击同时结束，2 次声音间隔为 1～4 分钟，共 28 分钟。实验结束后让动物继续停留 2 分钟后放回饲养笼。每次实验结束后用 90% 酒精擦拭箱底，用湿布擦拭箱壁，以避免残留气味对后续实验大鼠的影响。若动物在听到训练声音时出现僵立行为（除呼吸外无其他运动行为），就能判定建成恐惧动物模型[3]。

[1] 黄忠远，杨军平，邱丽瑛.逍遥丸对慢性心理应激小鼠免疫系统的影响[J].江西中医学院学报，2007，19（6）：68-39.

[2] 邵枫，林文娟，王玮雯，等.情绪应激对不同脑区 c-fos 表达的影响[J].心理学报，2003，35（5）：685-689.

[3] Stevenson CW, Meredith JP, SpicerC H, etal.Early life programming of innate fear and fear learning in adult female rats [J].Behav Brain Res, 2009, 198（1）：51 -57.

6. 空瓶刺激应激模型

王玮文等[1]采用在定时喂水期间随机给予实验组动物空瓶刺激诱发其情绪应激，一天至少给予一次情绪应激。研究发现不同时程的情绪应激均稳定诱发动物的攻击行为，这可能与空瓶应激刺激以随机或不确定的方式给予有关。并认为该应激模型可以作为诱导攻击行为的稳定的动物模型。用此模型研究不同时程情绪应激诱导的大鼠行为、免疫和神经内分泌反应的动态变化及其相互关系。结果表明，情绪应激导致大鼠攻击行为显著增加，且在整个应激过程中情绪应激组大鼠的攻击行为都被稳定地诱导；不同时程的情绪应激均导致大鼠特异性抗 OVA 抗体水平明显降低，且降低的程度类似；在情绪应激的第 14 天和 28 天应激组大鼠血中去甲肾上腺素水平明显高于对照组，但后者升高的水平明显低于前者。此外，14 天应激明显抑制大鼠的体重增长，但随着应激时程的延长，体重增长逐渐恢复。这些结果表明，随着应激时程的延长，大鼠行为、免疫和神经内分泌反应的适应性改变存在时程差异，有助于进一步了解应激诱发的各种反应间的复杂关系。

7. 突然高强度噪音刺激模型

刘素珍等[2, 3, 4]通过不同方法对 SD 型大鼠分四组进行实验处

[1] 王玮文，邵枫，林文娟.不同时程对大鼠行为免疫和交感神经系统反应的影响 [J].心理学报，2007，39（2）：292-298.

[2] 刘素珍，赵华，龚殿祥，等.恐惧发生与预防的实验研究：Ⅰ、强烈噪音下恐惧行为的动物模型 [J].心理科学，1995，18（1）：10-16.

[3] 刘素珍，赵华，龚殿祥，等.恐惧发生与预防的实验研究：Ⅱ、强噪音下不同处理背景动物身心变化的观察分析 [J].心理科学，1995，18（5）：276-281.

[4] 刘素珍，赵华，龚殿祥，等.恐惧情绪对大鼠学习记忆的影响 [J].心理科学，1996，19（3）：150-154.

理，观察比较大鼠的行为，发现在突然的高强度噪音条件下，大鼠出现恐惧的行为反应；强刺激组大鼠恐惧行为较控制组明显增多，行为的唤醒适应能力异常，并存在显著的个体差异；噪音脱敏训练对提高大鼠在高强噪音条件下的应激能力、减少恐惧具有良好的促进作用；在脱敏训练中尤以逐渐递增噪音强度、刺激时间与平均分配实验日结合的方法效果最为显著。在对强噪音下四组不同处理背景大鼠的旷场反应、摄食、饮水、排泄和尿生物化学等方面进行比较研究，结果发现：①1组（强刺激组）的各类指标均发生情绪性（恐惧）改变。与2组（预防训练Ⅰ组）、3组（预防训练Ⅱ组）、4组（控制组）以及自身基线（MAO）比较差异显著。②适应性训练有助于防止大鼠恐惧发生及上述各类指标发生异常。③由于训练的方法不同，预防的效果也不同。3组与4组比较无显著差异，2组与4组比较某些指标有显著差异。④1组和2组部分大鼠出现皮肤、消化道病变。观察强噪音下恐惧情绪对动物学习、记忆的影响，结果发现恐惧组大鼠的操作条件学习具有第一次联系（键盘与食物之间）成功所需时间短、旧技能遗忘快、重新学习次数多和学习成绩差等特征，恐惧组大鼠与学习无关的恐惧行为增多，严重干扰学习的控制加工过程，影响学习任务完成，强噪音脱敏组大鼠学习过程、学习成绩的各项指标与控制组无差异。但沈浪泳等[1]将突发的噪音刺激视为惊的因素，研究《内经》"惊伤心神"的理论，

[1] 沈浪泳，侯公林.《内经》"惊伤心神"的理论初步研究［J］.中国医药学报，2002，17（6）：361-362.

发现大鼠受惊吓刺激，避入暗室遭电击的次数明显增多，且学习与记忆受损程度与受惊吓刺激的时间有关；大鼠情绪紧张，走格数、站立次数、洗脸行为明显增加，与对照组比较有极显著性意义。

8. 慢性多相性应激模型

多相性模型最早是 cart 建立的，国内大多对此模型有所改进。如敖海清等[1]采用改进的 Cart 建立的慢性多相性应激模型，整套多相性应激模型包括束缚（6 小时 / 次）、电击（电压 50 V，电击频率 0.1Hz，30 分 / 次）、4℃冰水游泳（5 分钟 / 次）、禁食（48 小时 / 次）、禁水（48 小时 / 次）等 5 种方式。5 种造模方法随机安排 21 天内连续进行（除禁食与禁水外，其余 3 种造模方法均为每 24 小时 / 次）。冰水游泳将大鼠置于盛有 4℃冰水的水池（50cm×50cm×30cm）中，水深 20cm，5 分钟后将大鼠捞出并移入 25～30℃的温水池中使其肢体回暖后取出；禁食时不禁水，禁水时不禁食。刘晓梅等[2]选用昆明种雄性小鼠，5 周龄。以心理应激 20 分钟、束缚 2 小时、尾悬挂 2 小时、小站台水环境 6 小时、夹尾搏斗 20 分钟 5 种应激模式组成的复合式应激诱导，上述应激方法依次安排到 7 周内，每天进行 1 种应激，造成生育功能障碍的雄性动物模型。

（二）惊恐致病的机制研究

1. 恐伤肾的实验研究

关于恐惧的实验研究，中医界从恐惧的整体行为、生理、症状

[1] 敖海清，徐志伟，严灿，等. 柴胡疏肝散及逍遥散对慢性心理应激大鼠血清皮质酮及胃肠激素的影响 [J]. 中药新药与临床药理，2007，18（4）：288-291.

[2] 刘晓梅，张云，吴广均，等. 慢性复合式应激对雄性小鼠生育能力的影响 [J]. 中国中医基础医学杂志，2008，14（5）：354-357.

等，到细胞水平的免疫、病理、生化等，再深入到分子水平的个别基因、基因表达谱等方面，都进行了较为深入的研究。

（1）恐惧的直接损伤研究

沈雁等[1]采用了"猫吓鼠""人吓猫"及"爆竹吓狗"等3种不同类型的动物模型，观察了惊恐对小白鼠、猫及狗的睾丸、脑垂体、肾上腺皮质等内分泌腺和部分脏器的影响。结果表明：本实验恐伤肾组小白鼠、猫及狗的睾丸和脑垂体等组织在形态上均有不同程度的损伤。电镜观察证实，小白鼠的睾丸精子成熟过程受阻，脑垂体促性腺激素细胞等均有胞浆内细胞器变性、坏死，细胞核固缩、核溶、坏死等表现。恐伤肾在病理形态上的改变主要在垂体–性腺轴。冯雪梅等[2]研究指出，"恐伤肾"小鼠血浆中分子物质（MMS）升高，巯基降低，提示 MMS 和巯基均参与了"恐伤肾"的发病机理。王米渠等[3、4、5]通过"恐伤肾"实验，并用行为测试来反映小鼠行为活动指标，发现在空地与爬竿的行为测试中，

[1] 沈雁，匡调元，张伟荣，等."恐伤肾"的实验研究［J］.中国医药学报，1991，6（1）：13-17.

[2] 冯雪梅，郑军，王米渠，等.中医"恐伤肾"模型血浆中分子物质与巯基含量的变化［J］.成都中医药大学学报，1997，20（3）：46-47.

[3] 王米渠.试论"恐伤肾"的亲代应激行为［J］.河北中医药学报，1997，12（4）：8-9，23.

[4] 王米渠，王宇，骆永珍，等."恐伤肾"对小鼠红细胞免疫及免疫器官的影响［J］.成都中医药大学学报，1996，19（2）：34-37.

[5] 金沈锐，王米渠，刘绍唐，等."恐伤肾"与即早基因表达的相关性研究［J］.上海中医药大学学报，2000，14（4）：45-46.

受惊恐组行为显著增多，这是"惊则气乱"的急性应激阶段；若惊恐刺激时间一久则可出现行为降低的"恐则气下"的慢性应激状态。以猫恐吓小鼠制造了"恐伤肾"的自然模型，观察对红细胞免疫黏附功能和免疫器官重量的影响，结果显示"恐伤肾"组小鼠的红免功能低于正常对照组，而胸腺和脾脏的重量也减轻，与正常对照组的差异均有统计学意义（$P < 0.01$ 及 $P < 0.05$）。表明"恐伤肾"既能降低机体红细胞免疫系统的功能，也能损伤免疫器官。为观察"恐伤肾"与即早基因表达 C-fos 的相关性，采用惊恐刺激大鼠，制造"恐伤肾"大鼠模型，通过免疫组织化学方法，测定大鼠大脑各部位 c-fso 即早基因表达改变。结果显示惊恐刺激可引起大鼠大脑海马与丘脑的 c-fso 表达明显增高，提示"恐伤肾"的微观机理之一可能与脑部即早基因表达相关。袁世宏等[1]采用惊恐刺激大鼠，造成"恐伤肾"动物模型，通过免疫组化方法测定大鼠丘脑、海马 c-fos 基因表达情况，探讨金匮肾气丸对"恐伤肾"大鼠中枢神经系统丘脑、海马部位 c-fos 基因表达的影响。结果发现惊恐刺激可引起大鼠丘脑、海马 c-fos 基因表达增高，而金匮肾气丸对这种高表达有控制或降低的作用趋势。有学者[2]运用抑制消减杂交法（SSH）筛选恐吓应激的 10 个差异表达基因，图谱显示，补肾治疗组亮度接近于对照组，优于恐吓组。在这 10 个差异基因图谱中，回收测序的有：β 血红蛋白基因、a 血红蛋白基因的 mRNA、线粒体基因组 3 种 tRNA

[1] 袁世宏，王米渠，金沈锐. 金匮肾气丸对"恐伤肾"大鼠丘脑、海马 c-fos 基因表达的影响[J]. 北京中医药大学学报，2001，24（6）：34-37.

[2] Autlitano DJ. Stress-induced Stimulation of pituitary POMC gene expressi is associationed With activation of transcription factor Ap-l in hypothalamus and pituitary. Brai n Res Bull, 1998, 45（1）：75-82.

等 5 个基因表达谱。用 SSH 新发现的这些与惊恐应激有关的功能基因，异于目前报道较为集中的基因，如激活下丘脑的转录因子 AP-1 而促进 POMC 基因表达，诱导肾上腺皮质 hsp70 的表达，情绪应激提高催乳素受体基因的表达，恐惧能降低神经元中过量表达的 bcl-2 基因，IL-2 受体基因表达的调节等惊恐应激基因等。

姜迎[1]研究了"猫吓鼠"情志刺激对去卵巢大鼠脑神经递质、内分泌的影响，结果显示，去卵巢后大鼠旷场实验水平得分、垂直得分减少，活动度及探究能力降低，而情志刺激可进一步降低大鼠探究能力；高架 T 迷宫实验中，去卵巢加情志刺激可缩短平均单向逃跑时间，升高大鼠惊恐水平。情志刺激对去卵巢大鼠血清 E_2 的进一步影响不大。去卵巢及情志刺激使大鼠海马单胺类神经递质 5-HT、NE 明显增加，5-HIAA 含量无明显变化，5-HT/NE 升高，5-HT 含量的增加可能来自去卵巢及情志刺激造模对 5-HT 合成的增强作用。去卵巢及情志刺激使大鼠额叶皮质单胺类神经递质 5-HT、NE 明显增加，5-HIAA 含量明显降低，5-HT/NE 升高，5-HT 降解减慢或伴有合成的增加。大鼠去除卵巢后海马 ERβ 的表达上调，情志刺激会进一步增加大鼠海马 ERβ 的表达，有可能是由应激对神经 – 内分泌 – 免疫网络系统的作用影响实现的。叶菁等[2]采用自制小站台水环境实验，剥夺小鼠睡眠，使其

[1] 姜迎.情志因素对去卵巢大鼠脑神经递质、内分泌的影响及中药的干预作用 [D].广州：广州中医药大学，2011.

[2] 叶菁，邱丽瑛.金匮肾气丸对"恐伤肾"模型小鼠醛固酮水平的调节作用 [J].实用中西医结合临床，2010，10（6）：1-3.

活动受限，造成"恐惧"心理应激，建立"恐伤肾"模型，观察其醛固酮水平的变化，结果显示：应激24小时组小鼠血清、组织中醛固酮水平的改变与正常对照组相比较，有极显著性差异（$P < 0.01$）；给予金匮肾气丸后，小鼠血清、组织中醛固酮水平均低于相应应激组，有显著性差异（$P < 0.05$）。说明心理应激可以引起小鼠醛固酮水平的改变，影响机体免疫功能，导致体质衰弱、病感或疾病。

（2）恐伤肾对子代的影响研究

王米渠等[1、2、3、4、5]以猫吓母鼠，恐伤其肾，通过对实验组与对照组母鼠的巷道取食测试、尾悬挂测试等行为实验，并计算母鼠的生殖率，每窝初生鼠体重，每只初生鼠的平均体重，结果五项测试均有着显著性差异和极显著性差异。重度和中度恐吓组母鼠生殖率、初生鼠体重均明显降低，重度恐吓组平均每窝产子数及子鼠重量均明显低于对照组，体重降低，初生鼠的大脑皮质层变薄，神经元数量减少，下丘脑神经细胞中大量空泡出现，肾上腺皮质变薄，其球状带细胞空泡明显，胞浆多见水肿疏松。又采用猫吓孕鼠造模，并对其先天肾气损伤的后代鼠进行行为遗传的测试，空地

［1］ 王米渠，吴斌，冯韧，等."恐伤肾"母子两代的生理研究［J］.福建中医药，2003，34（1）：3-4.

［2］ 王米渠，段光周，马向东，等."恐伤肾"母鼠的行为与生殖功能的实验研究［J］.中医杂志，1997，38（3）：176-177.

［3］ 王米渠，段光周，马向东，等."恐伤肾"对小鼠"作强"行为的遗传学研究［J］.上海中医药杂志，1997，（7）：42-44.

［4］ 王米渠，马向东，段光周，等.肾为先天之本"行为遗传中关于"恐伤肾"的表征［J］.中国中医基础医学杂志，1997，3（4）：23-25.

［5］ 王米渠，曾祥国，马向东，等.恐伤肾造模对子代鼠脑超微结构观察［J］.成都中医药大学学报，1996，19（4）：37-40.

测试、悬挂尾测试和下滑绳测试的结果表明，恐伤肾组与对照组多数达到了体力活动（作强）行为的显著性差异。而反证惊恐组则介于二者之间，显示补肾中药对"恐伤肾"的遗传行为有一定的康复作用。为研究子代"先天恐惧"水平和程度，在研究中移植了亮盒排便等遗传学的经典实验，并新加了插入猫叫测试的手段，以二便的数量作为衡量情绪的水平，同时新建立了独立钢管测试，通过独立的时间来表征惊恐情绪的紧张度，认为这两种表征可以发展为"恐伤肾"的客观指标，并可拓展七情行为遗传研究的新领域。观察恐伤肾造模对子代鼠脑超微结构的影响，结果显示：恐吓组子代鼠脑可见神经细胞数目减少，细胞松散，周围严重水肿；神经细胞核内、外均有大小不等的空泡形成，有的坏死溶解形成裸核；线粒体肿胀变形，内质网扩张等病理改变。曾祥国等[1]引入了行为遗传学的实验方法，并用大脑形态学的微观指标来作为行为遗传的表征，采用猫吓孕鼠"恐伤肾"造模，受恐吓母鼠所生下一代初生鼠与对照组比较，大脑皮质厚度变薄（$P < 0.01$），尤其是大脑皮质中的分子层成倍变薄（$P < 0.01$），神经元数量减少 10%（$P < 0.05$），且树突减少，这些新的发现符合中医"恐伤肾""肾通于脑"的理论，

---

[1] 曾祥国，王米渠，马向东."肾为先天之本"后代鼠行为遗传的脑形态学表征 [J].北京中医药大学学报，1997，20（3）：37-39.

并可作为行为遗传的客观表征之一。冯新玲等[1、2、3]观察恐伤孕鼠对其仔鼠大脑海马区组织形态学和血清甲状腺激素含量的影响，发现在光学显微镜下可见模型组仔鼠大脑皮质包括海马脑组织有散在片状水肿，水肿区域神经细胞数目减少，细胞较松散，部分组织结构模糊，神经细胞树突减少。另外，模型组与正常组和补肾组比较，血清 FT_4 的含量显著降低（$P < 0.05$）。说明恐伤孕鼠可以导致仔鼠肾虚，脑组织结构的异常，引起脑发育障碍，其可能机制为血清甲状腺激素含量下降。观察恐伤孕鼠对其仔鼠大脑海马区细胞凋亡的影响，发现模型组仔鼠海马区脑组织细胞凋亡率较正常组和补肾组增加（$P < 0.05$）。同时，模型组仔鼠海马区脑组织 Bcl-2 阳性表达数下降、Bax 阳性表达数升高，与正常组和补肾组比较均有极显著性差异（$P < 0.01$）。说明恐伤孕鼠通过凋亡相关基因 Bcl-2 蛋白表达下降、Bax 蛋白表达增加共同作用引起其仔鼠海马区脑细胞凋亡增加，从而影响到仔鼠脑的发育，而补肾治疗可逆转此效应。对恐伤孕鼠仔鼠大脑海马区乙酰胆碱代谢的研究发现，模型组仔鼠海马区脑组织乙酰胆碱酯酶（AchE）和乙酰胆碱转移酶（CHAT）的活力均明显升高，与正常组和补肾组样本比较，有极显著性差异（$P < 0.01$），提示恐伤孕鼠可以影响仔鼠脑发育关键期大脑海马区

[1] 冯新玲，周安方，周慧芳，等.恐伤孕鼠对其仔鼠脑发育的影响及其机制研究 [J].中华中医药学刊，2008，26（9）：2063-2065.

[2] 冯新玲，周安方，田代志，等.恐伤孕鼠对其仔鼠大脑海马区细胞凋亡的影响 [J].光明中医，2008，23（8）：1079-1081.

[3] 冯新玲，周安方，郑三一.恐伤孕鼠对其仔鼠大脑海马区乙酰胆碱代谢的影响 [J].中医药信息，2009，29（3）：68-70.

乙酰胆碱代谢。杨金蓉等[1]以恐吓孕鼠造成子鼠先天肾气亏虚的动物模型，检测子鼠胸腺核酸含量。结果表明：恐吓各组 DNA、RNA 含量及 RNA/DNA 值均有所降低，且恐吓程度越重降低越明显，而在恐吓的同时采用补肾药治疗可以预防这一改变。胡汉波等[2、3]用猫不同程度恐吓孕鼠，造成"恐伤肾"的母鼠模型，观察恐吓孕鼠对子鼠老年期学习、记忆反应能力的影响，结果显示：成年子鼠重度恐吓组从放入电网到跳上跳台的时间为 147 秒，明显长于轻度恐吓组的 51.25 秒和对照组的 54.92 秒；电网通电 2 分钟，重度恐吓组子鼠在跳台上停留时间显著地短于另两组；轻度恐吓组与对照组的成年期子鼠跳台试验结果相似；但老年期子鼠轻度恐吓组上跳台的时间为 35.81 秒，明显长于对照组的 16.81 秒。提示恐吓孕鼠会损害子鼠的逃生行为反应速度，且此种损害的表现程度与恐吓程度和子鼠的年龄有关。说明即使轻度恐吓孕鼠，也会损害子鼠老年期的逃生行为反应速度。提示此损伤与中医"肾"和老年性痴呆的关系可能具有重要意义。

王红艳等[4]采用模拟地震的生物学实验，造成"恐惧"

[1] 杨金蓉，刘绍唐，郑军，等.孕鼠"恐伤肾"对子代胸腺核酸含量的影响[J].成都中医药大学学报，1998，21（2）：39-41.

[2] 胡汉波，王米渠，余曙光，等.恐吓孕鼠对子鼠成年及老年期行为学影响的跳台实验研究[J].中国行为医学科学，1998，7（2）：83-84.

[3] 胡汉波，王米渠，廖方正.从恐吓孕鼠对子鼠行为学的影响看老年期痴呆的病因[J].成都中医药大学学报，1999，22（1）：8-10.

[4] 王红艳，张先庚.金匮肾气丸对"恐伤肾"模型仔鼠皮质酮水平的调节作用[J].辽宁中医杂志，2013，40（2）：362-364.

心理应激，建立"恐伤肾"模型，观察孕鼠每胎孕仔数、仔鼠体重、翻身能力及血清皮质酮（CORT）水平。结果：中药金匮肾气丸能显著提高"恐伤肾"孕鼠的孕仔数（$P < 0.01$），增加仔鼠平均体重，提高仔鼠翻身能力（$P < 0.01$），改善应激条件下仔鼠CORT水平的变化（$P < 0.01$）。结论：中药金匮肾气丸可预防恐伤孕鼠肾精不足，同时通过对仔鼠CORT的调节，有效地改善仔鼠恐惧应激反应，具有良好的抗恐惧应激损伤作用。王宇等[1]以猫恐吓孕鼠塑造恐伤肾的自然模型，对照观察了子代成年小鼠IL-2活性。结果显示恐吓模型组IL-2活性显著高于正常对照组（$P < 0.01$），模型反证组则低于恐吓模型组（$P < 0.05$）。提示"恐伤肾"使子代小鼠IL-2活性处于亢进状态，金匮肾气丸对其有一定调节作用。

桑红灵[2]研究了恐伤孕鼠对其仔鼠早期长骨发育的影响及其机理，发现模型组孕鼠的平均每胎生产数低于正常组和补肾组（$P < 0.01$），各时段平均体重、身长增长情况明显落后，仔鼠出牙及被毛生长的时间略晚于补肾组和正常组。说明模型组孕鼠表现出生殖功能减退，存在肾精亏虚，同时其仔鼠也存在先天肾虚，故其机体发育迟缓。仔鼠生后20天生长板形态学改变为模型组仔鼠生长板结构紊乱，增殖区软骨细胞发育不良，成骨作用减弱，骨量明显减少。电镜下模型组仔鼠生长板增殖区内多个视野下软骨细胞细胞器结构异常，部分细胞核固缩。提示其软骨细胞增殖未达到正常水平，生长板生长速度降低，软骨内成骨缓慢，成骨区成骨量明显减

［1］ 王宇，骆永珍，白华，等.惊恐孕鼠对子代小鼠IL-2活性的影响［J］.成都中医药大学学报，1998，21（1）：29-31.
［2］ 桑红灵.恐伤孕鼠对其仔鼠早期长骨发育的影响及其机理研究［D］.武汉：湖北中医学院，2009.

少。模型组仔鼠胫骨生长板 TGF-β 在增殖层和肥大层受到抑制，表达减少，导致软骨内成骨形成缓慢，影响长骨生长。模型组血清 IGF-1、BALP 含量显著降低（$P < 0.05$），血清 FT_4 的含量低于正常组（$P < 0.05$），FT_3、TSH 的含量与正常组相比无差异。仔鼠生后 20 天免疫组化阳性反应为棕黄色颗粒，Bcl-2 表达位于细胞浆；bax 表达位于细胞浆和细胞核。Bcl-2 主要在静止区、增殖区表达，bax 主要在肥大区表达，各组阳性细胞的表达率情况比较：模型组仔鼠 Bcl-2 表达较正常组和补肾组显著下降（$P < 0.05$）；模型组仔鼠 bax 表达较正常组和补肾组表达上调（$P < 0.05$）。推测 TH 降低影响 IGF-1 的表达从而影响生长板的生长障碍；IGF-1、TGF-β 的协同作用及调控 Bcl-2/bax 的表达为肾虚致骨发育障碍的另一分子调控机制。

张先庚等[1]认为基因组学、转录组学、蛋白组学、代谢组学四大"组学"的发展为"恐伤肾"先天肾虚证的研究提供了有力的工具，同时必须借鉴系统生物学，充分应用信息融合、数学模型等方法，将 DNA、RNA、蛋白质、代谢等分子、细胞等实验的海量数据进行整合，以期揭示"恐伤肾"先天肾虚证的系统生物学特征。

2. 恐惧应激对其他系统的损伤研究

吴丹遐等[2]观察恐惧应激对支气管哮喘大鼠呼吸道峰压

[1] 张先庚，刘明，陈康，等.前瞻"恐伤肾"母及子先天肾虚证的组学研究 [J].四川中医，2010，28（8）：22-24.

[2] 吴丹遐，陈强，刘建梅，等.恐惧应激与大鼠支气管哮喘的相关性 [J].实用儿科临床杂志，2010，25（21）：1643-1645.

值、血清 IL-4、糖皮质激素（GC）水平及肺组织病理改变的影响，发现恐惧应激能够加重哮喘大鼠肺组织炎性变化，导致呼吸道峰压值进一步增高，其机制可能是通过增加内源性 GC 释放，促进 Th2 细胞活化，从而增加 IL-4 的合成实现的。

张娜[1]研究恐对人与实验性心肌缺血大鼠内分泌作用及与血管内皮相关性，发现大鼠恐志模型组相对于正常对照组，CORT、ACTH、ET 均明显升高，6-keto-PGF1α 降低。说明恐志刺激可引起 HPA 轴的激活，影响正常大鼠血浆中 ACTH 和 CORT 水平，通过 HPA 轴引起了循环系统、内分泌系统变化，引起了血管活性物质的紊乱，破坏了原有的平衡。恐志加心肌缺血组与心肌缺血组相比较，CORT、ACTH、ET 均明显升高，6-keto-PGF1α 降低。说明恐志刺激可加重血管活性物质的紊乱，但情志刺激对心肌缺血大鼠的影响机制，是否是疾病对机体作用结果和情志作用结果的简单叠加，尚待进一步研究。对人的实验发现，情绪诱导前后志愿者 ET、TXB2、6-keto-PGF1a、NO、IL-6 较情绪诱导前有显著性差异（$P < 0.05$），IL-8 无显著性差异（$P < 0.05$）。说明负性情绪均影响了血管内分泌系统，引起了血管内皮活性物质的紊乱。志愿者血清 IL-8 无显著性差异，而 IL-6 有显著性差异，恐惧刺激对免疫功能的影响尚待进一步研究。张娟[2]对恐与早期高血压病内皮舒张功能障碍相关性研究发现，恐志模型组大鼠的冻结时间明显有异于对照组（$P < 0.01$），其血浆 NO、ET、尾加压素Ⅱ（UTⅡ）、血栓素 AZ（TXAZ）及

［1］ 张娜.情志（恐志）因素对人与实验性心肌缺血大鼠内分泌作用及与血管内皮相关性研究［D］.济南：山东中医药大学，2009.
［2］ 张娟.情志（恐志）因素与早期高血压病内皮舒张功能障碍相关性研究［D］.济南：山东中医药大学，2010.

6-keto-PGFI α 的 测 定 结 果 实 验 组 均 有 异 于 对 照 组
（ $P < 0.05$ ）；临床观察者在观看电影前后血压波动具有统计学
意 义（ $P < 0.05$ ）， 其 ET、UT Ⅱ、TXAZ 及 6-keto-PGFl α
的测定结果实验组均有异于对照组（ $P < 0.05$ ），且其中恐志
情绪主导患者与无明显情志主导患者存在差异性（ $P < 0.05$ ）。
提示恐志可以影响早期高血压病血管内皮舒张功能。

3. 慢性复合应激致病的实验研究

黄忠远等[1]利用应激箱诱发小鼠慢性心理应激，发现应
激组胸腺指数、淋巴细胞转化率下降，胸腺细胞凋亡率升高，
胸腺病理损伤加重。刘晓梅等[2]观察不同应激时间的慢性复
合式应激对雄性小鼠生育能力的影响，结果显示：五种应激
方法组成的复合式应激方式能显著降低动物的体重增长率、
精子密度和精子活率，精子内 pH 值及血清 FSH、T 水平有不
同程度降低。病理分析睾丸生精上皮的排列、层数、管腔精
子数等也不同程度改变。随着应激时间的延长，小鼠的体重
增长率、精子内 pH 值等都呈上升的趋势。提示五种应激方法
组成的慢性复合式应激方式能显著改变雄性小鼠与生育有关
的生理特性，降低其生育能力；随着应激时间的延长，部分
指标可以出现可逆性变化。

[1] 黄忠远，杨军平，邱丽瑛.逍遥丸对慢性心理应激小鼠免疫系统的
影响[J].江西中医学院学报，2007，19（6）：68-39.

[2] 刘晓梅，张云，吴广均，等.慢性复合式应激对雄性小鼠生育能力
的影响[J].中国中医基础医学杂志，2008，14（5）：354-357.

马颖等[1]通过采用束缚制动小鼠的方法建立慢性应激模型，观察慢性应激对小鼠情绪行为和认知能力以及脑组织神经肽Y（NPY）含量的变化，探讨慢性应激对心理行为和NPY的影响。结果显示：慢性束缚应激使小鼠在旷场实验中的潜伏期显著延长（$P < 0.01$），探究活动减少（$P < 0.01$），粪便次数增多（$P < 0.01$），应激组小鼠脑组织NPY的表达显著增加（$P < 0.01$）。提示慢性应激可导致小鼠焦虑、抑郁和认知功能的降低，NPY可能作为应激分子参与机体的心理应激过程。李欢欢等[2、3]为探讨慢性情绪应激、生理应激对大鼠旷场行为和脑神经颗粒素（NG）含量的不同作用，以及NG含量变化与应激性行为效应之间的相互关系。分别以不确定性空瓶刺激和饮水剥夺，建立情绪应激和生理应激动物模型。以旷场行为任务来评定大鼠应激后的行为变化，Western blotting方法测定海马和前脑皮层中的NG含量。结果提示慢性情绪和生理应激均能导致前脑皮层NG含量下降，修饰行为增加，情绪应激作用更显著。修饰行为可能是反映情绪状态的较敏感行为指标，前脑皮层NG水平可能是预测情绪应激所致焦虑或抑郁行为的较敏感生物学指标。又以急性不确定性空瓶刺激，建立情绪应激动物模型。以旷场行为和高架十字迷宫任务来评定大鼠应激后的行为变化，Western blotting方法测定海马和前脑皮层中的NG含量和磷酸化水平。结果提示急性

[1] 马颖，卢莉，马彦平. 慢性应激对小鼠脑组织神经肽表达及心理行为的影响[J]. 中国药物与临床，2008，8（3）：190-192.

[2] 李欢欢，林文娟，李俊发. 不同应激范式对大鼠行为和脑神经颗粒素含量的影响[J]. 心理学报，2005，37（6）：839-844.

[3] 李欢欢，林文娟，李俊发. 急性情绪应激对大鼠行为和脑神经颗粒素磷酸化水平的影响[J]. 心理学报，2006，38（4）：576-582.

情绪应激能导致动物明显的行为改变如焦虑，这种行为改变可能与脑内 NG 磷酸化水平的变化有关。水平活动可能是反映急性情绪应激的较敏感行为指标，海马 NG 磷酸化水平可能是预测急性情绪应激所致焦虑或抑郁行为的较敏感生物学指标。

敖海清等[1]研究慢性应激状态下大鼠血清皮质酮（CORT）及胃肠激素（GAS，MOT）水平的变化及逍遥散与柴胡疏肝散的干预作用。结果与空白对照组比较，模型组大鼠体重明显降低（$P < 0.01$），旷场活动次数明显减少（$P < 0.01$），血清 CORT 明显升高（$P < 0.01$），血清 GAS 及血浆 MOT 明显下降（$P < 0.01$）。提示慢性多相性应激通过对大鼠血清 CORT、GAS 及血浆 MOT 的影响，致使大鼠精神状态异常、胃肠功能紊乱以及生长发育减缓。中药柴胡疏肝散及逍遥散通过对大鼠 CORT、GAS 及 MOT 的调节来抑制慢性应激对大鼠精神状态、胃肠功能及生长状态的不良影响。

郭建丽等[2]报道用慢性束缚加饮食失节孤养的方法成功创立符合中医证候特征的肝郁脾虚模型。方法为将大鼠束缚于网笼中，令其肢体不能自由活动，每日束缚 6 小时，孤养，每周不定时禁食 2 次，连续 3 周。结果：模型对照组大鼠体质量增长、糖水消耗量、水平和垂直运动、血红蛋白、血小

[1] 敖海清，徐志伟，严灿，等.柴胡疏肝散及逍遥散对慢性心理应激大鼠血清皮质酮及胃肠激素的影响［J］.中药新药与临床药理，2007，18（4）：288-291.

[2] 郭建丽，冯玛莉，宋美卿，等.情志刺激致大鼠肝郁脾虚证模型的研究［J］.中华中医药杂志，2012，27（11）：2976-2979.

板减少、胸腺和脾指数、5-羟色胺（5-HT）和多巴胺（DA）显著低于空白对照组，水中静止时间显著高于空白对照组（$P < 0.05$，$P < 0.01$）。

李杰[1]采取给大鼠小剂量腹腔注射链脲佐菌素，同时施加实验性应激（限制、旋转、拥挤），模拟制作情志不遂诱发2型糖尿病的动物模型，研究情志应激诱发实验性2型糖尿病病因学及相关机理。结果显示：情志应激可诱导大鼠下丘脑室旁核 FOS 蛋白、C-fosmRNA 表达增多，同时 CRFmRNA 表达增多，血清 ACTH 和 Cortisol 含量增加。可导致大鼠血浆肾上腺素含量增高，STZ+ 应激组大鼠血浆中肾上腺素含量增加更高，与应激组、单纯 STZ 组比较差异显著（$P < 0.01$）。可增加大鼠肝脏胰岛素 α 受体 mRNA 的表达量，STZ+ 应激组大鼠胰岛素 α 受体 mRNA 的表达量增加更显著，与各组比较有显著或极显著差异（$P < 0.05$ 或 $P < 0.01$）。说明情志应激能促进2型糖尿病倾向模型大鼠产生持续的糖代谢紊乱，可诱发或加重2型糖尿病的病生理变化。其病生理机制是多途径、多靶点的，可能与下丘脑-垂体-肾上腺轴和植物神经系统-肾上腺髓质两条通路有关，胰岛素 α 受体 mRNA 表达增加可能是情志应激诱发2型糖尿病加重的外周分子病生理机制之一。这些改变与中医的气机失调的病机密切相关，可能是气机失调的现代生物学基础之一。情志应激可致 STZ 大鼠的行为活动异常，主要表现为抑制，从大鼠宏观状态反映了气机失调的外在表现。

---

[1] 李杰.情志应激诱发实验性2型糖尿病病因学及相关机理的研究[D].天津：天津中医药大学，2002.

（三）恐惧形成的脑机制研究

有研究显示，恐惧情感的产生可能是前额叶皮层、海马和杏仁核 3 个脑区共同激活的结果，而环境恐惧（Contextual fear）则更多依赖于海马区，因为直接损毁海马或使其失活能够破坏条件性恐惧的获得与巩固过程。韦美等[1]探讨条件性恐惧消退早期（1 周内），记忆保持成绩与内侧前额叶皮层边缘下区（infra-linbic cortex, IL）NMDA 受体 2B 亚基（NR2B）免疫反应阳性物质的动态变化，恐惧消退训练后 3～7 天，边缘下区 NR2B 水平与消退记忆保持成绩一致。安献丽等[2]通过对条件性恐惧的动物模型研究成果的总结分析，认为情绪性增强效应、恐惧记忆二级条件化与再巩固、内侧前额叶皮层功能不足等均能够阻碍条件性恐惧记忆的消退。邵枫等[3]利用电击信号和空瓶刺激两种情绪应激体液免疫调节作用动物模型，以 c-fos 原癌基因为探针，观察情绪应激后 2 个小时，大鼠全脑的 c-fos 原癌基因表达情况，探讨情绪应激对不同脑区 c-fos 表达的影响。结果表明：电击信号和空瓶刺激两种情绪应激源均能引起某些脑区或核团的 c-fos 蛋白表达明显增加，包括额皮质、扣带皮质、杏仁内侧核、前连合核、下

[1]　韦美，李敏，李培培，等.条件性恐惧消退早期大鼠边缘下区 NR2B 的动态变化 [J].第三军医大学学报，2010，32（3）：220-222.

[2]　安献丽，王文忠，郑希耕.阻碍条件性恐惧记忆消退的原因分析 [J].心理科学进展，2009，17（1）：126-131.

[3]　邵枫，林文娟，王玮雯，等.情绪应激对不同脑区 c-fos 表达的影响 [J].心理学报，2003，35（5）：685-689.

丘脑背内侧核弥散部、弓状核、孤束核。结果提示这些脑区或核团是情绪应激主要激活的中枢部位。李则宣等[1]研究不同刺激对条件性恐惧大鼠的行为、海马 CAl 区兴奋性突触后电位（EPSP）的长时程增强（LTP）及长时程抑制（LTD）的影响，结果说明不同刺激可引起条件性恐惧大鼠长时间的僵住行为，其海马 CAl 区突触可塑性发生异质性改变。刘欣秋等[2]认为杏仁复合体是条件性恐惧记忆形成和储存的关键脑区。杏仁复合体 β 受体参与条件性恐惧记忆的巩固。β 受体激活易化杏仁复合体内突触传递的长时程增强，增强条件性恐惧记忆的巩固；而阻断 β 受体则抑制杏仁复合体内突触传递的长时程增强，损害条件性恐惧记忆的巩固。

李培培等[3]采用声音结合足底电击的方法对大鼠建立条件性恐惧模型后，在不同时间点测定 IL 区 Cdk5 激活剂 P35 和 P25 的蛋白表达水平、Cdk5 激酶活性、caspase-3 的阳性细胞数，并观察突触结构的变化。结果发现，大鼠在条件性恐惧建立后第 2、4 和 8 天，IL 区的 P25 蛋白表达和 Cdk5 激酶活性均明显高于正常；caspase-3 的免疫反应阳性细胞数在 3 个时间点也均多于正常；透射电镜下观察到在恐惧建立后的第 8 天，IL 区突触的突触后致密物质（PSD）厚度变薄，在恐惧建立后第 22 天突触数密度减少、PSD 厚度仍小于正

[1] 李则宣，李凌江．不同刺激对条件性恐惧大鼠行为及海马 CAl 区突触可塑性的影响［J］．中华精神科杂志，2006，39（1）：42-46.

[2] 刘欣秋，李葆明．杏仁复合体 β 受体参与条件性恐惧记忆［J］．生理科学进展，2005，36（2）：163-165.

[3] 李培培，张丽丽，韦美，等．条件性恐惧大鼠边缘下区 Cdk5 激酶活性、caspase-3 表达以及突触结构的变化［J］．心理学报，2011，43（5）：544-552.

常。推测条件性恐惧的建立，使大鼠 IL 区的 P25 水平和 Cdk5 活性高于正常，引起 IL 区的突触结构发生改变，导致大鼠的恐惧反应持续存在。文加玲等[1]研究大鼠海马 CA3 区多巴胺（DA）能系统在条件性恐惧记忆形成与保持中的作用，结论为大鼠海马 CA3 区多巴胺能系统功能下调能损害恐惧记忆的巩固但不影响其获得，还可以调节其他脑区记忆相关蛋白的表达。陈子翔等[2]探讨大鼠恐惧记忆形成过程中海马 CAl/CA3 区丝裂原活化蛋白激酶 p38（p38MAPK）表达及活性变化。结论为条件性恐惧记忆形成中大鼠海马 CAl/CA3 区 p38 MAPK 蛋白表达升高，活性增强。p38MAPK 可能参与了条件恐惧长时记忆的形成。张燕等[3]研究条件性恐惧消退过程中，内侧前额叶边缘下区突触素、神经细胞黏附分子免疫反应阳性物质的动态变化。结果显示：恐惧消退后 3～7 天，边缘下区突触可塑性相关物质水平能较好地反映消退记忆的保持情况。郑君芳等[4]应用双向凝胶电泳结合质谱鉴定和数据库检

[1] 文加玲，时燕薇，赵虎.损毁海马 CA3 区多巴胺能系统对大鼠条件性恐惧记忆的影响 [J].中华行为医学与脑病科学杂志，2012，21（6）：505-507.

[2] 陈子翔，王兵，史萌，等.条件性恐惧记忆形成中大鼠海马 CAl/CA3 区丝裂原活化蛋白激酶 p38 表达变化 [J].中华行为医学与脑病科学杂志，2012，21（8）：690-692.

[3] 张燕，田玉娥，李敏，等.条件性恐惧消退过程中大鼠边缘下区突触素和神经细胞黏附分子的变化 [J].中华精神科杂志，2009，42（1）：43-46.

[4] 郑君芳，刘华，熊英，等.恐惧记忆相关蛋白的蛋白质组学研究 [J].高等学校化学学报，2010，31（4）：736-741.

索，分析比较了 CD₁ 和 C57BL/6J 小鼠经条件性恐惧实验后海马蛋白表达的差异，发现 29 种蛋白（31 个蛋白点）与恐惧记忆的形成显著相关。其中 24 个蛋白点表达显著上调，7 个蛋白点显著下调，与恐惧记忆相关的蛋白按功能可分为如下六类：①能量代谢或线粒体功能相关蛋白；②神经发育相关蛋白；③信号转导相关蛋白；④细胞骨架相关蛋白；⑤氨基酸代谢和蛋白分解相关蛋白；⑥伴侣蛋白。这些恐惧记忆形成的相关蛋白深化了对恐惧记忆脑机制的认识，为研究和治疗认知相关疾病提供了新靶标。

刘书考[1] 从情志活动调控的角度，以中医固有理论"肾藏志，在志为恐"为指导，以机体的恐惧反应记忆为切入点，依据"从病理药效推导生理"的研究思路，从恐惧记忆的形成、巩固、提取和消退以及杏仁核 – 海马 – 前额叶皮质神经通路的可塑性，阐释肾虚伤恐的病理机制，结果显示：反复给予条件恐惧的获得性训练（CS+US）联合刺激能够使实验大鼠获得条件性恐惧记忆，而 CS+US 非联合刺激则不能。肾虚对海马脑区丝裂原活化的蛋白激酶（MAPK）、GABA 受体 α₁ 亚型受体（GABA α₁R）、NMDA 受体 2B 亚型受体（NR2B）、杏仁核脑区 cAMP 反应元件结合蛋白（CREB）、NR2B 以及前额叶皮质脑区 NR2B 有上调作用。条件性恐惧刺激则是进一步激活了这些脑区的 NR2B，并且上调了 CREB 在杏仁核脑区的表达以及改变海马脑区 GABA α₁R 的含量。说明肾虚是通过激活海马、杏仁核、前额叶皮质脑区的 NR2B，或者还与电压门控性 Ca²⁺ 通道的 Ca²⁺ 内流同时参与，引发产生长期突触重塑的

[1] 刘书考．"肾藏志应恐"神经生理机制及补肾方药效应研究［D］．广州：广州中医药大学，2011.

细胞内级联反应，从而在这些脑区产生 LTP，以促进条件性恐惧记忆的形成与储存。肾虚通过激活海马脑区的 MAPK，从而促进该脑区 LTP 的形成，以促使恐惧记忆的形成。而条件性恐惧刺激则是通过进一步激活这些脑区的 NR2B，进而产生 LTP，以形成条件性恐惧记忆。此外，改变海马脑区 GABA α_1R 的含量也是条件性恐惧记忆形成、巩固、提取之一。海马、杏仁核脑区的 GABA α_1R 含量变化是补肾方药抑制条件性恐惧记忆形成、巩固、提取的机制之一。

另外，叶沐镕[1]对肝主情志的脑功能成像研究显示，针刺肝经的原穴太冲穴，可诱发人脑 MfRI 的激活，在特异的脑区有所激活表现，主要有小脑和前额叶、颞叶、前扣带回中后部激活，边缘系统和皮层下结构的激活。这些脑区与情志活动有着密切的联系，提示肝主情志的功能活动可能与这些脑区的功能状态有关。

第九节　思的理论与临床研究

有关思的现代研究，主要体现在思的理论研究、致病机理与临床表现以及思的现代科学诠释几个方面。

---

[1]　叶沐镕.肝主情志的脑功能成像研究［D］.贵阳：贵阳中医学院，2006.

一、思的理论研究

中医界对思的研究，涉及思的含义、思与五脏的关系、思在情志中的地位等方面。

（一）思的含义辨析

关于"思"的含义，从语言文字与古代文献的考据来看，一般学者认为有思考与忧愁或焦虑两类含义，但对其在七情中的具体所指，则有不同见解。

1. 七情之"思"隶属情志范畴

蒋力生[1]对"思"的辨析认为，从语言文字的角度看，"思"古有悲、哀、忧、伤、愁、怨等意义。从《内经》本义的记载来看，"思"是两个不同范畴的概念，一者属于认知范畴，义为"思考、思虑"；一者属于情感范畴，古有悲哀忧愁等义。脾为土脏，居中央，灌四旁，为四脏之本。脾的情绪变化可以影响各脏，各脏情绪变化也可影响于脾而产生相应的变化。因此，脾外化的情绪活动反应就可能出现多方面、多层次的特征。《内经》"五志"之"思"，本指忧愁悲哀等多方面多层次的复杂情绪反应，"思伤脾"即言忧愁悲哀等情绪反应可能造成脾脏功能的损害。杜文东[2]从古代文字考据、中医理论与医学心理学理论的比较参照及临床实践方面的类同等方面，指出"思"的内涵是情绪活动，类同于"抑郁"情绪。张光霁等[3]

[1] 蒋力生."思伤脾"考识[J].云南中医学院学报，1990，13（4）：7-9.

[2] 杜文东.论"思"的实质及其临床意义[J].南京中医药大学学报（社会科学版），2000，1（2）：100-102.

[3] 张光霁，张燕.七情之"七"及各情含义[J].浙江中医药大学学报，2010，34（3）：297-299.

则直言"思"不是思考、思维之思，不属于认知过程，而是对所思问题未解、事情未决时的忧虑不安情绪状态的表达。庞铁良[1]对"忧"与"思"本质的探讨认为，"忧"与"思"是气生成的，二者的本质都是气结，同属心境范畴，具有相同的不愉快、紧张、平静情绪极性，本是同一种情绪状态。按照阴阳五行理论将其归类，二者在七情中同属于阴，在五行中同属于土，对应五脏为脾。

2. 七情之"思"隶属认知范畴

历版《中医基础理论》规划教材，多将"思"解释为思考、思虑，当隶属于认知范畴，如孙广仁[2]主编《中医基础理论》教材解释"思则气结"，认为是指过度思虑，导致心脾气机郁滞，运化失职的病机变化。翟双庆等[3]认为，"思"指人认真思考问题时的精神状态，这种精神状态是其他情志表现于外的基础，因为其他情志均是思后而发，因而属土归于脾。金光亮[4]也认为"思"指思考、思维，与情志关系密切，是情志活动的基础。但又认为从致病性而言，"思"则是由于思之不遂而兼夹其他情志（如忧等）方为病因。

[1] 庞铁良.七情中"忧"与"思"的初探[J].中医学报，2012，27（3）：317-319.

[2] 孙广仁.中医基础理论[M].北京：中国中医药出版社，2012：217.

[3] 翟双庆，王长宇，孔军辉.论五神、七情的五行五脏归属[J].北京中医药大学学报，2002，25（5）：1-4.

[4] 金光亮.情志源流与概念探讨[J].北京中医药大学学报，2007，30（8）：514-516.

（二）"思"在中医理论框架中的地位

情绪的认知理论认为，人的情绪的产生，是人们不断地认知－评价刺激事件与自身关系的结果。在中医情志研究领域，王米渠等[1]最早根据该理论，提出"思"既为认知的中心，又是情感产生的中流。"思"为七情时空之合，属脾土，主四时四方。"思"为七情时空的中心，是七情的出发点和归宿点。其后汤朝晖等[2]也承其说，认为七情学说巧妙地将"思"概括于喜、怒、忧、思、悲、恐、惊诸种情绪的中央，颇有情绪的认知中心说的超前含义，且过度思虑，思而不解，忧思抑郁等在发病、诊治中普遍可见。故思为七情的"中心之情"，思所伤对七情有主导作用，不仅对气机和脾有影响，而且通过"思则气结""思则伤脾""情志相兼"而影响五脏。孙海燕等[3]从《内经》出发探讨"思"，认为《内经》从多角度、多层次对"思"加以认识，"因志而存变"为"思"，是与思维相关的心理活动，属认知范畴；由脾所主之"思"，与其他情绪并提，属情感范畴。喜怒忧思悲恐惊七情排列顺序中"思"居中，就是说各种情绪要通过"思"才组配，通过"思"的认识"折射"而产生。思属脾土，脾土居中央主四旁，"治中央""以四时长四藏""生万物而法天地"（《素问·太阴阳明论》），为诸种情绪之归宿。肺之"治节"，肝之"谋虑"，胆之"决断"，膻中之"喜乐"，肾之"伎巧"

[1] 王米渠，黄信勇.中医心理学计量与比较研究［M］.上海：上海中医学院出版社，1993：57.

[2] 汤朝晖，周志彬，严石林，等.论七情致病中"思所伤"的中心地位和作用［J］.现代中西医结合杂志，2006，15（15）：2005-2006.

[3] 孙海燕，董襄国.从《内经》出发认识"思"［J］.浙江中医杂志，2006，41（8）：444-446.

等均需经"思"而成。思虑过度，百病随起，临床见证甚杂，如可致脾郁不升，胃气不降，运化失司；劳伤心脾，心气涣散，神明失司；肝气郁结，疏泄失常，横乘上逆；肺气集聚，通调不利，气津不布；肾气难纳，气化失司，水火不济。纪立金[1]虽认为"思"有认知之思，有情感之思，都是对外界事物的内在心理转变，表现为思考、思虑。只是认知之思，是为了实现某种意愿而反复研究、思考的神志变化。而情感之思，是对外来精神刺激进行思考、思虑的情绪反映，进而表现出应答性反应，或喜，或悲，或忧，或恐等情绪变化。不论认知之思还是情感之思，皆属脾所主，是脾主气机之枢在情志方面的体现。这样将情感之思又归结为认知之思的产物。

上述认识，无疑有以今释古，抬高古人认识水平之嫌疑。但认为"思"属认知，为情志发生之出发点和归宿点，思维、思考作为心理活动中的认知活动，自然将"思"排除于人的情绪范畴，结合现代情绪心理学对情绪分类的认识，不论是将基本情绪分为快乐、愤怒、恐惧和悲伤四种，还是最多分为兴趣、愉快、惊奇、悲伤、愤怒、厌恶、轻蔑、恐惧、害羞与胆怯十类，都不将"思"作为情绪看待。如此一来，"思"似乎应隶属于中医神、魂、魄、意、志等认知、思维活动的序列。

另外，在中医病因理论中，劳逸失度的劳神过度是指长

---

[1]　纪立金.论脾藏意主思[J].福建中医学院学报，2001，11（1）：28-30.

期用脑过度，思虑劳神而积劳成疾。劳神过度易耗伤心血，损伤脾气，临床表现为心悸，健忘，失眠多梦，纳少，腹胀，便溏，消瘦等[1]。而李保良等[2]对318例"思伤脾"状态的中医证候分析发现，"思伤脾"状态有38个常见症状，即注意力不集中、多梦、记忆力减退、疲倦乏力、嗜睡、食后困顿、少气懒言、烦躁易怒、畏寒肢冷、肢体困重、精神抑郁、食后腹胀、失眠、大便不畅、头晕、善太息、口干喝、咽干、脘腹胀闷、嘈杂、嗳气、大便干结、肠鸣、心慌、咽喉不利、食欲减退、大便稀溏、稍食即饱、口淡乏味、口腻、脘腹疼痛、胸胁胀闷、反酸、呃逆、少腹胀痛、恶心、口苦、胁肋胀闷。王玉贤等[3]从心脾二者的生理病理联系和经络联系的角度，结合现代胃肠生理学、病理生理学方面的相关研究成果，提出"思亦伤心"的观点。可见有关思虑过度致病与劳神过度完全重合。如此在中医病因理论的框架中，七情之"思"与劳逸失度中的劳神过度相互重复，理论框架的建构则有叠床架屋之嫌，违背了逻辑的自洽性。

综上所述，如果将七情之"思"视为某种基本或复合情绪看待，不仅至今难以确定"思"为何种情绪，而且也与现代情绪心理学难以融通，势必会造成对"思"的机制、致病特点及机理等研究的障碍。如果将七情之"思"作为思考、思虑看待，则明显不属于情志活动的范畴，同时与病因之劳神过度重复，不符合理论简洁性的原

［1］ 孙广仁.中医基础理论［M］.北京：中国中医药出版社，2012：220.

［2］ 李保良，张琪，费建平，等.318例"思伤脾"状态中医证候分析［J］.中国中医基础医学杂志，2012，18（12）：1320-1322，1339.

［3］ 王玉贤，危剑安.对"思伤脾"理论的再思考——浅议思亦伤心［J］.北京中医药，2009，28（5）：347-350.

则。因此，在中医理论框架的建构中，应将"思"从情志病因中剔除，从生理的角度而言，可置于有关神的论述之中；从病因的角度，应归属于劳神过度[1]。

（三）脾主思的理论依据探讨

李荣华等[2]认为思即思考、思虑，为五志之一，是人体精神意识思维活动的一种状态；意，又称为意念、记忆，就是将从外界获得的知识经过思维取舍，保留下来形成回忆的印象。总的来说"脾在志为思""脾藏意"就是指脾脏主司人的思考、记忆等意识活动。指出脾摄取运化水谷精微生成营气和津液，并发挥升清作用，将营气和津液一方面奉心化赤而充养了血液，一方面上充脑髓，再进一步通过脾气的统血功能参与维持血液的正常循行，最终使血液和脑髓正常发挥了支持、承载思维记忆的功能。杨玲玲等[3]基于五志是五脏表现出的固有功能，是七情产生的基础，七情由五志发动，情以表志的情与志相区别的思想，提出脾藏意与主思的关系，实际上就是脾主运化与主气机之枢关系的情志表现，即只有在"脾藏营，营舍意"功能正常的情况下，才具备思考敏捷，从而维持人的认知与情感之"思"的正常活动。所以，意神藏于内而支配着思的活动，思是意的外在表现。

[1] 邢玉瑞.七情"思"的含义及其在中医理论框架中的地位[J].中医杂志，2015，56（3）：262-264.

[2] 李荣华，聂慧.浅析"脾在志为思""脾藏意"的理论实质[J].四川中医，2010，28（4）：46-47.

[3] 杨玲玲，纪立金.中医思志理论与生命活动的关系[J].辽宁中医杂志，2010，37（10）：1914-1916.

另外，于玲[1]通过考察相关中医古典医著，以中医整体观和"有诸内必行诸外"等理念为依据，从心与脑在中医整体观中的位置、古代中医对心脏和大脑功能的理解，以及由心主管记忆和思维的理念，基于中医诊断的需要等方面，对中医理论中由心代脑而思的形成原因进行溯源性分析，认为此理论源于实际临床观察、用药实践总结，舍弃了单一的、具体的生理、解剖学概念，转而从临床实用角度出发，经由"天人相应"整体观的理论整合，把相关的脏腑功能联系在一起，便于临床运用。

二、思虑致病的机理与临床研究

齐向华等[2]认为思志过度产生的基础源于人类的个性，相当一部分人有幼年或早年的坎坷经历，或为平时无故多疑虑、心胸狭窄之人，形成于工作、生活和社会诸方面的境遇。临床常见思想压力过重、过度关注、欲求过度三种类型。"思"可以导致气机结滞、痰浊壅积、耗伤心血、伤及阴血、神浮气躁等病理损害，引起失眠、头痛、眩晕、肩背疼痛、咽部不适、咳嗽、心悸、胃脘痞满、腹胀、便秘及许多躯体性疾病所并发的心理障碍等。滕晶[3]对"思"志致病常见病证的探析认为，思虑过度导致了气、火、风、痰、瘀、虚各种病理变化与产物产生，这些病理变化或产物单独或相互交织在

[1] 于玲.中医"心代脑思"理论的成因溯源[J].北京中医药大学学报，2012，35（9）：591-593.

[2] 齐向华，滕晶，彭伟.试论"思"志致病[J].山东中医杂志，2007，26（2）：75-77.

[3] 滕晶.中医"思"志致病常见病证探析[J].中华中医药学刊，2011，29（9）：2028-2029.

一起，导致多样病证产生。此类病证多起病缓，病程较长，呈现慢性反复发作的过程。患者除具有形体症状外，多同时存在着忧思、郁闷或烦躁等情绪的改变，其形体症状变化与其思虑的程度有关。齐向华等[1]在总结前期研究结果的基础上，提出"思虑过度状态"的概念，认为过度苦思冥想、凝神敛志的过程作为一个状态而存在一段时间，对人体持续发生作用，即为"思虑过度状态"。思虑过度状态的基本病机是思则气结，最易伤心脾，其病机演化具体概括为心血暗耗、化热动风、气滞血瘀、水停痰结、阴津受损、积久成劳，并阐述了思虑过度状态的辨识、常见病证的诊治以及评定量表的研制等。李保良等[2]基于"急慢性心理应激状态"认为"思伤脾"理论的"思"是"思障"，并从"思"对胃肠道运动与分泌、免疫功能、肠道微环境和微结构、神经递质含量的影响，"思"与消化系统疾病相关性等方面探讨"思伤脾"的相关机制。但急慢性心理应激并不等同于"思"，将两种内涵、外延不等同概念不加区分地对待，无疑有悖逻辑规则。

李保良等[3、4]基于专家问卷调查，并运用数据挖掘方法

[1] 齐向华.思虑过度状态辨治析要[M].北京：人民军医出版社，2011：13-20，140-146.

[2] 李保良，张琪，费建平，等.基于"急慢性心理应激"论中医"思伤脾"[J].辽宁中医药大学学报，2012，14（8）：11-14.

[3] 李保良，张琪，费建平，等.基于专家问卷调查"思伤脾"状态中医证候特征[J].辽宁中医杂志，2012，39（9）：1679-1681.

[4] 李保良，张琪，费建平，等.318例"思伤脾"状态中医证候分析[J].中国中医基础医学杂志，2012，18（12）：1320-1322，1339.

探讨"思伤脾"状态中医证候分布特征和辨证规律。结果显示:"思伤脾"状态中医辨证可大致分为脾气虚弱、心脾两虚和肝胃不和等三个单证,因子分析提取了每一证型的主要辨证依据。其中脾气虚弱证的辨证依据主要有嗜睡,食后困顿,头晕,疲倦乏力,面色萎黄,食欲减退,口淡乏味,少气懒言;心脾两虚证的辨证依据主要有脘腹疼痛,大便溏,食后腹胀,脘腹胀闷,健忘,多梦,失眠,消瘦,肠鸣;肝胃不和证的辨证依据主要有脘腹嘈杂,恶心,善太息,嗳气,精神抑郁,烦躁易怒,胸胁胀闷,咽喉不利。并对318例"思伤脾"状态的中医证候分析发现,"思伤脾"状态有38个常见症状,中医证候类型主要为肝脾不和证、肝胃不和证、肝郁化热证、心脾两虚证四类,其中肝脾不和证和肝胃不和证两者占一半,因子分析提取了每一证型的主要辨证要点。王玉贤等[1]还提出了"思亦伤心"的观点。

另外,韩佩玉[2]通过对画线测试的实践,探索一种量化"思则气结"的新方法,即让学生在思考"中医遗传学"复杂概念时及对"中医遗传学"概念清晰后分别在A4白纸上画竖线,从线条的长短、粗细、多少、力度等11个相关因子的差异性及前后对比的差异性进行半定量评分。结果显示:被试在思虑时画线和在问题解决后画线在线条多少、长短、倾斜度、粗细等方面有显著性差异,而女性比男性前后差异性更明显。

[1] 王玉贤,危剑安.对"思伤脾"理论的再思考——浅议思亦伤心[J].北京中医药,2009,28(5):347-350.
[2] 韩佩玉."思则气结"的第一次画线测试探索[J].中国中医基础医学杂志,2011,17(1):51-52.

三、思的现代科学诠释

一些学者借助现代科学的研究成果，试图说明脾主思、思伤脾的科学基础。如郑则宝等[1]从解剖学、生化学、药理学等方面来探讨"脾主思"，即脾与意识、思维活动密切相关的现代科学基础。张燕梅[2]提出"思伤脾"完全符合"脑肠肽"理论，认为过度脑力劳动、精神紧张、精神过于集中就会影响胃肠道的功能，出现消化系统功能减弱，而致不思饮食，纳食减少，即中枢脑肠肽对胃肠分泌和运动的影响。促肾上腺皮质激素释放因子（CRF）是一种中枢脑肠肽物质，对胃肠运动起着抑制作用。清醒大鼠侧脑室注入 CRF 可明显抑制胃的排空和延缓小肠的转运，故称 CRF 为强力厌食剂。持续紧张刺激会引起脑中 5-HT 增加，5-HT 可引起 CRF 释放，因而导致食欲减退、胃肠消化功能减退；情绪抑郁时可抑制食欲，同时也可减弱或消除胃酸的分泌。说明神经中枢是通过某些递质或肽类物质抑制机体的胃酸分泌和胃肠运动，此正是"思伤脾"理论的客观、可靠的依据。谢静涛[3]也提到从生理学的角度看，胃肠道的肽类分泌细胞和脑内的肽类神经元在胚胎发生上是共同起源于神经外胚层的。脑既是内分

[1] 郑则宝，郭义."脾主思"的现代科学基础[J].山东中医杂志，2008，27（4）：221-223.

[2] 张燕梅."思伤脾"与"脑肠肽"[J].中国中医基础医学杂志，2000，6（1）：6-7.

[3] 谢静涛，王米渠.试论脾藏意主思的心理病理基础[J].湖南中医药大学学报，2008，28（4）：10-12.

泌系统的主宰者，又是激素的作用目标之一。脑肠肽这一物质的发现证明了大脑和消化道之间在起源和功能上有密切关系，同时还意味着在外周作为一种大脑外的递质能产生大脑内递质类似的功能。这为解释"脾藏意"的现代机制提供了佐证和线索。

第十节　情志量表与中西比较研究

一、情志测量量表研究

心理测量是情绪心理学的重要研究方法之一，如测量情绪主观体验的量表有伊扎德（1979）的情绪维度等级量表（DRS）和分化情绪量表（DES）、格鲁斯（1997）采用的情绪主观报告表，以及焦虑评定量表、抑郁评定量表、孤独评定量表、生活事件调查表、成人艾森克个性问卷（EPQ）等。测量表情行为的量表如伊扎德的"最大限度辨别面部运动肌肉运动编码系统"（MAX，1979）和"表情辨别整体判断系统"（AFFEX，1980）等。中医七情学说与现代情绪心理学相通，因此借用或创建情志测量表研究七情学说，也就成为七情理论研究的方法之一。

20世纪90年代，王米渠等即编著出版了《中医心理学计量与比较研究》，张蕾[1]参考现代情绪心理学有关内容，将情志的表情、

[1]　张蕾.肝气逆、肝气郁两证猕猴模型情志反应评价指标量化探索——雌性实验猕猴表情观察与情绪评价量表的初步编制［D］.济南：山东中医药大学，2003.

生理与体验成分有机整合，提出从表情入手以量表为评价工具的情志量化方案。通过详细考察，初步编制了雌性实验猕猴表情观察与情绪评价量表，并认为该量表具有作为肝气逆、肝气郁两证猕猴模型情志反应客观衡量工具的可能性。王米渠等[1]以"阴阳喜怒"经典理论，对5·12汶川大地震12天后2例糖尿病两极典型病例的情绪进行计量的评价、分析和研究。结果负性情绪的63床与积极情绪的64床，在七情负担状态、八纲症状、肾虚症状、症状自评、创伤问题评和创伤经验症状等评分分别差2.5、2.3、5.0、2.5、18.0和7.0倍。量化地说明刺激因素、应激源相当的情况下，七情情志表现主要在内部心理因素及对环境的适应能力。提示"阴阳喜怒"可集中、扼要、实用地为七情大纲，利于震后情绪等事件的理论分析和实践运用。樊蔉等[2]对女性神经症肝气郁结证、肝郁化火证患者与健康人肝郁证及正常人进行了明尼苏达多相个性调查表（MMPI）对照测查。结果发现神经症肝火证与肝郁证均有神经症波峰，但后者曲线较前者低，接近常模高线，提示肝火证偏离正常较甚而肝郁证较轻，神经症肝郁证患者自控力较好。神经症肝郁证与健康人肝郁证MMPI表现具有显著的相似，但前者的焦虑和转换性症状略多，认为健康人肝郁证是健康人中由正常向疾病转换的中间类型。提出MMPI作为一个临床量表，可以为情志相关疾病的某些证型鉴

[1] 王米渠，李松林，任艳，等.灾后糖尿病例"喜怒"两极性的计量评价研究[J].辽宁中医杂志，2009，36（3）：321-323.

[2] 樊蔉，韩岭.女性神经症肝气郁结证、肝郁化火证与健康人MMPI的对照研究[J].南京中医药大学学报，1997，13（3）：139-141.

别、疗效判定提供客观和直观的依据。王文燕[1]通过对状态－特质怒表达量表Ⅱ（STAXI-2）中文版的信度和效度检验，结果显示该量表中文版虽然还存在一定问题需要继续修订，但总体上是可信而有效的。量表的引进为易怒特质的量化和区分易怒不易怒人群提供了实用的测量工具，填补了国内中西医学和心理学研究的空白。王儒芳[2]编制了国内第一个中医七情量表，并进行了大学生七情现状的调查，分析了923名大学生七情的七个因子水平，发现总体上喜的因子分最高，为3.878，其次为思、怒、悲、忧、恐、惊，并且存在性别、年级和学校类型上的差异。雷旭露等[3]对灾后学龄儿童七情应激与异常心理行为问题进行研究，采用中医心理的"七情状态背景量表"和儿童行为量表作为测量工具，对143例儿童进行测评。统计发现35例儿童存在一定程度的心理行为异常，并进行家庭养育方式回访。35例儿童中出现负性情绪（怒、忧、思、悲、恐、惊）的比例占57.1%，有半数儿童父母无稳定工作，所有儿童均未曾体验与父母沟通的情境。分析认为地震对于学龄儿童心理的影响不占主导地位，家庭环境以及教育方式对儿童心理现状产生影响明显。冯怡等[4]根据中医七情理论编制七情评定量表（QAS），检验其效度和信度，并检验其对中医七情状态的评价能力。结论显示：由喜、

［1］王文燕.个性与情志致病研究——状态－特质怒表达量表Ⅱ的初步引进及易怒特质影响因素研究［D］.济南：山东中医药大学，2008.
［2］王儒芳.当代情绪心理学视角下的中医七情理论与实践研究［D］.成都：成都中医药大学，2010.
［3］雷旭露，李炜弘，焦骄，等.5·12汶川地震灾区学龄儿童七情应激与心理行为异常的研究［J］.辽宁中医杂志，2013，40（7）：1307-1309.
［4］冯怡，王秀华，张燕敏，等.七情评定量表的编制［J］.中国心理卫生杂志，2014，28（8）：572-576.

怒、忧、思、悲、恐、惊七个因子构成的七情评定量表，达到心理学测量标准的要求，可用于临床七情状态的评估。其他如王哲等肝脏象情绪量表[1]、简明抑郁症中医证候自评量表[2]、刘小珍等肝火上炎证证候量表[3]的研制等。郭洪波等[4]探讨症状自评量表（SCL-90）在中医七情流行病学调查中的应用，认为SCL-90调查表进行中医七情分类归属用于情志疾病调查，具有可行性和可靠性。耿炎炎[5]对接受体外受精-胚胎移植（IVF-ET）治疗的不孕患者，在启动日和取卵日（OPU）用《五志测量问卷》行情志测试，结果启动日、OPU日《五志测量问卷》情志测试得分高的患者妊娠率低，不孕患者血清皮质醇与情志得分呈正相关。说明不孕患者的情志状况影响IVF-ET治疗的结局。

总体而言，以量表的方法开展中医七情学说的研究尚处于起步阶段，而通过心理测验量表、问卷等研究获得比较客观的数据，有助于七情学说研究的标准化、定量化，亟须大力加强此方面的研究。

［1］ 王哲，胡随瑜，蔡太生，等.中医肝脏象情绪量表的编制［J］.中国行为医学科学，2004，13（1）：104-106.

［2］ 王哲，胡随瑜，陈泽奇，等.简明抑郁症中医证候自评量表的初步编制［J］.中国行为医学科学，2005，14（10）：945-948.

［3］ 刘小珍，陈泽奇，郭全.肝火上炎证证候量表的初步编制［J］.中国临床康复，2006，10（47）：1-3.

［4］ 郭洪波，谭毅，王振华，等.症状自评量表在七情流行病学调查中的应用探讨［J］.浙江中医药大学学报，2011，35（4）：483-484.

［5］ 耿炎炎.情志因素与IVF-ET治疗结局及卵泡成熟的相关性研究［D］.济南：山东中医药大学，2012.

另外，胡冰霜等[1]基于心理学本土化的立意，借鉴投射试验的方法，对传统"七情"概念进行分析，建立图形－词汇半结构情感试验。图形为具有不同程度抽象含义的中国画，每一图附加8类形容词以定性和定量分析结果。验证表明：情感的频数分布为中26%、喜22%、思19%、惊9%、忧8%、怒6%、恐5%和悲5%。聚类分析将情感因素归为负性情感（恐、怒、忧、悲、惊）与偏正性情感（思、中、喜）两大类。因素分析表明焦虑与抑郁为半结构投射试验八项情感的公共因子或主导线索，除了证实诸多情感因素的内涵可能共有异源性与同源性以外，亦提示焦虑与抑郁状态构成的多极性与复杂性。

二、中医情志学说与情绪心理学的比较及评价研究

中医情志学说与情绪心理学产生于不同的历史时代及文化背景下，研究的方法及其理论各有特点，对二者的比较研究有助于充分认识各自的特点与不足，取长补短，促进发展。吴范武等[2]对中医情志学说与现代心理学情感过程的比较研究认为，中医学的情感观集中体现于中医的情志学说，其与现代心理学的情绪情感过程相比，既有相通之处，又有较大区别，其特点是与临床实践紧密结合，主要是通过对人体生理、病理现象的观察，总结出来的系统理

[1] 胡冰霜，梁友信，陈自强. 七情半结构投射试验的设计与验证 [J]. 应用心理学，1999，5（1）：48-52.
[2] 吴范武，邱昌龙. 中医情志学说与现代心理学情感过程的联系与区别 [J]. 华北煤炭医学院学报，2005，7（4）：443-445.

论，具有很强的实用性。赵平等[1]对情志致病学说与心因性应激反应理论的比较研究认为，中医学的情志致病学说与现代生物医学关于心因性应激反应的理论有着本然上的一致性，只是在对其研究对象的认知义上存在思维模式和表述方法的差异。与现代心－身医学理论相比，经验化、直觉化、表象化的思维模式和具有深深诗性意味的表述方法在中医情志医学中占有主导地位，表现出深刻的理论缺陷。但是，其在长期临证实践中积累起来的关于心因性应激反应的药物调节方法（治则、方剂和中药），却是一个独特的宝藏。这些方法为我们在现代化的意义上修补中医情志医学的理论缺陷提供了药理学工具，而且也为我们在现代心－身医学理论和中医情志医学理论的结合点上进行心因性应激反应调节药物的设计提供了具有先导意义的借鉴。周象贤等[2]对七情学说与应激理论之特征的比较研究认为，尽管七情学说与应激理论所产生的时空跨度极大，前者偏重直观、思辨，而略显模糊、玄奥；后者则强调客观、实证，较为明晰、具体。但两者在心身统一观以及有关广泛性、双重性、强调中介机制、强调个体差异性的特征方面有许多类似之处，可以相互参照、补充。梁承谋[3]对七情说与西方现代情绪心理学的比较研究认

［1］赵平，冯前进.情志致病学说与心因性应激反应理论［J］.山西中医学院学报，2000，1（1）：7-9.

［2］周象贤，周萍.七情学说与应激理论之特征比较［J］.医学与哲学，2001，22（6）：49-50.

［3］梁承谋.七情说与现代情绪心理学［J］.南京师大学报（社会科学版），1996，（4）：64-67.

为，注重对情绪的整体认识是七情说突出的特点，缺恨多忧是对古代中国人情绪生活的直觉把握，忽视强度区别则反映了东方思维方式在数量把握上的不足，未能涉及情绪心理的社会因素是七情说不能深入的重要原因。陶海燕等[1]对怒致病与心理应激比较研究认为，七情学说与心理应激均着眼于内外环境及人体内在功能的协调统一，七情学说强调情志与脏腑之间依靠气机正常升降而产生的统一协调，应激理论通过神经、内分泌、免疫系统构成的应激中介机制将应激源（生活事件）与最终的心理生理反应联系在一起，二者均认同七情与应激具有积极与消极两方面的作用，而且怒致病与心理应激的病理机制相通，可见怒致病与心理应激的相关性显示了中西医学在神经－精神这一高层次领域中的密切沟通合作和优势互补，为中医不同脏腑功能本质和证候机理研究提供了新的思路。田青等[2]通过分析抑郁情绪与中医七情的关系、抑郁情绪的病因病机、抑郁情绪与肝气郁结证的关系，发现抑郁情绪与七情中的"忧""悲"具有很高的相关性；病因病机有躯体因素、感受外邪、他病影响、社会心理因素等方面；原发性抑郁、内源性抑郁、恶劣心境中的抑郁情绪在本质上属"虚"，五脏阳气不足是其重要的病理基础；外邪并不是抑郁情绪产生的直接原因，外邪导致的脏腑功能失调才是抑郁情绪产生的原因；抑郁情绪与肝气郁结证存在一定联系，有必要在

[1] 陶海燕，乔明琦，王文燕.怒致病与心理应激的相关性[J].浙江中医药大学学报，2009，33（1）：140-141.
[2] 田青，包祖晓.抑郁情绪的中医学认识[J].中华中医药杂志，2010，25（9）：1360-1362.

鉴别诊断肝气郁结时加以注意。焦东亮[1]等从中西医学情绪致病生理机制、情绪分立观点、情绪的生理基础认识等方面对中西医情绪致病理论进行了比较，提出中医情志学说不仅具有与西方临床心理学同样的科学内涵，而且还具有自己独特的文化特质，中西医的这种差异并非一定是真伪命题的区别，而可能提示着两种具有竞争性和互补性人类医学的模式。朱梅[2]对现代心理学的对象与心身健康、中医七情学说关系的探讨分析认为，传统中医七情学说的论述几乎都是以病因、病理、治疗为内容，这里就忽略了一个最主要的方面，即七情的正常一面，或者说积极的方面，即正面效应。中医七情学说应定位于普通心理学，不应单以患者为样本，而应以包括一般正常人为研究对象，使七情学说得到外延，从单一的内伤病因取向扩大为全体进行研究。即使是对患者的研究，也应从病因、病理的单一取向上升到生理－心理－社会的丰富层面。由传统的追求心理适应的低层次的研究上升到提高心理境界和心理生活质量的高层次的研究，上升为研究心理和行为规律的科学。

另外，郭蕾等[3]从耗散结构理论的角度出发，对情感系统、生命系统及外环境系统三者之间熵的流向和大小进行分

［1］ 焦东亮，许华山，高艳，等.中西医情绪致病理论的比较和思考［J］.北京中医药大学学报，2010，33（10）：656-659.

［2］ 朱梅.现代心理学的对象与心身健康、中医七情病因学说关系探析［J］.陕西中医，2006，27（2）：206-208.

［3］ 郭蕾，乔之龙.从耗散结构理论看七情学说［J］.山东中医学院学报，1994，18（4）：228-230.

析，认为三者相互联系、相互影响，这种联系和影响是以熵的流散为媒介的。情感活动异常，向生命系统及外环境发散正熵；生命系统熵值郁积，可向情感系统流溢。

随着人们对七情学说研究的不断深入，认识也不断清晰，并从不同的角度对七情学说进行了较为公允的评价。如王米渠[1]从宏观模式、基本情绪、认知中心、情二端说及适应价值等方面对七情学说进行科学性评价，认为七情学说在现代医学模式的转变中，在今天中医学模式研究中有着重要的地位。李明瑞[2]认为重视情志变化在致病中的作用，肯定以情胜情治疗心理疾病的效果，是情志学说的理论优势。忽视诱发情志变化的社会因素和主观因素等，是情志学说的不足。多种情志综合致病高于单一情志致病，情志相胜疗法难于进行临床上的广泛推广等，是运用情志学说指导临床的局限性。借鉴佛教精神疗法的基本原理，把培养良好生活习惯，坚持身体锻炼，塑造理想人格与情志疗法结合起来，是丰富和发展情志学说的重要途径。林其盛[3]对七情内因说的考察认为，中医病因学在逐步形成的过程中，由于历史条件所限，难以对复杂的七情意识活动深入了解，因此不能客观地反映其致病机理。刘江凯[4]指出七情并没有包括"郁"，很多医家把忧和郁归属一类，实则不然，"忧"重愁

［1］ 王米渠.试论七情学说的科学性［J］.贵阳中医学院学报，1987，（1）：11-12，59.

［2］ 李明瑞.论情志学说的得失与发展［J］.中医杂志，2011，52（20）：1795-1797.

［3］ 林其盛.对七情内因说的思考［J］.中医杂志，2002，43（4）：315-316.

［4］ 刘江凯.七情学说当发展临床郁证不少见［J］.现代中医药，2011，31（6）：62-63.

思而"郁"重郁结，临床多见因"郁"致病者，治疗方面不同医家亦各有侧重。

第十一节 七情学说研究存在问题探讨

七情学说是中医病因理论的重要内容，从《内经》始，历代医家都非常重视。随着当代医学模式由生物医学模式向生物－心理－社会医学模式的转变，对七情学说的研究亦不断深入。特别是进入新世纪以来，对七情学说的研究可谓中医基础理论研究的重点之一，与之相关的各类课题达 140 余项，发表论文 500 篇以上，也取得了一些可喜成果，但在研究中还存在着不少问题，今在对七情学说现代研究系统梳理的基础上，加以分析归纳。

一、继承有余，创新不足

对于七情学说的研究，犹如中医学的整体研究一样，由于对保持中医特色的重视，因此，七情学说的研究也呈现出继承有余，创新不足的态势，具体体现在以下几个方面。

（一）从研究取向看，过于重视经典研究

论文作为研究成果的展现，往往可以反映在某一领域内学者们的研究取向。通过中国知网和万方等数据库，我们检索到中华人民共和国成立以来有关七情研究的论文有近千篇之多，剔除部分低水平重复的论文，筛选出相关研究论文 670 余篇，其中明确标明为《黄帝内经》七情理论研究的论文有

50篇，而在 2000 年以后发表的 490 余篇论文中，《黄帝内经》情志理论研究的论文仍达 38 篇之多，并无减少之趋势。如果加上对《伤寒论》《金匮要略》等其他中医经典中情志理论及证治的研究论文，有关中医经典七情学说研究的论文占到了总数的十分之一以上。从学科发展的角度而言，过分关注经典，过分重视过去已有的成果，势必造成创新研究的力量减少，低水平重复论文数量增多。

（二）从理论框架看，过于拘泥于传统

中医七情学说发轫于《黄帝内经》，确立于宋代陈无择《三因极一病证方论》，后世医家多有所发挥，虽然明代张介宾已明确提出"情志""情志病因"的概念，但由于拘泥于《黄帝内经》的经典性和《三因极一病证方论》三因学说的影响，时至今日，各版《中医基础理论》规划教材仍然在病因理论中坚守七情内伤之说。如此一来，一方面犹如乔明琦[1]所言："把情定为七闭塞了对其他情志的认识，妨碍具体概念向抽象水平的发展，是其陷入困境的根源。"另一方面，从现代情绪心理学的研究成果来看，人的情绪大致可分为基本情绪与复合情绪两大类，基本情绪除七情所述外，尚有爱、厌恶、害羞、胆怯等，而复合情绪是由两种及两种以上的基本情绪所派生出来的情绪，如爱与依恋、焦虑、抑郁、敌意等，复合情绪可达上百种之多，大多数的复合情绪很难命名[2]。第三，中医七情学说历来重视情志对人体的负面影响，忽视情志的正面效应，对情志功能的认识基本缺失。第四，七情学说的理论建构以五行学说为指导，由

[1] 乔明琦，韩秀珍.七情的学术渊源与困境中的出路 [J].山东中医药大学学报，1997，21（5）：335-339.
[2] 郭德俊，刘海燕，王振宏.情绪心理学 [M].北京：开明出版社，2012：26-31.

此形成的情志与五脏的对应关系，以及基于五行相克的以情胜情疗法等，与临床实际并不完全相符。由此可见，拘泥于传统的七情学说，已难以适应时代发展及临床实际的需要，亟须以开放包容的态度，吸收现代研究成果，加以改革创新，在此方面，乔明琦等所著《中医情志学》，可谓进行了有益的尝试，值得加以推广。

（三）从研究方法看，学科交叉借鉴滞后

从系统科学的角度而言，任何一门科学或理论，都是一个相对独立的系统，而系统只有在适当开放的条件下并在开放之中来保持自己的稳定；一旦系统完全封闭起来，系统很快就会走向衰亡。七情学说乃至整个中医理论也是如此。纵观现代中医七情学说的研究，借鉴现代医学、心理学、实验动物学、分子生物学乃至基因组学等方法开展情志理论的研究，已呈现出明显增多的趋势。但与情绪心理学的当代研究相比较，在学科的交叉、研究方法的多样性方面差距很大，亟须加强与相关学科的交叉，特别是吸收情绪心理学的研究成果，借用脑电位测量、脑功能成像等生理测量方法，引入或研制主观体验测量量表、表情研究方法等，开展多方面的实证研究。

二、逻辑混乱，概念不清

概念是反映事物对象本质属性或者特有属性的思维形式，任何一个学科体系都是建立在基本概念基础上的范畴体系，而逻辑方法是理论体系获得自洽性的基本保障。奠基于中国传统文化的中医理论，向来重视象思维的运用，形式逻辑思

维相对薄弱，这一态势在中医七情学说的研究中也得以反映。不仅《中医基础理论》教材中屡屡出现七情定义的逻辑错误，即使作为中医情志学说的核心概念情志的定义，至今仍然有不少学者认识错误，如有学者认为中医情志概念是情与志的合称，情感是有一定志向的精神运动，故称情志。笼统地讲，七情就是情志，情志就是七情，但仔细分析起来，情与志还是有区别的，志在内，生于藏，情在外，成于感[1]。或认为神包括"情"和"志"，而"情"和"志"都是心理活动的外在表现，"情"是"性"表现于外的各种具体情感，志有方向性，是经过动机斗争而确立奋斗目标的心理过程[2]。更有学者指出，情与志的区别在于情偏重于功能意识，与脑关系密切，而志偏重于物质形态，与五脏有直接关系；情动于外而志存于内；五志是情的原生态前体，七情是大脑对外界客观事物刺激的不同情绪反应[3]。或者说五志属于五脏正常生理功能活动的表现，七情是由五志演化而来的异常情志状态，七情由五志发动，情以表志[4]。

上述定义存在着明显的逻辑混乱，一是认为情感是有一定志向的精神运动，或认为志有方向性，是经过动机斗争而确立奋斗目标的心理过程，则有将情感与意志概念混同之嫌。意志是指一个人自觉地确定目的，并根据目的来支配、调节自己的行动，克服各种困

[1] 韩成仁. 关于七情学说研究几个概念诠释 [J]. 山东中医药大学学报，1997，21（4）：254-257.
[2] 张燕. 情志神概念辨析 [J]. 中华中医药学刊，2007，25（9）：1853-1854.
[3] 黄跃东，李珀. 试论七情发生和脑主神明与抑郁症病机证治的关系 [J]. 北京中医药大学学报（中医临床版），2005，12（3）：39-41.
[4] 毛海燕. 五藏与情志关系的研究 [J]. 山东中医药大学学报，1999，23（6）：425-429.

难，从而实现目的的心理过程，具有较为明确的志向，而情感则否。二是五志与七情同为人体的情绪反应，只有程度或持续时间的区别，而要将情与志分功能意识与物质形态，又分别与脑、五脏相关联，没有相应的实践及理论依据。三是既然五志与七情同为人体的情绪反应，则势必有相同的刺激因素、意识体验、生理唤醒以及行为，不可能由五志发动而产生七情，情也无法以表志。

三、现代成果，融通困难

近年来，随着现代医学中神经生理学、神经内分泌学、神经免疫学以及应激理论（尤其是心理应激）等的深入飞速发展，借助实验方法开展七情相关问题的研究，力图在结构、功能、代谢等方面以及器官、组织、细胞及分子等多层次、多环节上阐释情志致病的机理，是七情领域研究的一大热点。但由于情绪的复杂性，很难复制出与人类情绪相似的被专家学者普遍认可的情志致病动物模型，目前相对成功的只有"怒伤肝"和"恐伤肾"两种，由此导致实验研究的难度增加，研究结果的信度大打折扣。如同为突然高强度噪音刺激造模，刘素珍等认为是恐惧模型[1]，但沈浪泳等[2]将突发噪音刺激视为惊的因素，以研究《内经》"惊伤心神"的理

[1] 刘素珍，赵华，龚殿祥，等.恐惧发生与预防的实验研究：I、强烈噪音下恐惧行为的动物模型[J].心理科学，1995，18（1）：10-16.

[2] 沈浪泳，侯公林.《内经》"惊伤心神"的理论初步研究[J].中国医药学报，2002，17（6）：361-362.

论。对于慢性心理应激的中医情志评价，李保良等[1]认为急慢性心理应激状态与思相关，赵晓林等[2]视为慢性怒伤肝模型，刘晓梅等[3]则称之为慢性多相性应激模型，但从药效反推模型的角度而言，虽然舒肝药加味逍遥丸和补肾药六味地黄丸都能不同程度的调节应激后血清激素的水平，改善应激导致的睾丸生精上皮的病理变化，增强睾丸的生精功能使精子的数量和质量都有不同程度的改善。而两种药物比较，六味地黄丸比加味逍遥丸有更广泛的和有效的调节作用。由此可见，该模型也可称为恐伤肾模型。加之不同造模方法所造成的动物模型在神经、内分泌、免疫、循环等系统方面是否存在差异，有无特异性的实验指标，还有待深入研究。因此，有关心理应激模型怒、恐、思、焦虑等中医情志定性，以及肝、肾、脾等脏腑定位，也就无法完全解决，与此相关，有关的实验结果就难以回归到中医理论之中，不能准确地对中医理论做出科学诠释，自然就不能有效地促进中医理论的发展。故有学者认为中医学七情病因的研究，应该从动物造模的误区中走出来，结合人体的具体情况，对七情病因作社会及流行病学方面的研究，使中医的七情病因学说既有其特色，也更能符合临床的实际需求[4]。

[1] 李保良，张琪，费建平，等.基于"急慢性心理应激"论中医"思伤脾"[J].辽宁中医药大学学报，2012，14（8）：11-14.

[2] 赵晓林，李恩，张元杏，等.滋补肝肾药方药对慢性激怒应激大鼠免疫的影响[J].中国中医基础医学杂志，1996，2（5）：30-32.

[3] 刘晓梅，张云，吴广均，等.慢性复合式应激对雄性小鼠生育能力的影响[J].中国中医基础医学杂志，2008，14（5）：354-357.

[4] 徐中环，王承平.七情病因研究方法及思考[J].四川中医，2000，18（5）：11-12.

四、理论解释，牵强附会

由于对七情学说的研究过于拘泥传统理论或传统文化，故对于七情学说相关问题的解释，常常呈现出牵强附会的现象。如对于"七情"中"七"的由来考证，有学者认为可能受到以下三方面因素的影响：一是肺有两叶、肾有两枚，心、肝、脾各为一的解剖知识；二是河图中心火成数谓七，心主神明，主宰七情的变化；三是从临床实践的角度看，由于七情在女子表现得尤为突出，故以女子发育生殖的基数"七"命名[1]。这里用五脏解剖、河图术数等解释七情之所以为"七"，缺乏应有的理据，明显有牵强附会之嫌。再如对七情归属五行五脏的问题，有学者指出喜因其活泼而表现于外，故有火之机动、活泼、炎上之象，属火而配属于心；怒象忽发忽止颇具木之象，故属木而配属于肝，等等[2]。如此推论，则有值得商榷之处，如以怒为例，由于肝病多怒，怒易伤肝，而肝主升发象木，故怒志以肝为中介而归属于五行之木，而不可能是归因于怒象忽发忽止颇具木之象，其他如喜、悲、惊等大多如此，故其解释有本末倒置之嫌。其他如对七情阴阳属性的划分，也存在类似的问题。

中医学站在中国传统文化的基础上，从宏观、发病的角度探讨分析人的情志问题，虽然有些见解具有深刻的科学意

［1］ 韩晶杰.解读七情名称缘由［J］.中医药学刊，2005，23（12）：2220.

［2］ 翟双庆，王长宇，孔军辉.论五神、七情的五行五脏归属［J］.北京中医药大学学报，2002，25（5）：1-4.

义，但大多是基于直观的和经验的，有待进一步拓展和深入。因此，对中医七情学说的研究，应该在继承的基础上更加重视创新，跳出传统中医七情概念的束缚，充分吸收、借鉴当代科学的知识与方法，提升科学研究水平与逻辑思维能力，突出中医特色，围绕基本与复合诸多情志与脏腑的关系，情志病因的形成、致病特点、机制，情志与中医病证诊治的关系，情志调节等诸多方面，从整体、联系、动态的角度出发，进行全方位的研究，强化理论创新，促进中医情志学的进一步发展与完善。

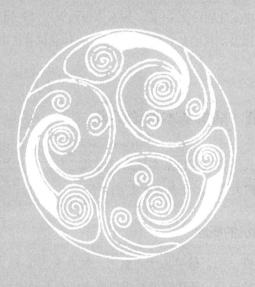

第九章 中医病机理论研究

病机辨识与中医临床密切相关，故病机理论的研究可谓中医理论的热点之一。从中国知网（CNKI）以主题词病机＋中医，截至 2016 年 6 月底，可检索到各类论文 29000 余篇，其中国家自然科学基金论文 1043 篇，国家重点基础研究发展计划（973）论文 401 篇，国家科技支撑计划论文 239 篇，国家科技攻关计划论文 74 篇，国家中医药管理局科研基金论文 54 篇，涉及病机的基本理论以及相关具体病机等诸多方面。

第一节　病机基本理论研究

现代学者对病机基本理论的研究，主要集中于病机、层级与证的关系以及相关方法论等问题。

一、病机的概念

病机一词，最早见于《素问·至真要大论》，历代医家有不同的诠释，现代学者对病机概念仍有不同的解读，如孟庆云[1] 提出病机是根据临床对病象的分析，做出的包括病因、病位、病性、发病关键、致病途径以及病变趋势在内的综合判断。陈玉升等[2] 从文字学的角度认为机即弩机，病机

[1]　孟庆云.从病机的语义特征剖析其内涵［J］.上海中医药大学学报，1999，13（2）：7-8.

[2]　陈玉生，洪金烈，孙茂峰，等.中医病机"机"字考察［J］.北京中医药大学学报，2005，28（2）：10-11.

之"机"是主导发动巨大的变化的重要核心。王强[1]提出《内经》的"病机"是指病的机兆。更多的学者认为病机与病理等同，如成肇智等[2]认为病机是一个综合性的病理概念，它反映了疾病从发生、发展到传变、结局整个过程的病变规律。颜乾麟[3]认为基本病机广义而言，是指机体对于致病因素侵袭或影响所产生的基本病理反应。规划教材等认为病机即疾病的机理，如陈潮祖[4]认为病机是病变过程中不同阶段的致病机理。全国科学技术名词审定委员会公布的《中医药学名词》对病机的定义为："病机是研究疾病发生、发展、变化的机理，包括病性、病位、病势、脏腑气血虚实变化及其预后等；病机学说是研究和探讨疾病发生、发展变化机理的学说。"

赵凯维[5]认为病机蕴含证机标本，反映气机升降，体现枢机开阖，诊察神机得失，判断生机有无。病机辨识的本质都是强调对"证"中所蕴含的证机、气机、枢机、神机、生机的辨识。具体而言，辨证机标本以分疾病主次，辨气机升降以明邪正虚实，辨枢机开阖以审疾病进退，辨神机旺衰以察预后顺逆，辨生机有无以断死生之分。

［1］ 王强.《内经》的"病机"是指病的机兆［J］.陕西中医学院学报，2014，37（2）：9-10.

［2］ 成肇智，李咸荣.病机学是中医学理论体系的核心［J］.中国医药学报，1994，9（5）：5-8.

［3］ 颜乾麟.中医病机理论研究的思考［J］.同济大学学报（医学版），2007，28（5）：1-3.

［4］ 陈潮祖.中医病机治法学［M］.成都：四川科学技术出版社，1998：3.

［5］ 赵凯维.中医病机概念诠释［D］.北京：中国中医科学院，2010.

另外，于东林等[1]通过梳理中医文献，对病机的定义、组成要素和分类进行了论证，将病机定义为论证过程，即关于病因与证候之间、证候与证候之间、证候与症状之间因果关系的中医理论解释，由论题、论据和论证方式三个要素组成。其中病因证候病机，即某客观病因之所以导致某证候或疾病的中医理论解释；证候证候病机，即某证候之所以导致另一个证候的中医理论解释；证候症状病机，即某证候之所以表现为某症状的中医理论解释。于智敏[2]提出中医基础理论研究在重新定义"病机"时，考虑以下三个要素：突出病机是导致疾病发生的内在、根本的原因，体现病机反映的是疾病的本质属性，明确病机是疾病发生发展变化过程中的关键环节。郭文娟[3]认为《内经》中关于病机的论述是注重从整体功能关系入手，着重于研究其"失调""失和"，并把它视为最基本的病因、病机，同时以临床实践为基础，对人体整体功能关系"失调"病机进行"整体调节"，从而建立和发展了自己独特的概念、理论和辨证论治体系。

卢红蓉等[4]通过分析，认为中医病机具有同一性与差异性、复杂性与客观性、隐匿性与预知性、专一性与顺序性的

[1] 于东林，张启明，张磊，等.中医病机的内涵探讨[J].中医杂志，2014，55（6）：537-538.

[2] 于智敏.中医病机层次划分与定义的三大要素[J].中国中医基础医学杂志，2007，13（12）：884-885，921.

[3] 郭文娟.病机学说内涵探讨[J].山西中医，2010，26（9）：1-3.

[4] 卢红蓉，潘桂娟.中医病机特点与辨识方法探讨[J].中医杂志，2010，51（12）：1064-1067.

特点。

二、病机与证候关系

现代将辨证论治确立为中医学诊疗特点以来，对于证候与病机的关系一直是学者们讨论的一个重要议题，大致有两种不同观点。

（一）病机决定证候

严石林等[1]认为证的内在本质是病机，病机是证候发生和变化的根本原因，症状体征是病机变化反映于外的具体表象，故临床辨证的核心是审察症状和证候病机。李庆生[2]提出证候的产生与变化，就是证的本质变化的反映，这种本质变化的内在联系，即是病机。证是由病机决定的，换言之，辨证的对象——证及其相应的证候，是由其病机所决定的。成肇智[3]指出中医的临床工作可分为五个环节或步骤，即四诊－辨证－识机－立法－处方。病机是诊断结论的主体，以机定治是中医治疗立法的关键，建议以"审机定治"取代"辨证论治"。李国春等[4]对中医证的结构研究认为，证具有显性和隐性双层结构，显性结构为证的外候，简称证候，证候由症元组成，症元则是由一组有联系的症状组成；而隐性结构则是证形成的病机网络及其表达，称之为证机，证机有更小的功能单元组成，该

[1] 严石林，陈为，于宏波，等.中医辨证与症状证候病机辨识[J].成都中医药大学学报，2010，33（4）：13-14.

[2] 李庆生.试论中医辨证与病机分析[J].湖南中医药导报，1996，2（1）：3-5.

[3] 成肇智.用"审机定治"取代"辨证论治"[J].山东中医药大学学报，1999，23（6）：411-413.

[4] 李国春，吴勉华，周学平，等.论中医证的结构[J].中华中医药杂志，2010，25（11）：1739-1741.

单元为机元，机元则由机素构成。证候是表现于外的有联系的现象层，而证机则是反映证候本质的相关要素的内在联系，因此证是证候的显性结构和证机的隐性结构的统一体。其中机素是构成证的病机结构要素，实际上有病位类属机素（心、肝、脾、胃等）、病理因素类属机素（瘀血、痰、毒、风、火等）、病变性质类属机素（寒、热、阴、阳等）和病势类属机素（气逆、气陷等）。机元是构成证的核心功能单元，是机素的非线性紧密结合，如"瘀热""风湿"等，它显示病机可独立存在的功能单元，一般具有明确的显层表征，机元具有层次性。机素和机元具有明显的疾病特异性[1]。李国春等[2]还采用数据挖掘和广义词典模型，从周仲瑛教授6843个医案记录中抽取了63个机素，几乎表达了医案病机的90%信息。从医案病机表述中析出107个病机的功能机元，医案中的单一或复合病机表述实际都是由功能机元构成。由此提出以机素－机元－单一病机－复合病机为主线的中医病机辨证规律。进而将辨证的逻辑结构概括为机素－机元的部位归属、机素－机元的病理因素归属、机素－机元的病因归属、机素－机元的病变性质归属、机素－机元的病变势态归属，不同类属的

［1］李国春，吴勉华，周学平.以病机为核心的中医辨证框架构建［J］.中华中医药杂志，2013，28（12）：3465-3468.

［2］李国春，吴勉华，周学平，等.基于机素和机元中医病机创新理论的辨证规律研究［J］.南京中医药大学学报，2010，26（2）：81-85.

机元有机组合即形成证名[1]。

（二）病机与证等同或包容

梁茂新等[2]对现代教材等所使用证概念的分析，认为从语言表述上，现实的证与病机所使用的语词似有区别，而本质上是非常接近的，甚至是完全相同的。直截了当地说，病机与证是两个同位语。徐木林等[3]通过对《伤寒杂病论》原文第12条的剖析，认为"证"是病机与证候的统一体。证候是证之外候，是病机的证据；病机是证的内在本质，是证候的根源，证候与病机组成"证"，病机是证的内容之一。

三、病机理论的方法论研究

吴弥漫[4]对《内经》病因病机学说的认识论和方法论特点认为，《内经》不仅在具体内容上，而且更从认识论和方法论上奠定了中医病因病机学说的基础，其特点可归纳为：①比较"奇恒"，过则为病；②内外因并重，正邪盛衰相对而言；③整体失衡，动态随机的病理观；④类比推理，以外揣内；⑤综合归纳，以"证"命病。武

[1] 李国春，俞天印，吴勉华.基于机素－机元解析周仲瑛病机辨证规律研究[J].辽宁中医杂志，2012，39（5）：823-825.

[2] 梁茂新，刘进，洪治平，等.中医证候研究的困惑与对策[M].北京：人民卫生出版社，2000：132.

[3] 徐木林，黄修涛，王秋琴，等."证"是病机与证候的统体一体——从《伤寒杂病论》谈起[J].国医论坛，2002，17（5）：1-3.

[4] 吴弥漫.《内经》病因病机学说的认识论和方法论特点[J].广州中医药大学学报，1998，15（1）：9-11.

峻艳等[1]研究认为中医病因病机是在"象思维"指导下，从致病因素与机体的整体联系中考察病因的"辨证求因"。它以疾病的各种外在表现为依据，体悟疾病的内在本质或变化规律，具有重"象"轻"体"、主客合一，着眼"关系"，关注"动态"等特点。

谢菁等[2]主要以中医经典为研究语料进行举例，通过整理与分析，认为中医病因病机语言中普遍运用了战争隐喻来认识、理解和表达疾病过程，构成了"疾病是战争"这一基本的概念隐喻，其认知基础为疾病和战争两者之间的相似性，其哲学基础与古人的社会生存体验密切相关。战争隐喻成为中医约定俗成、习以为常的语言表达，是理解和表达中医病因病机语言不可缺少的方式之一。

张秀梅等[3]从基于机体电磁辐射可以表征中医的"气"的观点，结合机体电磁辐射相干性理论，从理论和间接的实验研究推测出中医病机的科学内涵是机体电磁辐射量子叠加态偏离正常健康态的概括。

另外，贾海骅等[4]对中医病因病机学发展动因的研究认为，病因病机发展的动因与天文、时令、地理环境、社会人

[1] 武峻艳，王杰，张俊龙.象思维下谈中医病因病机中的文化因素[J].中医杂志，2014，55（14）：1180-1183.

[2] 谢菁，贾春华.中医病因病机语言中的战争隐喻[J].中医药学报，2011，39（6）：1-4.

[3] 张秀梅，韩金祥.中医病机的科学内涵[J].中华中医药学刊，2012，30（11）：2400-2402.

[4] 贾海骅，王仑，贾俊骅.中医病因病机学发展动因探讨[J].中国中医基础医学杂志，2006，12（2）：89-90.

文状态、古代创新医家有密切关系，应发掘病因病机发展规律性的本质以为今用。

第二节　单一病机理论研究

在中医病机理论中，若病机要素为一个，则称之为单一病机，如寒、热、虚、实、表、里等，也可谓基础病机。现代对单一病机的研究，主要集中于寒、热、虚、实几个方面。

一、寒热病机研究

对寒热病机的研究，以北京医科大学梁月华等研究最为突出，系统探讨了寒热病机与人体神经、内分泌、免疫、能量代谢等多方面的关系[1]。其后在《从寒热研究探讨中医与西医的共性和特性》一书中，对寒证、热证各自的临床表现、功能变化、病理变化、基因与系统生物学变化等进行了总结，并概括出寒证、热证功能与病理指标变化之总观[2]。从国家级课题与省部级成果奖的角度，对寒热病机的研究主要有以下内容。

（一）寒热概念的梳理

王正山等[3]对中医寒热概念本质辨析认为，中医学中的寒热，

[1] 梁月华.寒热本质研究进展[J].中医杂志，1996，37（12）：747-750.

[2] 梁月华，李良.从寒热研究探讨中医与西医的共性和特性[M].北京：北京大学医学出版社，2016：2-33.

[3] 王正山，张其成.中医寒热概念的本质及相关问题辨析[J].吉林中医药，2014，34（8）：757-760.

主要包括气候的寒热、症状的寒热和药性的寒热。而这些"寒热"概念，有时候是客观的温度冷热（如气温高低，体温高低），而更多的时候则是指医者或病者的主观感觉。在分析症状时，因为有客观温度和主观感觉的不一致，才导致中医所谓"寒热真假"的问题。在判断药性寒热时，因为主体之间感觉的不一致，所以才会有所谓的"药性悖论"问题。中医治病，利用药性的主观寒热感觉，来调整患者的寒热症状，并不存在逻辑上的问题。客观寒热、主观感觉的寒热、药性的寒热均可以度量。杜倩等[1]探讨了《伤寒论》中寒热与八纲辨证中寒热的区别，认为八纲辨证中寒热表示证候，是疾病的本质，寒证与热证的内容是一系列完善的症状与舌脉的结合，是辨证论治的重要内容;《伤寒论》中寒热即指人的冷热，主要指恶寒与发热，寒热在《伤寒论》中可以作为区别六经病的主要依据。《伤寒论》中寒热与八纲中寒热无论在概念方面还是作用方面均有所区别，但八纲中寒热概念实为《伤寒论》中寒热概念演变而来。

（二）寒热机理的研究

黄俊山等[2]探讨了内分泌激素FT_3、FT_4、T、E_2及皮质醇（cortisol，CO）水平与中医寒证热证的相关性，结果显

---

[1]　杜倩，李成卫，王庆国，等.《伤寒论》中寒热与八纲辨证中寒热的区别［J］.中医杂志，2015，56（7）：541-543.

[2]　黄俊山，白介辰，黄国良，等.从检测血中FT_3、FT_4、T、E_2及皮质醇等指标探讨寒证热证的本质［J］.中国中西医结合杂志，2002，22（2）：113-115.

示：① FT_3、FT_4 数值热证高而寒证低，依次为虚热证组＞实热证组＞对照组＞实寒证组＞虚寒证组，提示热证基础代谢及氧消耗升高而寒证正相反。② CO 值实证高而虚证低，依次为实寒证组＞实热证组＞对照组＞虚热证组＞虚寒证组，提示 CO 为形成虚实的因素之一而与寒热关系不显著。③性激素 T 热证高而寒证低；E_2 女性热证低而寒证高。提示 T 值高为形成热证的因素之一，E_2 值高为形成女性寒证的因素之一。可见内分泌激素水平的高低是形成寒证热证的主要病理生理基础之一。孙运中等[1]通过对类风湿关节炎中医寒证和热证与炎症指标相关性的 Meta 分析，发现类风湿关节炎中医热证组患者红细胞沉降率和 C- 反应蛋白数值均比寒证组患者高（$P < 0.0001$）。刘亚梅[2]观察了中医热证虚实与体液免疫功能的关系，发现虚热证组血清 IgG、IgA、IgM、C_3 和 CH_{50} 水平均低于正常对照组，而实热证组 IgM 和 C_3、C_4、CH_{50} 水平均高于正常对照组，IgA 水平低于正常对照组；实热证组与虚热证组相比，血清 IgG、IgM、C_3、C_4、CH_{50} 水平均升高，提示虚、实热证的体液免疫功能有所不同，实热证以免疫功能亢进为主，虚热证以免疫功能低下为主。

[1] 孙运中，钟琴，姚血明，等.类风湿关节炎中医寒证和热证与炎症指标相关性的 Meta 分析 [J].风湿病与关节炎，2016，5（5）：27-31.

[2] 刘亚梅.热证虚实与体液免疫状态关系的探讨 [J].广州中医药大学学报，2004，21（6）：415-417.

　　李梢等[1、2、3、4]以中医"寒、热"基本辨证纲领为范例，建立了基于神经内分泌－免疫系统的寒、热证生物分子网络，发现寒证生物分子网络以激素的功能模块为主，热证的生物分子网络以细胞因子的功能模块为主，神经递质功能模块共同分布于两个网络；发现寒热证生物分子网络具有无标度（scale-free）性质，即网络的功能实现主要依赖于一些关键节点，这些关键节点有望成为寒证、热证的生物分子网络标志；还发现该网络能较好地表征寒性中药组方清络饮、温热中药组方温络饮"同病异治"的不同生物效应。此外，作者还从寒证家系患者以及慢性胃炎典型的寒证、热证患者中，发现了寒证、热证存在能量代谢与免疫调节网络失衡的两种基因表达模式，进而通过验证网络关键节点，发现寒证、热证患者的潜在生物标志；并首次开展中医"寒、热"证候的舌苔

[1] Li S, Zhang ZQ, Wu LJ, Zhang XG, Li YD, Wang YY.nderstanding ZHENG in traditional Chinese medicine in the context of neuro-ndocrine-immune network [J].IET Syst Biol, 2007, 1（1）: 51-60.

[2] Ma T, Tan C, Zhang H, Wang M, Ding W, Li S.Bridging the gap between traditional Chinese medicine and systems biology: the connection of cold syndrome and NEI network [J].Mol Biosyst, 2010, 6（4）: 613-619.

[3] Li R, Ma T, Gu J, Liang X, Li S.Imbalanced net-work biomarkers for traditional Chinese medicine syndrome in gastritis patients [J].Sci Rep, 2013, 3: 1543.

[4] Jiang B, Liang X, Chen Y, Ma T, Liu L, Li J, et al.Integrating next-generation sequencing and tradi-tional tongue diagnosis to determine tongue coating microbiome [J].Sci Rep, 2012, 2: 936.

微生物组研究，对慢性胃炎"寒、热"证患者和正常人的舌苔微生物组进行高通量测序和生物信息学分析，构建出"寒、热"证差异性舌苔微生物网络，提示舌苔微生物群落是区分"寒、热"证患者的一种新型生物标志。

王米渠等[1]对于虚寒证的研究发现，寒证家系中的虚寒证患者与能量等代谢相关的差异表达基因达 15 个，占此实验中已知功能基因的 52%。提示寒证家系患者机体能量异常、代谢减慢有相应的分子生物学基础。杨丽萍等[2]研究发现虚寒证患者机体产能过程脱氢氧化活跃，产能低下。这种产能低下主要是在三羧酸循环中传递氢体发生了分流，由 NADH 转化为 NADPH，使得部分用于产能的氢转变了用途，因而产能量减少，引起患者体内能量产生不足，出现畏寒、肢冷等临床表现。于洪洁[3]对虚寒、虚热证证候特征与能量代谢相关基因表达水平关系的研究认为，虚寒证、虚热证的典型证候特征可能与 P2X5、SLC4A8 的异常表达有关；异柠檬酸脱氢酶基因各亚型在虚寒证、虚热证患者体内表达各异。两组患者机体产能的关键基因表达存在异常，同时存在 H^+ 的外流，可能与其证候特征有关。虚寒证患者补体 C_5 在低温下的异常表达提示，其免疫防御功能可能降低导致虚寒证患者在低温下易受寒邪侵袭，出现阳虚的表现。FABP6 基因和 PEPP1 基因的异常表达与虚寒证、虚热证典型证

［1］ 王米渠，杨丽萍，丁维俊，等.一个寒证家系中发现 5 个能量代谢差异表达的基因的报告［J］.中医杂志，2006，47（2）：131-133.

［2］ 杨丽萍，王米渠，王明臣，等.虚寒证能量代谢相关基因的异常表达［J］.江苏中医药，2006，27（4）：179-181.

［3］ 于洪洁.虚寒、虚热证证候特征与能量代谢相关基因表达水平关系的研究［D］.郑州：河南中医学院，2014.

候特征之间的关系有待进一步的研究。富宏等[1]观察了植物神经在中医寒热不同证型中的功能状态，发现虚热证组 CA 等含量高于正常组和虚寒组（$P < 0.01$）。虚寒证组 RBC 膜上 AchE 活性高于正常组（$P < 0.05$），虚热组低于正常组（$P < 0.05$）。说明交感神经和副交感神经在中医寒热各证型中的功能状态不同。

徐丁洁[2]对妇科实寒证与虚寒证代谢组学及证候形成过程中相关网络调控进行比较研究，发现实寒证痛经患者、虚寒证痛经患者、正常对照组尿液的差异代谢物质涉及糖代谢、氨基酸代谢、脂酸代谢等代谢途径以及肠道菌群的紊乱。实寒组与虚寒组的差异主要为糖代谢。NEI 调控变化是寒证发生的机制之一，也是机体表现出实寒、虚寒不同证候的机制之一。实寒组、虚寒组前期均以亢进为主，实寒组逐渐适应建立新平衡，虚寒组最终转为衰竭导致机体免疫低下及病理性损伤。寒证的发生与线粒体能量代谢及氧化损伤有关，其损伤程度是机体表现出实寒、虚寒不同证候的机制之一。实寒组线粒体损伤较轻微，虚寒组线粒体损伤明显，能量代谢障碍。

陈艳芬等[3]用 SD 大鼠以无水乙醇造成胃热模型，以冰

[1] 富宏，彭先忠，蔡添浩. 中医寒热不同证型的植物神经机能状态的探讨 [J]. 北京医科大学学报，1996，28（2）：152-153.

[2] 徐丁洁. 妇科实寒证与虚寒证代谢组学及证候形成过程中相关网络调控的比较研究 [D]. 石家庄：河北医科大学，2012.

[3] 陈艳芬，陈蔚文，李茹柳. 大鼠寒热型胃黏膜损伤模型的研究 [J]. 中药药理与临床，2002，18（2）：44-46.

+NaOH 造成胃凉、胃寒模型，并观察左金丸与反左金在模型上的药效反应。从黏膜形态观察来看，热模型呈潮红充血，寒模型色淡或暗，或红白相间，符合中医热主血行、寒主凝滞的理论。左金丸明显减轻乙醇模型大鼠的急性胃黏膜损伤，而冰 +NaOH 模型中反左金与左金丸形态上具有相当的药效，病理检测反左金明显优于左金丸。说明无水乙醇和冰 +NaOH 造成的寒热胃黏膜损伤模型可用于评价相应药物和方剂的药效。后又分别采用无水乙醇或辣椒 + 乙醇给大鼠灌胃造成胃热Ⅰ°和胃热Ⅱ°模型，采用 NaOH 或冰水 +NaOH 造成胃寒Ⅰ°和胃寒Ⅱ°模型。结果多次试验结果证实造模大鼠的一般状况、胃黏膜的病理组织形态、微观指标变化等都符合临床相应证候的表现，应用于相应的药物试验也进一步证明了模型的寒热区别[1]。

金锐等[2]通过文献研究，梳理了"阳虚–外寒–冬季"概念之间的密切联系，认为阳虚证患者的畏寒肢冷与冬季时健康机体在外之阳气不足的表现非常相似。参考健康机体对寒冷刺激的适应性改变原理，以体表组织血流量（热量）的减少类比冬季时的机体"外寒"状态。进一步分析归纳造成体表组织血流量（热量）减少的生理性及病理性因素，认为阳虚证畏寒肢冷的可能实质是疾病造成的体表组织血流量（热量）减少，已知的病理性因素有心衰、循环功能障碍和甲状腺功能减退。"以方测证"，发现许多温里药及补阳药具有或强心，或扩张外周血管，或升高体表温度的药理作用，可验证本结论。

[1] 陈艳芳，陈蔚文，李茹柳.寒热型胃黏膜损伤模型的对比和应用研究［J］.广东药学院学报，2005，21（3）：290-292.

[2] 金锐，张冰.基于机体对寒冷刺激的适应性改变原理探讨阳虚证畏寒肢冷实质［J］.中国中西医结合杂志，2012，32（5）：696-700.

张伟荣等[1]对寒冷体质的能量代谢研究发现，自然状态下的热体大鼠的细胞能荷、肝 Na^+-K^+-ATPase 活性，T、P、T_3、T_4 的含量都比寒体大鼠高，两组相比有显著性差异。说明热体大鼠确比寒体大鼠有较高的新陈代谢率。热体组大鼠淋巴细胞体外增殖及 DNA 损伤后复制能力较寒体组强[2]。叶福媛等[3]研究显示，寒体动物肾脏微量元素 Fe、Zn、Cu 含量明显高于热体。尿中排量明显增加，体内相应含量减少。其与 T_3、T_4、E_2 等含量降低以及 DNA 修复水平下降及 Na^+-K^+-ATP 酶活性减弱等变化相应。揭示动物自然群体中寒、热体质的差异是微量元素及与之有关的能量代谢激素、DNA 修复能力等改变作为物质基础。魏蓓蓓等[4、5]通过测量大鼠两后脚掌掌心温度，将其分为寒体组、热体组和常体组，分别取各组大鼠的肝脏和下丘脑组织，抽提总 RNA 来进行逆转录，标记后与大鼠全基因组芯片杂交，分析三组基因表达谱的差异情况。结果筛选出寒体组和热体组表达差异基因 31 条，其

［1］ 张伟荣，薛惠娟，赵伟康，等．寒体和热体的实验研究（Ⅰ）［J］．中西医结合杂志，1991，11（8）：477-480.

［2］ 丁镛发，钱汝红，匡调元，等．寒体与热体的实验研究（Ⅱ）——寒体与热体大鼠淋巴细胞体外增殖及 DNA 损伤后复制能力的比较观察［J］．中西医结合杂志，1991，11（9）：550-553.

［3］ 叶福媛，宋莉君，孙爱贞．中医体质的实验研究——寒体和热体大鼠多元素多因子分析［J］．广东微量元素科学，2000，7（2）：16-19.

［4］ 魏蓓蓓，张伟妃，张瑞义，等．中医寒体与热体特征性基因筛选的研究［J］．中国中医基础医学杂志，2010，16（7）：607-609.

［5］ 魏蓓蓓，张伟妃，张瑞义，等．中医寒体与热体基因差异性表达的 RT-PCR 分析［J］．上海中医药大学学报，2011，25（3）：68-70.

中表达上调的基因 26 条，表达下调的基因 5 条，其中特征性基因 2 条。进一步对中医寒体与热体基因差异性表达的 RT-PCR 分析，结果显示：基因 Atp6n1、Ins2、AChE、Txnrd1 在热体组和寒体组中的表达存在差异，且具有统计学意义（$P < 0.001$）。说明寒体和热体在基因水平和基因表达水平上存在显著差异，并存在特征性基因，为临床通过药物或食物调节特异性基因表达水平来改善体质提供了前提条件。张伟妃等[1]研究发现，食疗 3 个月后，热体调整组的 Atp6n1、AChE 表达量上升明显，寒体调整组的 Txnrd1 也明显上调，说明食疗对寒热体质大鼠的基因表达有调节作用。张伟妃等[2]提取大鼠肝脏细胞的总蛋白，采用双向凝胶电泳（2-DE）及 MALDI-TOF-MS 质谱技术筛选并鉴定寒热体表达差异的蛋白质群。结果显示：经过筛选和质谱技术共获得 10 个具有统计学意义的蛋白表达差异点：氨甲酰磷酸合成酶、二硫键异构酶、过氧化氢酶、过氧化氢异构酶、细胞质氨肽酶、谷氨酸脱氢酶，3- 羟基 -3- 甲基戊二酰辅酶、热休克蛋白前体、同型半胱氨酸、葡萄糖调节蛋白前体。说明中医寒热体大鼠在蛋白质组表达方面存在一定的差异性，酶类蛋白代谢异常可能是寒热体形成的物质基础之一。

二、虚实病机研究

中医对虚实病机多着眼于具体病证进行研究，而对基本虚实病

---

[1] 张伟妃，张瑞义，李福凤，等 . 食疗对寒热体质大鼠基因表达作用的研究 [J]. 中国中医基础医学杂志，2013，19（4）：402-403，415.

[2] 张伟妃，李福凤，孙祝美，等 . 基于双向凝胶电泳技术的中医寒、热体大鼠蛋白质组表达谱研究 [J]. 世界科学技术——中医药现代化，2015，17（10）：2044-2048.

机的研究较少。李燕翀等[1]认为，虚实概念应从之于《内经》《难经》所言，气入为实，气出为虚。即气从外而内的运动结果谓之实，气从内而外的运动结果谓之虚。如此可以使虚实在八纲中和其他六纲更好的联系，重新运用现代不常用的阴实和阳实，对举现代常用的阴虚和阳虚更好地为临床服务。张西俭[2]结合《素问·调经论》提出"有无虚实说"，认为"有者为实，无者为虚"，即气血在不同部位之间的配置，呈异常聚盛者称"有"名"实"，反之为"无"名"虚"，这是关于物质和能量在空间的动态关系的概念，主要表明气血津液聚散不平，稳态破坏。这种虚实病理常虚与实邻、相伴共生。其临床表现，"实"多见亢逆结滞之象，如笑、烦悗善怒、惊狂、呕咳上气、腹胀、泾溲不利、大厥、痛而拒按、脉大坚躁；"虚"多呈显衰退散失之象，如悲恐、息利少气、四肢不用、肢厥、痛而喜按、脉静等。

李庆生等[3、4、5、6]运用微生态学的原理开展中医发病理

[1] 李燕翀，孙凯，郭蕾，等.在中医经典中观"虚实"[J].中华中医药学刊，2011，29（5）：992-993.

[2] 张西俭.《内经》虚实理论中有无说辨[J].北京中医药大学学报，1995，18（4）：12-15.

[3] 李庆生，袁嘉丽，陈文慧，等.中医学"邪正相争"应包括微生态与免疫的平衡与非平衡[J].中医杂志，2005，46（7）：489-492.

[4] 李庆生，袁嘉丽，陈文慧，等.中医学"正气"应包括微生态与免疫平衡[J].云南中医学院学报，2005，28（1）：1-7.

[5] 李庆生，袁嘉丽，陈文慧，等.微生态失调与免疫功能紊乱属中医学"邪气"范畴[J].中医药学刊，2005，23（2）：199-202.

[6] 袁嘉丽，李庆生.从微生态平衡与邪正发病学说的相关性谈中医现代多学科研究[J].云南中医学院学报，2004，27（2）：7-9.

论的研究，初步揭示了"邪正发病－微生态平衡－免疫状态"的相关性，认为微生态平衡与免疫物质功能正常属于中医学"正气"的范畴，中医学的"正气"包括了免疫功能及微生态平衡在内的一切抗病物质与能力。构成中医学"正气"的微生态平衡与免疫功能正常的指标要素，主要表现为菌群密集度均衡，菌群多样性明显，优势菌以有益菌为主；体液免疫功能、细胞免疫功能、血清补体 C_3 正常。微生态失调、免疫功能紊乱属中医学"邪气"范畴，中医学"邪气"包括了一切可导致人体功能紊乱、内外环境失衡的因素。构成中医学"邪气"的微生态失调、免疫功能紊乱指标要素，主要表现为菌群密集度增高、菌群多样性降低、优势细菌发生改变，致病菌增加；免疫功能发生改变，抗体 IgG、IgM、IgA 均低下，CD_4/CD_8 比值呈现倒置，血清补体 C_3 滴度降低。微生态与免疫功能平衡与非平衡的变化过程就是"邪正相争"的具体变化过程。微生态平衡与免疫功能的状态，影响和决定着健康的维护和疾病的发生，其变化状态的检测指标数据，可作为判断是否健康、诊断疾病和中医辨证的重要参考。在病人由急性期向痊愈期转变时微生态与免疫功能由非平衡状态向恢复平衡状态变化的过程，就是"邪正相争"过程中"正胜邪退"的过程。

谭春雨等[1]从文献学角度较系统地研究了虚损概念、病机证候、论治原则、著名方药等的沿革及发展演变过程。认为传统中医学的虚损是以病机证候特征命名的一类疾病概念，其以五脏精气亏虚为根本，以脏器形质消损为特征，伴有程度不等的瘀血痰浊病理产物

---

[1] 谭春雨，徐列明 . 虚损概念及病机证治的历史沿革 [J] . 广州中医药大学学报，2013，30（5）：756-759，766.

沉积，治疗上以补虚泻实，虚实兼顾，祛瘀通络为基本法则。

第三节　复合病机研究

王平等[1]提出了"中医病因组"假说，认为中医病因范畴内两种以上病因复合致病的病因集合，其内涵包括了六淫七情、气血津液代谢失常等相互兼夹病因而形成的二重、三重或多重病因组，并对其存在的理论渊源、临床根据和研究意义等作了探讨。近年来中医复合病机的研究已成为中医病机研究的重点领域。

一、瘀热病机研究

以国医大师周仲瑛为带头人的课题组，在系统梳理有关瘀热病证的历史认识，采用文献计量学、频次分析、聚类分析的方法分析古今文献的相关记载，发现"瘀热"在外感及内伤杂病中普遍存在[2]。在前人"瘀热"一词的基础上，系统构建了瘀热病机理论，阐述了瘀热的概念、形成、主要病理变化、病证特征、主要临床表现、分类、治疗原则，初步揭示了瘀热的分子生物学基础，开展了从瘀热论治内科难治病的规律研究，出版了《瘀热论——瘀热相搏证的系列研究》

[1] 王平，陈刚，刘松林. 中医"病因组"假说的提出及其相关研究思路[J]. 中医杂志，2006，17（6）：702-703.

[2] 虞舜，张稚鲲，杨丽娟，等."瘀热"学说的历史依据与现实意义[J]. 中国中医基础医学杂志，2010，16（4）：274-276.

（人民卫生出版社，2007）《从瘀热论治内科难治病》（人民卫生出版社，2010）等专著。

（一）瘀热的含义

瘀热是指瘀和热两种病理因素互相搏结，形成具有新的特质的复合病理因素，在其致病过程中，不仅有瘀和热的共同参与，而且瘀和热之间胶结和合，有内在的因果关系。

（二）瘀热的特性

瘀热作为一种特殊的复合病理因素，具有自身的特性，普遍存在于多种外感和内伤杂病过程中，为病广泛，多属急难重症。其病因为火热毒邪，病位深在营血、脉络，病理变化为瘀热搏结，脏腑受损。

（三）瘀热表现的证候

瘀热病机在临床所表现的证候为瘀热相搏证，是火热毒邪或兼夹痰湿壅于血分，搏血为瘀，或瘀郁化热，以致血热、血瘀两种病理因素互为搏结，相合为患而形成的一种病机、病证。但因疾病不同，瘀热病变所涉及的脏腑及病机特点各有差异，临床可表现与瘀热相搏证相关的多个不同子证，如中风的瘀热阻窍证、出血性疾病的瘀热血溢证、重症肝炎的瘀热发黄证、高脂血症的络热血瘀证、风湿免疫病的瘀热痹阻证等。另外，在多种外感和内伤杂病过程中，瘀热与风、火、湿、痰、毒等病理因素相关。瘀热既可由风、火、湿、痰、毒所派生，在瘀热形成后也可酿生风、火、痰、毒，故瘀热的病理演变往往与痰热、湿热、风火、热毒相兼为患，且因疾病及病变阶段的不同而主次有别。

（四）瘀热的成因

瘀热的成因复杂，可由外感六淫化火，传里入血，热壅血瘀；

或温邪疫毒入侵，热毒炽盛，搏血为瘀；阳盛阴虚，火热偏亢，热郁血瘀；五志过极，气火亢盛，火郁络瘀；痰湿浊瘀，郁积化热，热搏血瘀；大病不愈，病久入络，络瘀生热。

（五）瘀热的主要病理变化

瘀热相搏，阻于脉络，络伤血溢，可致出血、发斑。瘀热相搏，可致脏腑功能障碍，形质损害，病势多变。瘀热相搏的主要病机可分外感、内伤两方面。

1. 外感瘀热相搏

一是攻窜散漫，随火炎灼，随血流行，无处不到，往往多症杂陈；二是聚结壅塞，热毒燔灼气血，经络凝涩不通，易于损伤脏腑功能，出现定位病变；三是热毒腐败破坏，气血凝滞，络脉损伤，导致脏腑的实质性损害。

2. 内伤瘀热相搏

一是多属素体阳旺阴虚，津亏血涩，热郁血瘀，标实与本虚往往互见；二是久病入络，络热血瘀，瘀热胶结，病多迁延难已；三是病涉多脏，脏腑体用皆有损害，甚至出现不可逆的局面。

（六）瘀热相搏证的辨识及辨证要点

瘀热相搏证的辨识依据主要临床表现，如发热、出血、疼痛、癥积、神志异常，以及肌肤、面色、舌、脉的变化。实验室参考指标如血液流变学、甲皱微循环、血小板黏附和聚集率、血浆凝血酶时间异常及血脂增高、多种抗体阳性、各种炎性因子阳性等。

（七）瘀热的分类

瘀热按病因可分为外感瘀热与内伤瘀热；按病位可分为

脏腑瘀热、血脉瘀热、窍络瘀热等；按病证可分为瘀热血溢、瘀热发黄、瘀热水结、瘀热阻窍、络热血瘀、瘀热腑结、瘀热酿痰、瘀热伤阴、瘀热动风等。

瘀热相搏可见于现代医学多系统疾病中，感染性疾病，如病毒性肝炎、流行性出血热、登革热及多种感染性高热、败血症等；消化系统疾病，如急性化脓性胆管炎、消化性溃疡出血、急腹症等；呼吸系统疾病，如慢性阻塞性肺气肿、肺心病、肺化脓症、支气管扩张等；心脑血管系统疾病，如高脂血症、动脉硬化、冠心病、病毒性心肌炎、高血压、脑出血、脑梗死等；免疫系统疾病，如过敏性紫癜、系统性红斑狼疮、类风湿关节炎等；血液系统疾病，如血小板减少性紫癜、血小板增多症、急性白血病、弥漫性血管内凝血等。内分泌系统疾病，如糖尿病、代谢综合征等；其他如肿瘤、脉管炎、前列腺炎与前列腺肥大、急性肾功能衰竭、附件炎等。

另外，吴勉华等[1]基于中医学病因病机特点，结合现代生存质量量表和心理学量表的制订方法，分析了瘀热病因全病域测量量表和具体疾病特异性量表（共性和个性量表）研制思路，首次采用量表的方法探讨瘀热的定量测量，为瘀热病因的具体化、客观化作了有益的探索。

二、瘀毒病机研究

陈可冀院士等[2]认为冠心病发病急骤、传变迅速、腐肌伤肉的

[1] 吴勉华，李国春，周学平，等.量表方法在瘀热病因测量中的应用［J］.南京中医药大学学报，2008，24（2）：91-93.

[2] 史大卓，高铸烨.病因病机研究与提高中西医结合临床水平［J］.中国中西医结合杂志，2011，31（3）：293-294.

致病特点及组织坏死、过氧化应激损伤、炎症反应等病理改变，似非单一"血瘀"病因病机所能全面概括，而这些致病特点与传统中医因毒致病特点颇为相似。该团队在国家重点基础研究发展计划（973 计划）资助下，进行了有关"毒"病因病机的文献研究、实验研究、临床随机对照研究和前瞻性大样本队列研究，同时结合现代信息生物学分析，从宏观临床表征和微观理化指标变化两方面，建立了冠心病稳定期因毒致病的辨证标准，进行了量化诊断规范，并分析了毒作为病因致病的归因危险度，结果表明 84.35% 的冠心病心血管事件归因于"毒邪"病因致病。

（一）瘀毒致病理论的提出

20 世纪 90 年代，Ross 动脉粥样硬化炎症假说渐成为当前研究的主流学说，认为炎症反应贯穿于动脉粥样硬化起始、进展及斑块破裂血栓形成的全过程，尤其是斑块不稳定发生破裂的中心环节。西医的炎症反应在一定程度上符合中医的毒邪致病学说，这说明易损斑块的形成实质上是中医内毒致病的结果。此外，存在于易损斑块中的肺炎衣原体、幽门螺杆菌、巨细胞病毒等病原体均属中医"起居传染之秽毒"范畴，这说明无论是外毒还是内毒，均对易损斑块的形成及进展有着重要作用。周明学等[1] 提出中医毒邪致病理论，尤其是脂毒、瘀毒致病理论与易损斑块的形成及进展颇有共通之处。因此，采用活血解毒兼有调脂作用的中药对易损斑块进

---

[1] 周明学，徐浩，陈可冀. 中医脂毒、瘀毒与易损斑块关系的理论探讨[J]. 中国中医基础医学杂志，2007，13（10）：737-734.

行干预研究是一条可行之路。史大卓等[1]认为心脑血管血栓性疾病发病过程中的血小板活化、黏附、聚集和血栓形成，传统中医药学多将其病因病机归于"血脉瘀阻"的范畴；但组织坏死、过氧化应激损伤、炎症反应等病理改变，远非单一"血瘀"病因所能概括。根据传统中医"毒"邪病因的认识，心脑血管血栓性疾病发病当存在"毒"邪致病或"瘀""毒"从化互结致病的病因病机。张京春等[2]认为炎症反应与毒热是相通的。急性冠脉综合征慢性炎症变化如淋巴细胞、巨噬细胞等炎症细胞浸润，炎症反应标志物、炎症介质水平增高等当和传统中医学的因毒致病学说相关。导致斑块不稳定的炎性因子、细胞因子均可归属于中医学之"毒"的范畴。加之临床表征方面的毒瘀特点，故中医学以"瘀血"为急性冠脉综合征（ACS）的主要病因病机的传统认识似应扩展为"瘀毒"致动脉粥样硬化（AS）易损斑块破裂从而发生 ACS。郗瑞席等[3]以急性冠脉综合征的现代病理生理为切入点进行思考，就近年广大学者所关注的"瘀毒"相关研究文献进行了系统的整理，追溯"瘀毒"的源流及目前的研究现状，分别从已有理论、实验室研究结果和临床治疗方而进行讨论，认为"瘀毒"理论与急性冠脉综合征有较强的相关性。

[1] 史大卓，徐浩，殷惠军，等."瘀""毒"从化——心脑血管血栓性疾病病因病机 [J].中西医结合学报，2008，6（11）：1105-1108.
[2] 张京春，陈可冀.瘀毒病机与动脉粥样硬化易损斑块相关的理论思考 [J].中国中西医结合杂志，2008，28（4）：366-368.
[3] 郗瑞席，张京春，冯妍."瘀毒"理论与急性冠脉综合征的相关性探讨 [J].中西医结合心脑血管病杂志，2009，7（2）：127-130.

（二）"瘀毒致变"引发急性心血管事件的假说

徐浩等[1]根据传统中医理论对"瘀""毒"的认识，结合动脉粥样硬化（AS）、冠心病理念更新和临床实践体会，提出"瘀毒致变"引发急性心血管事件的假说，认为血瘀是贯穿于冠心病发展过程的中心环节，也是稳定期患者的基础病理状态。若瘀久化热、酿生毒邪，或从化为毒，可致瘀毒内蕴，如迁延日久、失治误治，则正消邪长，一旦外因引动、蕴毒骤发，则蚀肌伤肉，进而毒瘀搏结、痹阻心脉，导致病情突变，出现不稳定性心绞痛、急性心肌梗死、心源性猝死等急危重症，这是稳定期冠心病发生急性心血管事件的主要病因和关键病理机转。

（三）瘀毒病机的临床表征

徐浩等[2]认为冠心病"瘀毒"也具有起病急骤、传变迅速、病变复杂、病势酷烈、凶险多变、顽固难愈等特点。但从临床实际来看，在"瘀毒致变"引发急性心血管事件之前的量变过程中，传统"毒"的临床表征如疮疡红肿热痛，舌质红绛、苔焦或起芒刺，舌苔垢腻等在冠心病患者中并不多见，故可称之为"潜毒"。但血液中多种炎症血栓相关因子可能是较为切合实际的"瘀毒内蕴"微观表征，如超敏C-反应

---

[1] 徐浩，史大卓，殷惠军，等."瘀毒致变"与急性心血管事件：假说的提出与临床意义［J］.中国中西医结合杂志，2008，28（10）：934-938.

[2] 徐浩，史大卓，殷惠军，等."瘀毒致变"与急性心血管事件：假说的提出与临床意义［J］.中国中西医结合杂志，2008，28（10）：934-938.

蛋白、肿瘤坏死因子 $-\alpha$、单核细胞趋化蛋白 -1、血栓调节蛋白、血栓前体蛋白、氧化型低密度脂蛋白、基质金属蛋白酶 $-1/9$、CD_{40} 配体等。徐浩等[1]对冠心病稳定期患者"瘀毒"临床表征的进一步研究认为，胸骨后疼痛、头痛、脉涩或结代（血瘀征象）及平素经常咽痛、超敏 C- 反应蛋白（hs-CRP）增高（提示机体有慢性炎症反应，是"毒"的征象）可考虑作为冠心病稳定期患者"瘀毒"临床表征。徐伟[2]对急性冠脉综合征与稳定性冠心病"瘀毒"表征的比较研究，认为不稳定型心绞痛的"瘀毒"表征为头痛、口苦、心悸伴气短、乏力；舌质暗红或淡暗，舌下络脉粗胀，舌苔糙，脉细涩。急性心肌梗死的"瘀毒"表征为头痛、气短；舌暗红，舌苔白腻，舌下络脉粗胀色紫，脉细涩、细弱或弦。急性冠脉综合征患者超敏 C- 反应蛋白、心肌酶值、白细胞总数、中性粒细胞百分比较稳定性冠心病患者显著升高。检查结果可以看作是"瘀毒"证的微观表征。刘龙涛等[3]研究认为，血栓性疾病"瘀毒"证候的临床症状可涉及疼痛、溃疡或坏疽、出血、便秘、腹胀满、烦躁或狂躁等方面；体征可包括发热、皮肤发斑、舌质紫红或红绛，伴瘀点瘀斑，舌苔黄腻而燥或为黑苔，脉象沉紧、弦数等。陈可冀等[4]还研究了冠心病稳定期因毒致病的辨证诊断量化标准。

[1] 徐浩，曲丹，郑峰，等. 冠心病稳定期"瘀毒"临床表征的研究 [J]. 中国中西医结合杂志，2010，30（2）：125-129.
[2] 徐伟. 急性冠脉综合征与稳定性冠心病"瘀毒"表征的比较研究 [D]. 北京：北京中医药大学，2010.
[3] 刘龙涛，史大卓，陈可冀. 心血管血栓性疾病"瘀毒"致病临床表征初探 [J]. 世界中医药，2012，7（2）：152-154.
[4] 陈可冀，史大卓，徐浩，等. 冠心病稳定期因毒致病的辨证诊断量化标准 [J]. 中国中西医结合杂志，2011，31（3）：313-314.

（四）瘀毒致风的研究

仲爱芹等[1]根据传统中医理论，结合临床实践及现代研究进展，系统梳理了瘀毒致风的理论源流，分析了瘀毒致风的病机特点、发病规律及临床表现，认为瘀毒搏结，相互交结凝滞，使脑之络脉瘀塞，脑络末端供血、供气、津血互换、营养代谢障碍，内外引动发为中风。其中，瘀毒阻络是发病的基础，瘀毒持续为害是本病迁延和深化的关键。其发病特点除影响大、损伤重、范围广、后遗症重、死亡率及致残率高之外，还体现为以内生为主，损伤脑络、败坏形体，具有时空性、兼夹性等。

另外，叶放等[2、3]基于"复合病机转化论"和国医大师周仲瑛教授肝病学术思想，提出"湿热瘀毒互结"是慢性肝炎的基本病机特征。探讨了湿热、气滞、血瘀、毒之间存在相互转化、因果夹杂、复合为患的复合病机形成机制。指出瘀热相搏是患者病情加重、慢性化和难治性的关键所在，提出清化湿热瘀毒法是各型肝病的共性基本治法。

三、痰瘀互结病机研究

随着对当今慢性病、常见病病因病机认识的深入，痰瘀

[1] 仲爱芹，徐士欣，张军平.从瘀毒论治缺血性中风的理论探析[J].中华中医药学刊，2015，33（3）：573-575.
[2] 叶放，徐吉敏，薛博瑜，等.慢性肝炎"湿热瘀毒互结"复合病机的形成机制探讨[J].中医杂志，2011，52（22）：1908-1910.
[3] 肖莉，叶放，郭军.周仲瑛肝病"湿热瘀毒互结"复合病机的立论基础探讨[J].江苏中医药，2010，42（12）：4-6.

互结越来越成为中医理论与临床关注的重点与热点。1997年"痰瘀互（搏）结证"作为标准证名始载于国标《GB/T 16751.2–1997 中医临床诊疗术语——证候部分》："痰浊瘀血相互搏结，以局部肿块刺痛，或肢体麻木、痿废、胸闷痰多，或痰中带紫暗血块，舌紫暗或有斑点，苔腻，脉弦涩等为常见症的证。"董汉良[1]编著出版了《痰瘀相关论》的专著，系统阐述了痰瘀同源的形成和发展，痰瘀同源客观性和必然性，痰瘀依存互根、相互转化、共同消长得相关性，痰瘀同病的辨证论治，痰瘀同治方、同治药举隅，临床各科痰瘀同治的辨治举隅以及现代中医学家运用痰瘀同治的经验等。

（一）痰瘀互结证治理论源流

卢红蓉等[2]对痰瘀互结证治理论源流考察认为，痰瘀互结证治理论滥觞于《内经》，其中虽没有提出痰瘀互结之名，但有"汁沫与血相搏"等痰瘀互结的论述；东汉张仲景首先提出了"痰饮""瘀血"之名，自此，痰瘀互结证治理论进入新的发展期；隋、唐、宋不同时期医家对痰瘀互结证治理论进行了补充与发展，元代朱丹溪明确提出了"痰夹瘀血"，标志着痰瘀互结证治理论的成熟。明清医家继承并发挥了朱丹溪痰瘀互结的思想，将痰瘀互结证分为痰夹瘀血和瘀血夹痰两类，并用痰瘀互结理论解释临床多种疾病。至清代痰瘀互结证治理论已渐臻完善，成为中医理论的组成部分之一。

―――――――――――――――

［1］董汉良.痰瘀相关论［M］.北京：中国中医药出版社，2011.

［2］卢红蓉，杜松，胡镜清.痰瘀互结证治理论源流考［J］.中医杂志，2015，56（10）：811–815.

（二）痰瘀致病及机理

郭蓉娟等[1]通过文献梳理，结合临床经验，对痰瘀致病进行归纳总结，认为，痰瘀可作为一种内生的有别于痰饮和（或）瘀血的致病力更强的新的致病因素。痰和瘀共存是痰瘀互结致病的前提。痰瘀互结互生，滞络损脉，胶结不解，渐成窠囊，日久蕴毒，败坏形体是其病理演变过程。痰瘀致病，易滞络脉，固着难除，持续进展，症状繁多，可酿化为毒为其致病特点。

袁蓉等[2]认为冠心病、动脉硬化、脑梗死等疾病的发病机制中痰瘀均占有重要地位，而西医病理中阐述的自由基损伤与中医病机所谓痰瘀致病息息相关，活血化痰中药及以活血化痰为主要功效的中药复方药效的发挥更被证实与清除自由基作用密切相关。故痰瘀致病与自由基密切相关。

（三）痰瘀互结与高血压病

沈绍功等[3]首次提出"痰瘀互结、毒损心络"为原发性高血压病发生和发展的重要病因病机，祛痰化瘀、解毒通腑

［1］ 郭蓉娟，王椿野，赵振武，等.痰瘀致病的新认识［J］.环球中医药，2013，6（2）：114-116.

［2］ 袁蓉，郭丽丽，郜凤香.痰瘀与自由基的关系探讨［J］.天津中医药大学学报，2014，23（4）：242-245.

［3］ 沈绍功，沈绍功中医方略论［M］.北京：科学出版社，2004：236-238.

法为其主要治疗方法。韩学杰等[1、2、3]梳理了"中医心病痰瘀互结证"的历代文献，从脂质代谢紊乱及血液流变学的改变、氧自由基的损伤、细胞凋亡、胰岛素抵抗、相关基因、病理变化等方面阐述了痰瘀互结证的现代研究，总结了痰瘀互结证的诊断标准。对痰瘀互结、毒损心络证类在高血压病患者中的权重研究，发现痰瘀互结、毒损心络证类在高血压发病中居首位，占44.6%，而且痰瘀互结、毒损心络不仅可以作为一个证类独立存在，也可以作为一种兼证存在于原发性高血压病的其他证类之中及其病程的各阶段。分析各相关发病因素与证类的相关性，发现超重者患痰瘀互结、毒损心络证类的整体概率增加；高脂血症者患痰瘀互结、毒损心络证类，风痰上扰证类和肝阳上亢证类的概率明显增加。高血压病患者不同的性别、年龄、体重指数、腰围、腰臀比、饮酒、吸烟、病程、血压控制情况与中医证类之间存在相关。贾海骅等[4]为探讨高血压病发生与痰瘀互结的关系及与五脏的相关性，对历代文献中关于痰、瘀与眩晕、头痛及五脏与眩晕、头痛的论述进行分析研究，发现痰能致眩、致头痛，瘀也能致眩、致头痛，五脏功能失调可以产生痰、瘀，五脏病变可引发眩晕、头痛。历代文献虽有痰瘀互结致病的论述，

［1］ 韩学杰.中医心病痰瘀互结毒损心络的理论渊源与创新性研究［J］.中国中医急症，2007，16（10）：1169-1172.

［2］ 韩学杰，朱妍，陈捷，等.原发性高血压病痰瘀互结、毒损心络中医证类的临床流行病学调查研究［J］.中国中医基础医学杂志，2008，14（6）：453-455.

［3］ 韩学杰，朱妍，陈捷，等.原发性高血压痰瘀互结、毒损心络证类与相关因素的调查研究［J］.中国中医急症，2008，17（9）：1270-1274.

［4］ 贾海骅，王仑，韩学杰.高血压病"痰瘀互结、毒损心络"的理论思维与创新［J］.中国中医基础医学杂志，2014，20（7）：890-892.

但未发现痰瘀互结致眩晕、头痛的明确认识，故分析痰瘀同源、痰瘀同病、痰瘀互结而现拐点，当择其痰瘀多寡而治的理论思维，总结痰瘀互结是高血压病发生的重要病理因素，毒损心络为其病理演变的过程。丁毅等[1]对古代及现代文献对高血压病与络病的相关性进行了探讨，也认为高血压病的证候演变规律，与络病的层次递进互相吻合。痰瘀互结，毒损心络是原发性高血压病的主要病机，活血祛痰化瘀、解毒通络法是其主要治法。

四、毒热病机研究

周学文等[2]通过长期的临床实践和科学研究，通过对消化性溃疡病因病机的分析，创新中医病因学说，提出"毒热"理论，认为"毒热"是消化性溃疡形成的主要原因。毒热是指病由毒起，热由毒化，多因素交互作用，损害机体结构和功能的致病因素。从中医理论和临床实践分析，胃溃疡活动期"毒热"病因，包括从口而入的"毒邪"，饮食不节导致"毒热"，情志过极气郁化热蕴毒，胆汁逆流入胃化毒等侵害人体，以及药邪之毒等综合而成。其致病特点为损伤胃络，易伤气血，易生痈疡；导致脾胃气机升降失常；导致胆气上逆而胆汁反流；导致热盛肉腐，甚则灼伤脉络；久稽于胃，

[1] 丁毅，崔叶敏，刘颖，等.高血压病与络病相关性的理论初探[J].中国中医急症，2009，18（8）：1311-1312.
[2] 肖景东，周学文.创新"毒热"理论以痈论治消化性溃疡[J].中华中医药学刊，2008，26（6）：1166-1168.

可致气血津液不足[1]。胃毒热证是以毒热为发病原因，以毒蕴、热盛、肉腐、溃疡为病机演变过程，以胃脘胀满、疼痛、嘈杂、食少纳呆、嗳气、失眠、小便黄、烦躁、舌红、苔黄腻、脉弦或弦滑为主要临床表征信息的病证[2]。刘林等[3]通过消痈溃得康治疗胃溃疡胃毒热证的随机双盲对照临床试验，显示消痈溃得康颗粒治疗胃溃疡活动期胃毒热证可显著改善症状，疗效优于对照组。"以效证因"反证了"毒热"确为胃溃疡活动期的重要病因。胃毒热证的辨证要点为胃脘灼痛，痛势较剧，泛酸嘈杂，口干口苦，舌红，苔黄或腐或腻，治法为清热解毒、消痈生肌。

汤立东等[4]通过对消痈溃得康颗粒治疗胃溃疡活动期患者胆汁反流的临床观察，发现消痈溃得康颗粒可以有效减轻胃溃疡活动期患者胆汁反流，显著改善中医症状，疗效优于对照组，证实"毒热"为胃溃疡活动期的重要病因，胆汁反流为"毒热"的内毒病因要素。另外，对胃溃疡活动期毒热的生物学基础研究，认为毒热病因与幽

[1] 周学文，郑洪新."毒热"与胃溃疡活动期[N].中国中医药报，2007-12-26（005）.

[2] 郑洪新，王垂杰，王文萍，等.胃溃疡活动期"毒热"创新病因的系统研究[J].世界中医药，2014，9（5）：557-561.

[3] 刘林，王垂杰，郑洪新，等."以效证因"消痈溃得康治疗胃溃疡胃毒热证的随机双盲对照临床试验[J].世界科学技术—中医药现代化，2012，14（2）：1399-1403.

[4] 汤立东，王垂杰，周学文，等.活动性胃溃疡及胆汁反流与中医毒热证的关联研究[J].中国中西医结合消化杂志，2010，18（6）：385-388.

门螺杆菌[1]、真菌阳性率[2]、炎性反应、生长因子、细胞凋亡因子[3、4、5]、胃肠激素分泌失常[6]、胃黏膜屏障失常[7、8]等有关。

[1] 汤立东, 王垂杰, 周学文, 等.活动性胃溃疡及幽门螺杆菌与中医毒热证的关联研究 [J].辽宁中医杂志, 2011, 38 (11): 2218-2221.

[2] 黄竹青, 郑剑玲, 齐贺, 等.真菌作为消化性溃疡的内痈"毒热"因子的检测分析 [J].中华中医药学刊, 2012, 30 (6): 1225-1228.

[3] 姜巍, 王垂杰, 白光, 等.消痈溃得康颗粒对胃溃疡活动期患者血清 IL-6 及 1L-8 的影响 [J].辽宁中医杂志, 2011, 38 (5): 815-817.

[4] 曲怡, 才丽平, 郑洪新, 等.中药消痈溃得康对乙酸胃溃疡模型大鼠 PGE2 及 EGF 含量的影响 [J].中华中医药杂志, 2011, 26 (10): 2255-2257.

[5] 孙云峰, 王浩, 蒋宁, 等.消痈溃得康对胃溃疡模型大鼠生长因子和凋亡相关因子的影响 [J].中国实验方剂学杂志, 2013, 19 (5): 186-190.

[6] 白析玮, 曲怡, 蒋宁, 等.消痈溃得康对乙酸致胃溃疡模型大鼠血清 GAS 及 1VITL 含量的影响 [J].中国实验方剂学杂志, 2013, 19 (8): 188-190.

[7] 蒋宁, 郑洪新, 才丽平, 等.中药消痈溃得康对乙酸胃溃疡模型大鼠 TFF-2 表达的影响 [J].解剖科学进展, 2010, 16 (4): 343-346, 349.

[8] 王垂杰, 王辉, 李岩, 等.消痈溃得康颗粒对胃溃疡活动期 (毒热证) 胃黏膜组织中三叶因子、表皮生长因子表达的影响 [J].中华中医药学刊, 2011, 29 (3): 456-459.

第四节 毒损络脉病机研究

毒损络脉病机可谓当代中医临床病证病机研究的热点，分别探讨了毒损脑络、毒损心络、毒损肾络、毒损肝络、毒损肺络等机理及其临床表现与诊治等，有力促进了相关疾病的中医诊治研究，提高了中医临床疗效。

一、毒损络脉学说的内涵

继"毒损脑络"提出之后，"毒损心络""毒损肾络""毒损肝络""毒损肺络"等假说相继被提出，引发了中医界对"毒"与"络"关系的大讨论。2003～2005年王永炎院士发表了《络脉络病与病络》《病络与络病对比研究》等文献，总结了络脉与络病的研究概况，提出了"病络"的概念和新的络病理论。张允岭等[1]提出内毒致病易损伤络脉，内毒损伤络脉是现代临床难治病、复杂性重大疾病具有共性发病和进展加重的原因。刘超等[2]立足于络脉功能障碍与结构损伤，围绕"邪蕴成毒，毒成络损"论述了病气络、病血络的动态病理过程。常富业等[3]进一步指出毒损络脉是疾病发展到一定阶段，病情骤然发生变化的结点，标示着病情突然加重，诸邪蕴结成毒，毒邪入络、损络，进而引起毒邪扩散蔓延，使毒邪效

[1] 张允岭，常富业，王永炎，等.论内毒损伤络脉病因与发病学说的意义[J].北京中医药大学学报，2006，29（8）：514-516.

[2] 刘超，张允岭，陶冶，等.急性脑梗死毒损脑络机制探析[J].北京中医药大学学报，2008，31（4）：221-224.

[3] 常富业，王永炎，张允岭，等.毒损络脉诠释[J].北京中医药大学学报，2006，29（11）：729-731.

应骤然增强，毒邪靶位骤然扩大，并序贯引起脏腑组织损伤，形质败坏而使病情突然加剧的一种疾病状态或动态过程。毒损络脉的内涵大致可理解为以下三层意思：①邪气成毒化；②成毒损伤化，毒损的具体表现是形质受损，脏腑组织器官功能或/和结构失常；③毒损的重要环节是毒损络脉。毒损络脉是以证候表达为核心的联系病因与发病的多维界面的、动态时空变化着的复杂系统，是临床众多外感新病、内伤久病、慢性迁延性疾病中具有共性的致病因素和发病、加重的原因，此后陆续的研究报告有热毒、湿毒、瘀毒、痰毒等导致毒损肾络、毒损肝络、毒损胃络、毒损肺络、毒损心络等。由此而产生的疾病有 IgA 肾病、慢性肾功能衰竭、病毒性肝炎、肝纤维化、慢性萎缩性胃炎、病毒性肺炎、病毒性心肌炎、冠心病心肌梗死，以及肿瘤、艾滋病、动脉粥样硬化、慢性前列腺炎、帕金森病、活动性类风湿关节炎、干燥综合征、带状疱疹、系统性红斑狼疮等。从文献的毒邪致病的相关病机之历史勾勒来看，毒损络脉的基本内涵当以毒浸渗、毒郁、毒瘀、毒聚、毒从虚脏而出、气虚不能运毒、毒阻络脉与毒损脏腑等为基本内容[1]。

李澎涛等[2]对损络之"毒"与中医学传统"内毒"的理论内涵进行界定，提出"毒损络脉"病机之形成乃各种原因引起络脉拘急或阻滞，导致络脉气血出入失常，使营气与卫

[1] 常富业，张允岭，郭蓉娟，等.毒损络脉相关病机历史勾勒与诠析[J].北京中医药大学学报，2008，31（2）：79-81.

[2] 李澎涛，王永炎.毒损络脉病机的理论内涵及其应用[J].中医杂志，2011，52（3）：1981-1984.

气失于交汇协调，卫气壅滞而化生火毒灼伤络脉，其现代病理学基础是炎症级联过程。卫气壅滞化生之火毒，与外感温热、寒郁或气郁化火之病机显著不同，不循经脉漫及全身，故无全身火毒壅盛之症状与脉象。"毒损络脉"是络脉本体受损，表现为神气游弋及气化障碍，其病理学基础是缺血性微炎症或微血管病变等导致的脏器实质细胞缺失和微血管物质交换异常。与痰瘀阻络之络脉气血出入盈虚交替状态的异常，血络与气络功能受损不同。中风病、严重肺损伤、门脉高压症、尿毒症均表现了"毒损络脉"的微观病机特征。

另外，吴以岭等[1]从气候变化异常－外感六淫、社会心理应激－内伤七情、环境污染影响－毒损脉络、饮食起居异常－劳逸失度、代谢产物蓄积－痰湿瘀毒等角度探讨了脉络病变病因与发病机制。提出络病的基本病机有络气郁滞（或虚滞）、络脉淤阻、络脉绌急、络脉淤塞、络息成积、热毒滞络等八类，络病的病机特点为易滞易淤、易入难出、易积成形[2]。

二、毒损脑络学说的研究

王永炎院士在传统中风发病理论基础上，总结古今中风病因病机学说，并结合现代医学对脑缺血后脑损伤过程的研究，提出"现代科学研究发现脑血管疾病多因素的致病机制及中医学一病多因辨证疗效不确切和不可靠，促使我们对中风病的病因病理做更深入的

[1] 袁国强，吴以岭，贾振华，等.脉络病变病因与发病机制探讨[J].中医杂志，2012，53（2）：91-94.
[2] 吴以岭.络病理论体系构建及其学科价值[J].前沿科学，2007，（2）：40-46.

研究，毒邪和络病的提出也就自然而然的产生了"[1]。至此许多学者从不同层面不同角度开展了对毒损脑络的研究。

（一）毒损脑络的含义

王永炎等[2]最早提出毒损脑络病机假说，认为中风发病是由于毒邪损伤脑络，络脉破损，或络脉拘挛瘀闭，气血渗灌失常，致脑神失养，神机失守，形成神昏闭厥、半身不遂的病理状态。气血逆乱与毒损脑络是中风发病的两个病机层次，二者既是发病上的因果关系，又是治疗上的协同关系，而毒损脑络是中风病发展的加速度及病情转变的节点[3]。"毒损脑络"之毒邪是由风火、痰浊、瘀血内生蕴化而成的风毒、火毒、痰毒、瘀毒等；内生之毒滞留积聚，早期络脉郁滞，气血运行功能失常，出现眩晕、肢体麻木等偏于气络损伤的症状；若诸邪炽盛，蕴结成毒，相互胶结，损伤脑络，则见卒然神昏、半身不遂的脑气络功能障碍，以及组织败坏的脑血络器质性损伤，病情迅速加重，甚至神机消亡而不治[4]。

任丽等[5]认为"毒损脑络"是中风原发疾病发展到一定

［1］王永炎.关于提高脑血管疾病疗效难点的思考［J］.中国中西医结合杂志，1997，17（2）：195-196.

［2］李澎涛，王永炎，黄启福."毒损脑络"病机假说的形成及其理论与实践意义［J］.北京中医药大学学报，2001，24（1）：1-7.

［3］郑宏，刘雪梅.中风病毒损脑络与复杂网络性［J］.中国中医基础医学杂志，2018，24（1）：24-25.

［4］刘超，张允岭，陶冶，等.急性脑梗死毒损脑络机制探析［J］.北京中医药大学学报，2008，31（4）：221-224.

［5］任丽，曹晓岚，王芳.中风病毒损脑络释义［J］.中华中医药学刊，2008，26（8）：1703-1704.

阶段致中风骤然发生这一时段的病理特点，突出了病因病机、病位及发病的特点，标志着原病情突然加重，发生新的疾病。毒邪靶位骤然扩大，病情突然加剧、进展。其内涵包括五个方面：①病因的变化，诸病邪随着时间的延伸蕴积而变成毒。②病机的变化，疾病发展由邪损到毒损阶段。③病位的泛化，毒损脑络，进一步败坏脑络、脑髓和其他脏腑组织器官。④发病的突然，邪一旦蕴积成毒则显现出其骤然发病的特点。⑤病情急剧进展，毒损脑络后表现为复杂多变危重缠绵、难以治愈。

徐世军等[1]从脑络功能演变的角度对轻度认知障碍的发病和病机进行了探讨，提出"脑络痹阻，毒损脑络"是轻度认知障碍的核心病机，并对轻度认知障碍向老年痴呆发展的病机演变规律进行了分析，提出轻度认知障碍向老年痴呆转变是一个渐进的、由量变到质变、由功能性改变向器质性改变的过程。

（二）毒损脑络的临床表征

常富业等[2]对毒的临床表征研究认为，毒总是与其他病邪交织而存，且其成因不同而具有不同的临床表征，但也有其临床共性，即毒损络脉，导致脏腑器官功能破坏和形质受损。中风病毒损脑络是其基本病机，风毒损络、（火）热毒损络、痰毒损络和瘀毒损络是中风病毒损脑络的主要表征形式，具体的临床表现又因其病程阶段

---

[1] 徐世军，赵宜军，张文生.从中医脑络功能演变谈轻度认知障碍的病机 [J].中医杂志，2011，52（19）：1627-1629.

[2] 常富业，张允岭，王永炎.毒的临床表征与中风病毒损脑络探析 [J].江苏中医药，2009，41（10）：43-44.

的不同而异。邹忆怀[1]研究发现，在中风病的发生发展过程中，症状的突然波动、持续加重和病情的复发，是"毒损脑络"的体现过程，在疾病状态下局灶症状的弥散化，是"毒损脑络"可能的症状特征。提出紧密结合疾病转归，结合病机特点和中医理论，在临床过程中寻找症状，是"毒损脑络"症状学研究的思路。张志辰等[2]将急性脑梗死患者的血压、体温联动变化与中医四诊信息结合进行分析，借助四诊信息组合规律发现证候特点，挖掘部分符合毒损脑络特点的临床表征，发现昏瞀、言语謇涩或不语、目眇多矏等症状群的四诊信息与体温、血压联动变化密切相关。

孙亚男[3]对中风病"毒损脑络"临床症状与实验室指标高敏C-反应蛋白（Hs-CRP）、白介素-6（IL-6）、氧化低密度脂蛋白（OX-LDL）、神经元特异性烯醇化酶（NSE）、基质金属蛋白酶-9（MMP-9）、血小板聚集的关联研究，发现五个非特异性症状（情绪不稳、表情呆滞或反应迟钝、神疲乏力或少气懒言、嗜睡、头昏沉）与指标存在相关关系，其中神疲乏力或少气懒言、头昏沉、嗜睡这三个非特异性症状与实验室指标之间存在很强的相关性。2个症状个数时与Hs-

[1] 邹忆怀."毒损脑络"学说的症状学研究思路探讨［J］.北京中医药大学学报，2006，29（7）：448-450.

[2] 张志辰，张允岭，曹晓岚，等.基于数据挖掘的急性脑梗死血压、体温联动变化与毒损脑络证候特点相关性分析［J］.北京中医药大学学报，2011，34（5）：309-312.

[3] 孙亚男.中风病"毒损脑络"临床症状与实验室指标的关联研究［D］.北京：北京中医药大学，2012.

CRP 和 IL-6 有相关性。非特异性症状总数与 NSE、PAGT 水平之间有相关性。表情呆滞或反应迟钝、嗜睡、头昏沉这些非特异性症状的变化与实验室指标的变化有一定的动态关系。可见非特异性症状与炎症反应、神经元损伤等指标之间有着密切关系和联动性，与神经功能缺损、智能评分有很好的相关性。

（三）毒损脑络的生物学基础

王永炎院士[1]认为，络脉应包括气络和血络，气络与血络相伴而行，络脉之血络大致相当于西医微循环系统，而气络的结构的定位并非微循环系统，其内涵是否与神经网络和细胞因子网络有关还有待探讨。

刘敏等[2]认为络脉是以解剖为基础的结构功能统一体，有气络和血络之分，气络主管运行经气，血络主管运行血液。可以说，血络的含义大致相当于西医的血液微循环系统，而气络的主要功能在于传递信息和调节控制，与神经内分泌免疫功能密切有关。在出血性中风（ICH）中，毒损脑络、络脉瘀阻、饮停络阻是 ICH 发病的关键病机，在现代生物学中它们与微循环调控、血管调节功能、血脑屏障等病理生理过程紧密相关。

张锦等[3]对急性多发性脑梗死"毒损脑络"的机制研究认为，急性脑梗死中"毒"是因缺血、缺氧能量代谢障碍引起的一系列病

[1] 王永炎，常富业，杨宝琴.病络与络病对比研究［J］.北京中医药大学学报，2005，28（3）：1-6.

[2] 刘敏，王庆国，李澎涛."毒损脑络"与出血性中风的现代生物学基础［J］.北京中医药大学学报，2007，30（8）：509-514.

[3] 张锦，张允岭，娄金丽，等.从急性多发性脑梗死大鼠海马缺血损伤探讨毒损脑络机制［J］.天津中医药，2006，23（4）：316-319.

理过程中产生的大量有害物质，如乳酸堆积、大量自由基释放、钙超载、各种细胞因子过度表达等；"毒"的作用则是酸中毒、脂质过氧化反应、炎症反应等，其后果是引起细胞坏死、组织损伤，即为毒损脑络的最终效应。此过程最大程度上体现了由瘀、痰等致病因素蕴化累积发生质变而成毒。

苏芮等[1、2]提出"毒损脑络"也是老年性痴呆（AD）的重要中医病机，认为阿尔茨海默病的重要病理产物 β-淀粉样蛋白具有损伤脑髓的特点，属于内生浊毒范畴，浊毒损伤脑髓也是该病发病的重要机制。肾精亏虚是 AD 发生的前提，脑髓失养与内生浊毒导致脑消髓减、神机失用是 AD 的发病机制。具有神经元毒性的病理产物可以造成神经元退行性病变，属于"内生毒邪"范畴。细胞膜不仅仅是一道分隔细胞内外环境的膜结构，更重要的是它存在大量受体蛋白、信号蛋白、通道蛋白及功能蛋白，是联络细胞表面信号与细胞内功能变化的最基本的通路。多种自由基、毒素以及各种病理产物都是通过细胞膜的氧化损伤，激活信号蛋白使细胞内表达基因发生改变，从而导致细胞凋亡等病理改变。所以说"细胞膜"是与人体生理功能和疾病关系最密切最广泛的路径，具有广泛性、复杂性和功能的多维性。细胞膜损伤是神经元退行性病变的充分且必要的条件，相比微循环损伤，与

---

[1] 苏芮，韩振蕴，范吉平. 基于"毒损脑络"理论的老年性痴呆中医病机探讨 [J]. 南京中医药大学学报，2010，26（2）：93-94.

[2] 苏芮，韩振蕴，范吉平，等."毒损脑络"理论在阿尔茨海默病中医研究领域中的意义 [J]. 中医杂志，2011，52（16）：1370-1371.

衰老以及退行性病变的关系更为密切。"毒损脑络"中"络"的概念一方而包括"血络",另一方面包括"气络",微循环系统属血络范畴,而细胞膜应属"气络"范畴。

三、毒损肾络的研究

继"毒损脑络"病机提出后,学者发现毒邪与络脉的关系亦可用来说明慢性肾脏病的发生发展,从而形成了"毒损肾络"病机理论。

(一)毒损肾络的含义

李光善等[1]较早提出糖尿病肾病的"毒损肾络"病机。消渴日久,正气亏耗,肾气阴两虚,痰瘀郁热内生,胶结化毒,痰瘀热毒,淤滞肾络,肾络郁阻,则肾络津血之运输、布散、互换代谢失常,脉络组织损伤,肾脏功能失调,终致肾用失职,肾体受损,诸证丛生。元阴元阳受损,脏腑失于温煦滋养,功能失衡,气机失调,气血运行不畅是毒邪形成之关键;痰、瘀、郁、热交阻是毒邪产生的病理基础。中医认为消渴之毒包括内生之毒如瘀毒、痰毒、热毒、湿毒、燥毒等诸多方面,现代医学则明确其为浊毒、糖毒、脂毒等。毒邪病位多层、致病广泛、作用多维的特点与络脉网络分布、易滞易瘀的特点类似,引起功能失常和结构损伤,从而败坏形质是两者共同的致病特点。因此毒损肾络可导致肾脏的组织损伤和功能失常,是糖尿病肾病发生发展的重要病机[2]。总之,糖尿病肾病的发生

[1] 李光善,邓悦,黄启福,等.毒损肾络是糖尿病肾病的病理基础[J].中医药学刊,2003,21(9):1477-1478.
[2] 金明柱."毒损肾络"对糖尿病肾病形成的病理机制[J].中华中医药学刊,2011,29(11):2407-2411.

是基于糖尿病而来，气阴两虚是糖尿病传变的启始因素；内生痰热瘀浊交阻是毒损肾络之"毒"的病理基础；邪盛化毒、久病入络、毒邪损伤肾络是病变核心，毒损肾络贯穿糖尿病肾病始终。

（二）毒损肾络生物学基础

晚期糖基化终末产物（AGEs）与糖尿病肾病密切相关，持续高血糖引起体内多种蛋白质的非酶糖基化，由此产生的AGEs可直接或间接损伤肾脏微血管，最终导致糖尿病肾病，此即糖尿病肾病"毒损肾络"发生发展的病理基础[1]。糖尿病肾病中肾组织细胞因子、细胞外基质以及AGEs之间的相互关系与中医学痰、瘀、毒之间的胶结化生极为相似。脂毒性导致糖尿病肾病的发病过程，主要表现为血中游离脂肪酸水平增高，并以三酰甘油的形式过度沉积于非脂肪组织而造成该组织的损伤[2]；浊毒损伤肾络与慢性肾脏病微炎症状态相关，中医学的毒随邪生、变由毒始、毒损肾络的病变过程与炎症因子的作用一致。

（三）毒损肾络的临床应用

毒邪随经脉、血液流行布散，致病广泛。毒邪入肾，损伤肾络肾体，肾脏生理功能失调从而出现一系列病理变化，表现为 IgA 肾病、慢性肾功能衰竭、尿毒症、糖尿病肾病等。

[1] 姜元吉，仇晓露，孙晓红. 从"毒损肾络"理论研究糖尿病肾病的发病机制 [J]. 中国中医药现代远程教育，2015，13（16）：12–13.

[2] 依秋霞，生生，李敬林，等. 从脂毒及毒损肾络探讨糖尿病肾病病理机制 [J]. 辽宁中医药大学学报，2014，16（3）：58–59.

如各种慢性肾脏病日久不愈，脾肾虚衰，水液、湿浊、痰瘀等邪气内蕴，化生成毒，损伤肾络，可导致慢性肾衰竭（CRF）的发生；瘀毒贯穿 CRF 始终，毒损肾络是 CRF 微炎症状态以及慢性肾功能衰竭胰岛素抵抗的病理基础[1]。乙型肝炎病毒相关性膜性肾炎的中医病机与"毒损肾络"相关，乙肝病毒相当于"疫毒""湿热之毒"；肾病日久，肾络气血亏虚，气血运行无力，导致湿热疫毒乘虚侵及肾络，肾络瘀阻、毒瘀互结，形成毒滞肾络证[2]。狼疮性肾炎可由系统性红斑狼疮迁延不愈，致毒损肾络而成。

四、毒损心络的研究

毒损心络病机最早在缺血性心脏病的研究中提出，后推广应用于各类慢性病后期影响心脏功能者。

（一）毒损心络的含义

郭艳[3]基于毒邪的含义、来源、特点及与心络的关系，较早提出了毒损心络可作为缺血性心脏病的重要病机。当今社会环境、自然环境、饮食结构、人群体质等较以往有很大不同，脏腑功能失调酿生伏毒之邪，毒邪易与火热痰瘀胶结，形成脂毒、糖毒、痰毒、瘀毒、热毒，具有虚实夹杂、顽固难愈、病变复杂、骤发性烈、凶险善变等致病特点。其病机以心气亏虚为本，瘀血阻络、毒损心络

---

[1] 于敏，南征，史耀勋，等.慢性肾衰竭微炎症状态与中医毒损肾络的相关性探析［J］.中国中西医结合肾病杂志，2009，10（2）：165-167.

[2] 刘芳.从"毒损肾络"理论探讨乙型肝炎病毒相关性膜性肾炎中医病机［J］.中医杂志，2012，53（17）：1462-1464.

[3] 郭艳.毒损心络与缺血性心脏病［J］.中医杂志，2002，43（11）：805-807.

为标，伏毒蓄积蕴结，塞滞气血，损伤心络，发为心痛[1]。发病过程中，毒邪与斑块破裂、血小板活化、血管内皮损伤、冠脉痉挛、炎症及血栓形成都有关联，而炎症因素中的各种炎症介质与毒邪关联性最强、最直接[2]。

（二）毒损心络的临床应用

毒损心络最先广泛讨论于缺血性心脏病，如动脉粥样硬化、不稳定型心绞痛、心肌梗死等。此外，糖尿病心脏病，包括糖尿病性心肌病、糖尿病性冠心病、糖尿病性自主神经病变等，都是由于糖尿病迁延不愈，致毒损心络之变而发。娄金丽等[3]用线栓法阻塞大鼠大脑中动脉建立急性脑梗死模型，探讨急性脑缺血过程存在毒损脑络进而损及心络的机制，结果显示：脑梗死大鼠血清 CK-MB 活性增高（$P < 0.01$），心电图出现 ST 段下降，或 T 波低平、倒置等心肌缺血性改变；光镜下可见心肌细胞的早期病变；电镜下可见心肌细胞线粒体肿胀、肌原纤维横纹和线粒体嵴模糊不清、细胞间质水肿等。ET/NO、MDA、SOD 等指标发生了异常改变（$P < 0.01$）。说明急性脑缺血伴发有心肌细胞损害；血管活性物质、氧自由基等毒性效应导致了心肌组织损害过程，体现

［1］ 王新东．冠心病伏毒损脉病机理论与应用浅析［J］．南京中医药大学学报，2015，31（1）：8-12.

［2］ 王显刚，张文高．不稳定性心绞痛毒损心络说［J］．中医临床研究，2012，4（12）：51-52.

［3］ 娄金丽，张允岭，郝然，等．从急性脑缺血诱发心肌缺血损害探讨毒损脑络及心络机制［J］．北京中医药大学学报，2007，30（11）：740-744.

出内毒损伤脑络进而损及心络的机制。高血压病发病初起以肝肾阴虚为主，表现为肝阳或肝风，与络脉空虚相似；继则痰瘀浊毒入络、阻络、损络，加重病情，变证丛生。故毒损心络亦是高血压病的关键机制[1]，并且与高血压病左室肥厚（LVH）的发生密切相关，血管活性物质当属"毒"之范畴，滋阴潜阳解毒通络饮通过抑制各种血管活性物质等致病因素或因子以逆转LVH，为毒损心络理论提供了实验依据[2]。

另外，对高血压中医病机的研究，许多学者认为"痰瘀互结、毒损心络"为原发性高血压病发生和发展的重要病因病机。具体内容参见痰瘀互结病机的研究之中，此不赘述。

五、毒损肺络的研究

张立山等[3]提出SARS缘由温热疫毒引起，热毒犯肺，酿成湿毒、瘀毒，几种毒邪相合，致使肺之阴阳络道难通，肺络痹阻，故临证每见发热，胸闷，呼吸困难；毒热交织，灼伤血脉，则可见胸胁刺痛，咳嗽痰中带血。可见，毒邪是SARS发生的始动因素，又是疾病发展的病理基础，而本病病变部位在于肺络，病机表现主要为肺络痹阻。唐光华等[4]提出慢性阻塞性肺病（COPD）气道内生

[1] 沈绍功.从毒损心络论治高血压病[J].江苏中医药，2007, 39（10）:3-4.
[2] 崔光豪.滋阴潜阳解毒通络饮逆转SHR左室肥厚机制及"毒损心络"病机假说理论初讨[D].长春：长春中医药大学，2008.
[3] 张立山，戴雁彦，武维屏.毒损肺络与SARS[J].中国中医基础医学杂志，2003, 9（12）:18-19.
[4] 唐光华，姜良铎，余如瑾.从"毒损肺络"说探讨慢性阻塞性肺病缓解期气道局部病机[J].中国中医药信息杂志，2006, 13（10）:88-89.

之毒续生，毒损肺络，生痰、致瘀、致虚是形成COPD气道局部病理状态的关键。毒损正气，生痰致瘀，反复感邪，久病入络，最终形成气道局部痰瘀毒互结、肺气不畅、正气不足的病理状态，而整体则表现为肺、脾、肾三脏虚损，痰饮、瘀血阻于气道、肺络的复杂病理状态。内生之毒的生成或由外邪犯肺，内生之毒诱生；或虚邪留滞，内生之毒续生，而毒损正气、毒致气道痰阻、毒致气道瘀阻、肺络不畅。张永生等[1]以慢性肺系疾病为研究对象，结合前期聚散理论、肺络微型癥瘕理论研究结果，通过阐述中医学"毒"和'肺络'的内涵，提出慢性肺系疾病既可由外受毒邪引起，亦可由内生毒邪所致并加重，其核心病机为毒损肺络，络脉瘀阻，对"毒损肺络"病机假说进行构建，并在此基础上进一步提出相应治疗方法。吴海斌等[2]对COPD慢性肺系病变的病机进行探讨，也认为毒邪是肺络受损的直接致病因素，肺虚络损是发病的内在因素，强调肺络是主要的发病部位，毒损肺络是早期聚散失衡的始动因素，癥瘕形成、痹阻肺络是COPD慢性肺系病变的基本病机，益气排毒通络是基本治则。崔红生[3]等认为肺络病变，既可由外受毒邪引起（继发性），亦可

[1] 张永生，康新月，李勇铭，等.慢性肺系疾病"毒损肺络"理论构建及其治疗思路[J].中医杂志，2016，57（11）：927-929.

[2] 吴海斌，王琦，张永生，等.基于"毒损肺络"理论对慢性阻塞性肺疾病的病机探讨[J].中华中医药杂志，2016，31（11）：4520-4522.

[3] 崔红生，武维屏，姜良铎.毒损肺络与肺间质纤维化[J].中医杂志，2007，48（9）：858-859.

由内生毒邪所致或加重（特发性），盖其皆缘于毒损肺络，络脉瘀阻之故，最终皆可导致虚、痰、瘀、毒互结，络脉痹阻或络虚不荣的病理结局。外受毒邪，毒损肺络是继发性肺纤维化形成的病理基础，虚、痰、瘀、毒阻络是特发性肺纤维化发生发展的基本病机特点，解毒通络法是治疗肺间质纤维化的重要治法。"毒损肺络"病机的提出，对于肺间质纤维化病因病机实质的认识，病情演变、预后转归的把握，治疗思路与方法的拓宽和创新以及临床疗效的提高等均有十分重要的意义。

六、毒损肝络的研究

孟捷[1]较早提出了"毒损肝络"的假说，他在"药物性肝病与毒损肝络辨识"一文中阐述了该假说的五个要素：①药毒侵入是直接致病因素；②病变部位在肝之络脉；③脾胃虚弱是发病的内在因素；④毒损肝络是病机关键；⑤解毒通络是重要治则。药毒之邪侵入肝之络脉致肝络受损，肝脉不畅，日久气滞、血瘀、津凝相互影响，积久蕴毒，损伤肝络。随后，姚乃礼等[2]发表了"慢性乙型肝炎毒损肝络病机探讨"，从毒邪的特征入手，论述了慢性乙型肝炎的主要致病因素是湿热疫毒入侵，从致病特点看，其属于伏邪的范畴，病机关健是毒损肝络，阐述了毒邪导致慢性乙型肝炎的病机演变过

[1] 孟捷.药物性肝病与毒损肝络辨识[J].中医药学刊，2005，23（2）：317，335.

[2] 刘震.慢性乙型肝炎毒损肝络病机探讨[J].辽宁中医杂志，2005，32（11）：1126-1127.

程，提示慢性乙型肝炎的治疗应注意解毒通络的方法。王亚平[1]论述了痰瘀"伏毒"损伤肝络说在脂肪性肝炎临床辨治中的意义，认为痰瘀"伏毒"为脂肪性肝炎的主要病因，"毒损肝络"广泛存在于脂肪性肝炎的病理损害过程中，解毒化痰通络法能有效改善其病理损害，在脂肪性肝炎的防治中有较高的实用价值。于淼等[2、3]在中医文献研究、临床实践，并结合现代医学研究进展的基础上，提出"毒损肝络"为2型糖尿病胰岛素抵抗的病理基础，解毒通络调肝法可通过抑制肝内炎症，而成为治疗2型糖尿病胰岛素抵抗的有效方法。姚乃礼等[4]提出毒损肝络是肝纤维化发生的重要的病因病理机制，并在"毒损肝络"理论指导下研制出了抗肝纤维化的有效方剂——芪术颗粒。牛建昭等[5]结合现代医学的技术手段和研究成果，深化和发展传统中医"络病学"理论，提出了酒精性肝纤维化的"毒损肝络"病机假说。认为"毒损肝

[1] 王亚平.痰瘀"伏毒"损伤肝络说在脂肪性肝炎临床辨治中的意义 [J].上海中医药杂志，2007，41（11）：38-39.

[2] 于淼，朴春丽，南征，等.2型糖尿病胰岛素抵抗的肝内炎症发病机制与毒损肝络病机理论的相关性探讨 [J].中国中西医结合杂志，2006，26（11）：1032-1034.

[3] 于淼，朴春丽，南征.2型糖尿病胰岛素抵抗从毒损肝络论治的理论初探 [J].上海中医药杂志，2007，41（3）：18-20.

[4] 姚乃礼，陈兰羽，郑保平.肝纤维化毒损肝络机制研究 [C].2009年中华中医药学会内科分会中医内科临床科学研究专题研讨会论文汇编，2009，222-229.

[5] 牛建昭，李健，李彧，等.酒精性肝纤维化"毒损肝络"病机假说的形成及临床意义 [J].中西医结合肝病杂志，2007，17（1）：17-18.

络"指疫毒、酒毒等长时间作用于肝脏，引起气血郁滞、津凝痰结、瘀毒蕴结，继而导致络脉失养、营卫失和，形成肝络病的病理过程。"毒损肝络"病机可分为络脉失养（酒精毒诱发肝微循环障碍）、气血瘀滞（细胞因子异常调控导致窦周纤维化）、津凝痰结（细胞外基质代谢紊乱形成肝纤维化和硬化）三个阶段。

周晓娟等[1]对"毒损肝络"假说的拓展研究，认为"毒损肝络"的基本病理变化为毒瘀作祟、阻滞于肝络，其中络虚是内在因素，毒邪入侵是始动因素，络脉瘀阻为肝病形成的病理基础，而化毒为害则是络病迁延和深化的关键所在，它标志着一种正虚邪实、病势胶着的病理状态。其中，"毒"是启动因子，即"肝络之损"由"邪毒"启动；"肝络之损"导致"肝络之瘀"和"肝络之虚"，引起"肝络之变"（一是癌变，二是坏证之变）。"瘀"是其枢纽因子，是各种慢性肝病的中心环节，也是"肝炎－肝硬化－肝癌"三步曲的关键环节。并以病毒性肝炎为例来分析"毒损肝络"的病机演变过程，提出有"毒伏肝络、毒损肝络、肝络瘀阻、毒瘀结络、瘀毒逆传"的演变历程。刘震等[2]探讨了慢性乙型肝炎、早期肝硬化"毒损肝络"的病机及其证候特点，结果显示慢性乙型肝炎、早期肝硬化患者均有不同程度的肝络病变的表现，临床表现为面色晦暗、唇暗、黄疸、胁痛、胁肋胀、肝掌、蜘蛛痣、肢体麻木、皮肤痒、胃脘胀、舌下静脉迂曲、舌紫暗或有瘀点瘀斑。肝络病的临床表现具有"久、瘀、顽、怪"的特点。可见疫毒侵袭、肝络受损是慢性乙型肝炎、

[1] 周晓娟，聂广."毒损肝络"假说及其应用价值[J].湖北中医学院学报，2010，12（2）：45-49.

[2] 刘震，陶夏平，姚乃礼.慢性乙型肝炎、早期肝硬化"毒损肝络"病机证候特点的研究[J].中国中医基础医学杂志，20011，17（2）：201-203.

早期肝硬化的主要病理机制。慢性乙型肝炎毒损肝络相关证候可以总结为络脉郁滞证、络虚毒羁证、疫毒伤络证，早期肝硬化毒损肝络相关证候为络脉瘀阻证、络虚湿盛证、络虚郁滞证。

七、毒损胃（肠）络的研究

白宇宁等[1]认为慢性萎缩性胃炎的发生发展是由气及血入络的渐变复杂过程，脾胃虚弱是发病之本，邪壅胃腑、胃络瘀阻是重要病机特征，邪毒久滞、毒损胃络是重要病机转归，故提出脾虚络阻毒损为其基本病机，以健脾通络解毒为基本治则。同时认为脾虚络阻毒损也是胃癌前病变（PLGC）胃黏膜屏障损伤的基本病机特征。其中脾胃虚弱是 PLGC 胃黏膜屏障损伤的发病基础，胃络瘀阻、毒损胃络是贯穿 PLGC 胃黏膜屏障损伤的关键病理因素。健脾通络解毒法是 PLGC 胃黏膜屏障损伤修复保护的重要辨治方法[2]。宋滕等[3]结合现代中医药研究成果，也提出"毒损胃络"可作为慢性萎缩性胃炎（CAG）的病机之一，认为毒邪与湿热痰瘀胶结、蕴阻胃络，致萎缩、肠化、异型增生等变证丛生。以"毒"立

［1］ 白宇宁，张润顺，朱星翎，等.从"脾虚络阻毒损"辨治慢性萎缩性胃炎及癌前病变［J］.中医杂志，2013，54（1）：26-28.

［2］ 朱星翎，白宇宁，姚乃礼.从"脾虚络阻毒损"认识胃癌前病变胃黏膜屏障损伤及其辨治思路［J］.中医杂志，2013，54（10）：817-820.

［3］ 宋滕，刘冬梅，王德运.毒损胃络与慢性萎缩性胃炎［J］.山西中医，2014，30（2）：1-3.

论，从"毒"论治 CAG 具有重要的临床意义。彭继升等[1]并探索了建立萎缩性胃炎伴异型增生大鼠脾胃气虚、毒损胃络病证结合模型的方法。

王新月等[2]将中医毒邪学说、络病学说与溃疡性结肠炎（UC）发病机制相结合，提出"毒损肠络"病机学说，认为湿热瘀毒积久损伤肠络是 UC 反复发作、缠绵难愈的病机关键。炎性细胞因子、内毒素、氧自由基等是"内生之毒"，微血管炎及其导致的肠黏膜损伤引起的全身异常免疫反应是 UC"毒损肠络"的生物学基础。闫昕等[3]认为 UC 肺损伤的病机为湿热瘀毒积久损伤肠络，毒邪上攻损肺，丰富了"肺与大肠相表里"理论内涵，为临床更有效更全面地治疗该病提供新思路。

另外，常富业[4]提出痿病毒损络脉之说，认为在痿病过程中，毒是必然会产生的重要病因之一，毒损络脉是重要的病机之一。痿病之毒损络脉病机包括肺热叶焦，热极为毒或温毒直袭，毒损络脉；湿热浸淫，氤氲为毒，毒损络脉；脾胃亏虚，运毒排毒无力，毒邪留滞络脉，毒损络脉；肝肾亏损，精血不足，络脉干瘪，运毒排毒不能，毒损络脉。在治疗上当参以解毒通络疗法，以提高疗效。

[1] 彭继升，杨晋翔，安静，等.建立萎缩性胃炎伴异型增生大鼠脾胃气虚、毒损胃络病证结合模型的探索[J].世界中西医结合杂志，2015，10（10）：1357-1360.

[2] 王新月，闫昕.溃疡性结肠炎的发病特点与"毒损肠络"病机学说[J].中国中西医结合杂志，2013，33（3）：410-414.

[3] 闫昕，王新月，盛益华，等.溃疡性结肠炎肺损伤的病因病理机制探讨及意义[J].中华中医药杂志，2013，28（7）：1943-1948.

[4] 常富业.痿病毒损络脉病机浅析[J].山西中医，2008，24（2）：4-5.

第五节 上火病机研究

中医对"火""热"的研究，有"病机十九条"、六经火热病证、"阴火论""相火论""六气皆从火化"、瘀血发热等丰富理论，然而涉及"上火"的具体研究相对缺乏。民间常把心烦失眠、口腔溃疡、口干咽痛、大便干结、小便黄赤等人体一系列火热表现统称为上火。流行病学调查显示其发病率高，且极易与中医多种疾病的临床证型相混淆，这就要求中医对上火进行全面而系统的理论与临床研究。

一、上火的含义

2014 年，"上火"的机理与防治研究被列入国家重点基础研究发展计划（973 计划），近年取得了较为突出的成果。目前对上火的认识大致有三种，一是指人体受到"火热之邪"的侵袭而引起全身或局部出现的一系列"热证"症状表现[1]。病机为人体阴阳失衡、火热旺盛，属西医学的亚健康状态，也可是许多疾病的前期状态，由于火性上炎，上火多表现为头面部的"热"，通常包括目赤、口干、咽痛、口舌生疮、口腔溃疡、牙龈肿痛以及小便黄赤、大便秘结等，是民间对身体出现较轻的全身不适的复杂热证的俗称。二是指一种轻微的易反复发作的疾病，病因为过度劳累、精神紧张、辛热药食等，主要症状为人体头面部口、唇、鼻、舌、眼、耳、咽

---

[1] 苏鑫，孙大中."上火"与应激反应相关性探析 [J].中华中医药杂志，2015，30（1）：32-34.

喉、牙龈等部位皮肤黏膜出现溃疡或红肿热痛，兼见全身反应症状，相当于现代医学中一部分亚健康状态[1]。病性可分为虚实两类，实证有外邪上扰、气郁化火、湿热内蕴、邪热内盛等；虚证有阴虚火旺及气虚、阳虚等。病名下分列证候，符合中医病证结合的辨治规律。三指病因病机。上火既包含了头面部的诸多病证，也暗示着各种原因引起的人体气血阴阳失衡，火热上窜的发病机制，是中医阴阳失衡的初始状态；或可称为"内热"，指人体病理之火；在现代医学中指情志应激负荷引起的多系统功能失衡状态，涉及机体神经、代谢、免疫等，主要表现为炎症和局部感染[2]。总的来说，上火的源流至少有煎药用火，运气少阳、少阴司天，上焦之火，生理之火和病理之火五大方面，其合理内涵当为病理之火，包括本位之火、非本位之火（位、时）和全身之火[3]。究其实质，中医的上火是以病机命名的一类火热病证。

二、上火的病机演变特点

上火是一种具有燥象和热象特征的亚健康状态，其主要病因包括六淫侵袭、饮食不当、劳逸失度、七情妄动、药邪、医过、先天禀赋等，具体原因从高到低依次排序为饮食、过劳、环境、压力、情绪、感冒、烟酒。随着饮食结构的变化和精神压力的增大，不良的饮食、情志、生活习惯成为引起上火的关键诱导因素。饮食太过、

[1] 谢冠群，钱俊华，范永升.上火的由来、定义及其研究思路［J］.世界中医药，2017，12（12）：2869-2871.

[2] 蒲昭和.中医对"上火"的认识［N］.上海中医药报，2008-01-25（003）.

[3] 盖国忠，李佳佳，陈仁波，等.上火内涵探究［J］.中国中医基础医学杂志，2018，24（6）：721+729.

五味偏嗜是引起上火的重要原因；情志过激或持续刺激引动肝、心、脾、肾等五脏之火，导致气机逆乱，脏腑功能紊乱，阴阳失调，表现为上火病证[1]。另外，胃气以通降为顺，胃气的通降有助阳气的下潜，胃失通降则可导致阳气不能收降，在上郁而成火，引起一系列上火症状。上火引起的诸多症状中常兼见郁证的表现，故"郁"是上火形成的重要因素。症状的差异与性别、年龄相关，女性比男性更容易上火，尤其是老年女性，上火后持续的时间也比较长[2]。病机可分为虚实之火、脏腑之火、六经之火、卫气营血三焦之火、有形无形之火等。另外，服用人参易上火之理在于生气速于生血，大补元气，气无血载，有余便是火；或服用不当，气血化生不一，浮火上炎[3]。

上火病机总属机体脏腑阴阳失调，主要是由"邪毒内生，郁而发之"，可概括为五个方面：外感风燥火热之邪；寒湿痰瘀，久积入里，郁而化热；饮食不节，酿生内热；七情过激，持久不解，郁而化热；久病劳伤，津亏血耗，阴不制阳，虚热内生。故上火是由于病邪郁结、气血瘀滞、火热内扰，或阴虚阳亢、阳盛有余等，火从内而生，成为体内的一种病理产物；又能进一步导致人体阴阳失衡，脏腑功能紊乱，引起

［1］ 包洁，汪琴静，李思敏，等."上火"诱导因素的病例对照研究［J］.中华中医药杂志，2015，30（4）：1013–1016.

［2］ 吴金飞，梁嵘，王召平，等.758例体检者上火体验的回顾性调查.世界科学技术——中医药现代化，2007，9（5）：39–44.

［3］ 苏鑫，孙大中.服用人参"上火"之理论释析［J］.中华中医药杂志，2015，30（2）：494–495.

人体组织器官功能处于相对亢奋的病理状态,可称为"内火""内热"[1]。上火是一种轻浅的热证,比较上火组与非上火组的舌象,结果显示上火组的舌象变化特征为舌色暗红、舌尖有点刺,因此当舌象表现为"已病"时,多已不是"欲病"的上火,而属"已病"的中医热证[2]。上火属于中医"火热证"范畴,阳气是火的物质基础,阳气郁滞是上火的核心病机;上火常参与多种疾病发病、复发、加重的病理过程,其发病具有体质易感性,且症状独特、病位特异;因火具有热性与结聚性,清与散是治疗上火的核心治则,适当兼用开郁、解郁法[3]。

上火的核心单一症状为口干渴、眼干涩、咽干、口腔溃疡、面部丘疱疹。核心的两症状组合为咽干+口干渴,核心的三症状组合为眼干涩+咽干+口干渴[4]。上火主要症状表现为以下几组症状群。①全身性症状:潮热、盗汗、发热、烦渴等;②津液损伤症状:口唇燥裂、口干口渴、鼻子干燥、眼睛干涩、干咳少痰、声音嘶哑、小便短少、大便干燥等;③心神情志症状:急躁、易怒、心烦、失眠、五心烦热、健忘等;④人体上部局部症状:面红目赤、眼睛红肿疼痛、目眵增多、牙龈肿痛、咽痛、扁桃体红肿、鼻周红肿、耳鸣、耳内流脓、口苦、口角糜烂、口腔溃疡、口舌生疮等;⑤其他

[1] 焦一凤,钟天飞,吴德鸿,等.四时上火与中医体质关系的研究[J].中华中医药杂志,2015,30(4):1083-1086.

[2] 梁嵘,陈冬宁,王召平,等.对主诉"上火"者中"已病"舌象的观察与思考[J].世界科学技术-中医药现代化,2015,17(10):2020-2023.

[3] 汤阳,朱晓云,刘喜明."上火"论治[J].江苏中医药,2018,50(7):71-73.

[4] 翟静波,王晓辉,曹红波,等.大学生"上火"症状特点的关联规则分析[J].天津中医药,2016,33(8):462-464.

症状：疲乏无力、腰膝酸软、失眠多梦、遗精滑精、胃脘胀满、呃逆呕吐、多食易饥、胸闷胁痛、咳腥臭痰、脉数等[1]。亦有认为，所谓"上火"实为火热证候为主的病变，故上火也可分为实火、虚火，病因病机、临床表征与火热证候的实热壅盛证、阴虚虚热证基本一致[2]。

三、上火的生物学基础

上火与多种现代疾病的发病和演变密切相关，上火的生物学机制是近年研究的热点，也是取得成果较丰硕的部分。研究表明上火是一个涉及代谢、神经、免疫等多系统和病毒、细菌、基因等多层次的复杂巨系统。

（一）能量代谢

实热"上火"状态下，体内能量物质三磷酸腺苷即ATP显著增多，抑制腺苷酸活化蛋白激酶的功能活性，从而引起机体的正反馈调节，表现为合成代谢减少，细胞耗氧率下降，出现分解代谢亢进的状态。与此同时，在腺苷酸活化蛋白激酶活性下降的影响下，体内信号传导及转录激活因子3的活性随之下降，炎性细胞因子比例降低，表现为反馈性的炎症

［1］马捷，宋月晗，梁嵘，等."上火"科学内涵的文献研究［J］.中医学报，2016，31（3）：372-375.

［2］何森泉，鲍玺，温成平.火热证候的临床特征［J］.中华中医药杂志，2013，28（3）：791-792.

免疫抑制反应[1]。

（二）炎性反应

上火人群中，机体内环境受多种因素的综合作用影响，作为炎性反应介质的细胞因子激活素 A 水平升高，可进一步影响其他炎性反应介质的作用，从而活化血管内皮细胞，刺激分泌与合成 E 选择素，诱导炎性反应的发生，这是上火机制之一[2]；比较实热上火与正常非上火人群差异显著的蛋白质，观察组氧化应激反应、炎性反应的发生与脂质代谢、糖酵解异常密切相关，如乳酸脱氢酶、载脂蛋白 C3 等上调，纤溶酶原激活物抑制剂 1、超氧化物歧化酶 3、载脂蛋白 A4 等下调，且凝血功能下降，易造成出血[3]。

（三）血清代谢物

对体检人群中上火者及非上火者的体检数据进行统计分析发现，性别、年龄、血尿酸、高密度脂蛋白胆固醇、低密度脂蛋白胆固醇、血尿素氮、尿维生素 C 与上火相关，提示体内的代谢废物蓄积可能是上火的物质基础之一[4]。实热上火人群三羧酸循环中间物和血清代谢物等表达显著上调，而 4- 羟基脯氨酸、丝氨酸、苏氨酸等显

［1］ 包洁，张喜召，窦晓兵，等 . 基于 AMPK 能量调节功能探讨中医实热"上火"的发病机制［J］. 中华中医药杂志，2018，33（9）：4171-4176.

［2］ 汪琴静，徐莉，包洁，等 ."上火"人群中 ActivinA、E-selectin 的差异表达研究［J］. 世界中医药，2017，12（12）：2885-2888.

［3］ 陈娟，徐莉，谢冠群，等 . 基于 iTRAQ 技术的中医实热"上火"血清蛋白质组学特征分析［J］. 世界中医药，2017，12（12）：2897-2901+2907.

［4］ 王召平，吴金飞，梁嵘，等 . 体检人群中轻浅热证（上火）者的体检数据分析［J］. 世界科学技术（中医药现代化），2010，12（04）：536-539.

著下调[1]，表明局部有炎症反应，机体能量代谢旺盛。上火与非上火人群中血清代谢物存在显著差异，主要是脂类物质，包括 2 种磷脂酰胆碱、2 种溶血磷脂酰胆碱、1 种磷脂酰乙醇胺、1 种溶血磷脂酰乙醇胺、2 种鞘脂、1 种甘油三酯及胆红素等的升高。而多种脂质和胆红素一定程度地下降，可能与上火人群体内炎性反应和氧化应激的发生有关[2]。

（四）免疫稳态

复发性唇疱疹实热上火患者与正常平和质人相比，外周血淋巴细胞中辅助性 T 细胞 17、调节性 T 细胞 $CD4^+$、$CD25^+$、$Foxp3^+$ 含量显著升高；白介素 -2、白介素 -10 和转化生长因子 - β 含量显著升高，说明复发性唇疱疹实热"上火"可能与免疫功能紊乱密切相关[3]。处于阴虚火旺状态的大鼠 L- 瓜氨酸等 3 种代谢物显著降低，雄甾酮等 38 种代谢物显著升高，赖氨酸、酪氨酸、组氨酸、色氨酸、精氨酸和脯氨酸、花生四烯酸以及 α - 亚麻酸等各种氨基酸代谢增强，提示机体能量代谢和免疫功能发生异常[4]。

---

[1] 周佳，吴德鸿，韦双双，等.基于 GC-MS 对中医实热"上火"血清代谢特征的研究 [J].中华中医药杂志，2017，32（4）：1789-1792.

[2] 吴德鸿，周佳，李倩倩，等.基于液相色谱 - 质谱联用的血清代谢组学在中医上火研究中的应用 [J].浙江中医药大学学报，2018，42（10）：769-774.

[3] 雷珊珊，潘小平，徐莉，等.复发性唇疱疹实热"上火"患者免疫功能变化 [J].中华中医药学刊，2018，36（12）：2826-2831.

[4] 杨粟.基于代谢组学的阴虚上火生物学标志物的筛选及知柏地黄丸干预机制研究 [D].杭州：浙江大学，2018.

（五）肠道菌群

上火人群体内普遍存在黏膜免疫的异常及能量代谢的紊乱，两者或可成为连接上火与肠道菌的纽带，是上火发生机制研究的新思路[1]。上火人群与健康人群相比较，厚壁菌门与拟杆菌门比例改变，肠道菌群多样性降低，肠道土著菌（多形杆状菌属、韦荣球菌属）丰度下调，肠道致病菌（颤螺菌属、红球菌属和嗜血杆菌属）丰度上调。同时，实热上火和阴虚上火人群相比，前者不具有特异改变的肠道菌群；而后者人群中斯莱克氏菌属、链球菌属和放线菌属为特异改变的肠道菌群[2]。

（六）病毒

病毒入侵与口腔溃疡、牙龈炎、干眼、面部疱疹等上火主症有密切联系。人类疱疹病毒、艾滋病病毒、巨细胞病毒等进入机体，潜伏或发病因个体素质差异而不同。在内外环境及多因素影响下，初入机体的病毒或潜伏的病毒，或引起 CD_4T 淋巴细胞数量下降，或暂时性阻断黏膜上皮细胞的修复，或引起黏膜的损害，影响人体的免疫系统功能，导致机体免疫失调，从而诱发溃疡及炎症反应，机体表现为上火症状；同时，病毒入侵可诱导机体组织细胞加速凋亡，从而产生大量介导炎症反应的趋化因子，影响免疫细胞的浸润，加重炎症程度，使上火症状加剧[3]。

[1] 潘照，朱星瑜，范永升.从能量代谢及黏膜免疫看"上火"与肠道菌群的关系 [J].浙江中医药大学学报，2015，39（8）：591-594.

[2] 何志兴，朱星瑜，谢冠群，等."实火"与"虚火"口腔溃疡患者的肠道微生物结构特征 [J].中华中医药杂志，2018，33（6）：2310-2313.

[3] 汪琴静，包洁，李思敏，等."上火"与病毒的相关性探讨 [J].中国中医急症，2015，24（3）：453-456.

（七）其他

阴虚上火人群补体与凝血通路发生紊乱，血清差异蛋白主要集中在补体与凝血通路。3个miRNA（hsa-miR-142-3p、hsa-miR-23b-3p、hsa-miR-27b-3p）的组合物可作为阴虚上火的潜在诊断标志物，为临床阴虚上火的定量化、客观化诊断提供新思路[1]。糖皮质激素是临床常用药，其药效明确，然而使用过程中出现的毒副作用之证候与上火关系密切，上火基本贯穿整个使用过程[2]。另外，服用人参不当或过量，人参中的主要有效成分可使体内多巴胺、肾上腺皮质激素、白介素等水平升高，从而表现为口腔溃疡、鼻出血、失眠等症状，这与上火时机体内的生化指标变化情况存在相似性[3]。

四、上火的临床应用

以往将"上火"作为病证直接论治，多用"清""散"等法，现代研究表明，上火参与多种疾病的发生、发展、转归、变化过程。基于"上火"是情志应激负荷引起神经、代谢、免疫等复杂巨系统的功能失衡状态，朱思睿等[4]认为情志"上火"可增加神经-精神类疾病（抑郁症、老年痴呆、

［1］ 刘昌铭. 阴虚"上火"生物学标志物的筛选与鉴定及知柏地黄丸干预机制的研究［D］. 杭州：浙江大学，2018.

［2］ 钟天飞，徐莉，李海昌. 中医角度浅析糖皮质激素与上火的关系［J］. 山西中医学院学报，2016，17（2）：12-14.

［3］ 陈俞宇，隋华，张莉，等. 服用人参导致"上火"的研究综述［J］. 世界科学技术-中医药现代化，2018，20（4）：597-602.

［4］ 朱思睿，罗祥，李怡芳，等. 情志"上火"增加"疾病易感性"的研究［J］. 中国中药杂志，2018，43（8）：1529-1535.

失眠等）、代谢类疾病（肥胖症、糖尿病、高血脂等）、病毒感染
（流感、颜面疱疹、口腔溃疡等）、以及心脑血管、肿瘤等其他疾病
的易感性。肿瘤晚期患者服食凉食后易损伤脾胃，脾胃受损，土受
水侮，若其人素体虚弱，肾中真阳不足，阴邪偏盛，孤阳受逼而上
浮，表现出口疮、齿牙肿痛、目赤目干、痤疮、失眠多梦、心烦易
怒等上火现象，治疗当以补土伏火，或兼温补命门之火[1]。上火
病机的创新性研究成果丰硕，包括了上火的含义、形成、致病机
理、临床表征、生物学基础、临床应用等各个方面，系统构建了现
代中医上火的病机创新理论体系。其中尤以现代生物学研究最为突
出，深入挖掘了上火的相关神经、代谢、免疫、细胞、蛋白、基因
等不同层面的内在机制，为上火理论的构建提供了有力支撑，为理
论体系的完善打下了坚实基础。但现代生物学研究中"上火"造模
多以火热证为模型，并将其分为虚火、实火，而显然"上火"不等
于"火热证"，这违背了造模的相关原则。主要原因是现有研究缺乏
上火与传统"火热证"本质差异的鉴别，由此导致上火的致病机理、
上火与临床病证之间的关系、上火的治疗等均未能与"火热证"明
确区别，局限了"上火"理论的临床应用。

[1] 李佩.肿瘤晚期患者凉食后"上火"的中医机制与治疗［A］.中国中西
医结合学会肿瘤专业委员会青年工作委员会、中国抗癌协会传统医学委
员会青年工作委员会.第一届青年中西医结合肿瘤学术论坛论文集［C］，
2015：5.

第六节 其他病机研究

一、虚气留滞病机研究

"虚气留滞"病机是王永炎院士引用宋·杨士瀛《仁斋直指方论》中的"虚气留滞",并结合其多年临床经验提出的中医病因病机理论。"虚气留滞"指元气亏虚,气血相失,气血津液运化失常而导致的气滞、痰阻、血瘀、经络壅滞的病理过程。该病机强调气血相失,因虚而留滞,以经络阻滞多见,以虚为本,以滞为标,或为气滞,或为血瘀,或为痰浊,或夹寒夹热,或游走化风,病机变化本虚而标实,标不离乎"滞"[1]。吴以岭[2]在探讨动脉硬化为病理特征的缺血性血管病变的共性病理环节时提出络气郁滞/或虚气留滞与神经内分泌免疫调节功能异常及血管内皮功能障碍相关。

黄世敬等[3]提出血管性抑郁症多因年老体衰,元气亏虚(虚气),或因情志所伤、气机郁滞、瘀血痰浊阻滞(留滞),耗伤气血而发病,因此尽管其病机复杂,但用"虚气留滞"观可将其病机概括为"虚气"和"留滞"两端,"虚气"与"留滞"互为因果、相互促进,形成螺旋柱模式。此外,血管

---

[1] 黄世敬,尹颖辉.论"虚气流滞"[J].北京中医药大学学报,1996,19(6):22-24.

[2] 吴以岭."脉络–血管系统"相关性探讨[J].中医杂志,2007,48(1):5-8.

[3] 黄世敬,吴萍."虚气留滞"与血管性抑郁症[J].中国中医基础医学杂志,2006,12(12):901-902.

性抑郁症在留滞的表现上，尚有内生毒邪，常与痰湿、瘀血、火热等裹撷为患。其后在对缺血性脑白质病变的病机研究认为，缺血性脑白质病变发病以虚气为本，留滞为标。虚气有气血阴阳偏损，且易致气滞血瘀、痰阻毒聚；留滞以气滞为先，痰阻为渐，血瘀为病，毒聚为损。也有内生毒邪，常与痰湿、瘀血、火热等裹撷为患[1]。马丽等[2]研究认为血管性抑郁症多因年老体衰，元气亏虚（虚气），或因情志所伤、气机郁滞、瘀血痰浊阻滞（留滞），"虚气"与"留滞"互为因果、相互促进，耗伤气血而发病，虚气留滞为其基本病机，针对此病机提出"培元开郁"的治疗原则，创立开心解郁方。在癫痫病机的研究中，提出癫痫以元气亏虚（虚气）为本，脾肾亏虚，髓海不足，脑络失养为要；以气血津液留滞不畅（留滞）为标，气郁痰阻、血瘀毒聚、闭窍动风为关键。虚气与留滞互为因果致病，影响癫痫的发生、发展及预后转归[3]。

仲爱芹等[4]探讨虚气留滞与缺血性脑卒中的关系，提出虚气是发病之本，滞留脑络是发病之标，治疗予以益气消滞法。并将虚气流滞的内涵概括为四个方面：即气血离居、因虚留滞、虚滞相伴、

[1] 黄世敬，王永炎.缺血性脑白质病变"虚气留滞"病机探讨[J].北京中医药大学学报，2011，34（8）：513-516.

[2] 马丽，黄世敬.开心解郁方在血管性抑郁症治疗中的应用[J].辽宁中医杂志，2018，45（7）：1372-1375.

[3] 黄世敬，王永炎.癫痫虚气留滞病机探讨[J].世界中西医结合杂志，2013，8（6）：541-543，551.

[4] 仲爱芹，徐士欣，张军平，等.论虚气留滞与缺血性脑卒中[J].新中医，2011，43（9）：5-6.

滞留络脉。张永超等[1]探讨了"虚气留滞"与帕金森病病机关系，揭示了诸气亏虚，肝肾不足（虚气）是帕金森病的发病基础；气滞、痰浊、血瘀、内风毒损（留滞）是其重要病理环节。虚气与留滞的相互影响，是帕金森病发生、发展、变化的主要病机。柳红芳等[2]提出"虚气留滞"与糖尿病肾病的病因病机密切相关，探讨"虚气留滞"与糖尿病肾病的关系内涵，有助于在临床中更好地理解糖尿病肾病的证治规律，提高临床疗效。

二、络风内动病机研究

"络风内动"是根据胸痹心痛等疾病的发病特点而提出的一个病机概念，凡心脉病证出现动风征象则称之络风内动。王显等[3、4、5]在对急性冠脉综合征（ACS）的研究中，提出该病发病急骤，临床表现变化多端，类似中医风证；病位在心络，病因多为风寒内侵、饮食不当、情志失调和年老体虚等，实者痰瘀互阻、郁腐成毒，热毒生风；虚者久病入络，脉络

[1] 张永超，黄世敬，王永炎."虚气留滞"与帕金森病病机探讨［J］.北京中医药大学学报，2013，36（12）：805-807，820.

[2] 柳红芳，张先慧.糖尿病肾病"虚气留滞"病机探微［J］.北京中医药大学学报（中医临床版），2012，19·（6）：4-6.

[3] 王显，胡大一.急性冠脉综合征"络风内动"假说临床研究［J］.中华中医药杂志，2008，23（3）：204-208.

[4] 王显，胡大一，沙鸥.中医络风内动证的病变特征和炎症标志物的检测［J］.心脏杂志，2008，20（5）：619-622.

[5] 王显，胡大一，沙鸥.中医络风内动证血管内超声的病变特征［J］.心脏杂志，2009，21（1）：88-91.

空虚，阴虚风动或血虚生风；虚实夹杂者，风邪夹寒湿火热伤人，直伤心络，或耗伤心之阴阳，心络失养，形成外风引动内风而发病。推测 ACS "络风内动"假说的炎症机制：血浆 hs-CRP、MMP-2、MMP-9、CD40L、PAPP-A 等炎症介质的单独或交互作用，促使动脉粥样硬化斑块中痰瘀、湿浊、水气、热毒郁蒸腐化，化热生风；或者实热毒邪结聚日久，脉络空虚，血虚生风，此即急性冠脉综合征 "络风内动"假说。将冠心病分为血瘀内停、痰阻血瘀和络风内动三个证型，采用冠状动脉造影、血管内超声（IVUS）等影像学方法，结合检测患者血清炎症标志物，探讨急性冠脉综合征 "络风内动"假说。结果显示：在络风内动证组冠状动脉狭窄支数、狭窄程度、美国心脏病学会 / 美国心脏协会病变类型、Levin 病变类型，IVUS 测定的重构指数、正重构和负重构以及血浆炎症标志物水平等均具有特征性改变。络衡滴丸在缓解心绞痛、降低炎症介质等方面显著优于常规治疗和通心络。说明急性冠脉综合征 "络风内动"假说有一定的病理学基础，为祛风除湿法治疗冠心病提供了理论依据。李玉峰[1]提出 "络风内动"是心血管事件发作的关键病理环节，凡心脉病证出现动风征象称之络风内动，多为急病、重病。络风内动包括热毒生风、络虚风动，同时属于外风引动内风。络风内动证以心痛、心悸、喘促，发病突然，部位不定，症状变化多端，病情变化迅速为诊断要点。杨然等[2]对急性冠脉综合征 "络风内动"病机假说的临床流行病学研究发现，络风内动证是中医胸痹心痛的一个

[1] 李玉峰.探讨 "络风内动"理论及从 "络风"论治冠心病［J］.北京中医药大学学报，2013，36（8）：509-511.

[2] 杨然，曹森，裴军斌，等.急性冠脉综合征 "络风内动"病机假说的临床流行病学研究［J］.中华中医药杂志，2014，29（1）：316-318.

独立证型，气虚是络风内动证主要兼证，血瘀证与络风内动证的相关度仅次于气虚证，络风内动证与阴虚也有一定关系。初步证明"络风内动"是急性冠脉综合征的重要病机。在上述研究的基础上，并形成了胸痹心痛络风内动证诊断专家共识，从疾病的虚实性质分辨，络风内动包括热毒生风（实证）、络虚风动（虚证）、外风引动内风（虚实夹杂证）三个方面，提出了胸痹心痛络风内动证诊断的理化指标，以及热毒生风、络虚风动、外风引动内风证各自的诊断标准[1]。

李红梅等[2]探讨了"络风内动"学说与难治性高血压的理论相关性，认为难治性高血压属风邪为患，当归于络病范畴，强调"络风内动"是难治性高血压的核心病理环节，并探析了祛风通络、解痉缓急法以及虫类药物在难治性高血压治疗中的应用。李红梅等[3、4]从"玄府－气血－络脉"的角度对"络风内动"学说进行理论探索，认为"络风内动"是在玄府闭塞的基础上出现气血失常，进一步发展导致气血逆乱，生风动风而猝然心痛。强调络风内动证当以"开玄府、行气血、熄络风"作为治疗大法，在调理气血的基础上合理配伍开通玄府、调理气机的风药，使玄府得通、气血得畅、

［1］中华中医药学会介入心脏病学专家委员会.胸痹心痛络风内动证诊断专家共识［J］.中医杂志，2014，55（17）：1528-1530.

［2］李红梅，朱海燕，王显.动脉粥样硬化"络风内动"学说与难治性高血压［J］.中华中医药杂志，2014，39（12）：3850-3853.

［3］李红梅，王显.从"玄府－气血－络脉"新视点探讨动脉粥样硬化"络风内动"学说［J］.中医杂志，2015，56（5）：441-443.

［4］李红梅，王显.从气血相关理论探讨动脉粥样硬化"络风内动"学说［J］.中医杂志，2015，56（12）：999-1002.

风邪平息而脏腑自安。又从气血相关理论探讨动脉粥样硬化"络风内动"学说，提出"络风内动"是在气血失常的基础上，进一步形成热毒生风，或络虚风动，或外风引动内风，导致脉络受损、血脉挛急不通或不荣，引动伏风而猝然心痛。治疗时当合理安排好"治风"与"调气血"的主次关系，根据病情缓急分而治之，热毒生风证当急则治标以风药治风为先，络虚风动证当缓则治本以调理气血为要，外风引动内风证则标本兼顾，表里同治以防传变。

李红梅等[1]结合文献记载、实验研究及临床实践，从基础理论、病位、传变特点、表现形式、治疗思路及现代认识等不同视角综合剖析络风内动与肝风内动的区别与联系，提出络风内动与肝风内动的共性，一是络风内动与肝风内动在"风"的表现特点上具有高度的一致性。络风内动之"风"，除涵盖外感六淫风邪、气血逆乱动风外，更体现络脉为病的多变性及络脉形质的易变性，如心络风动发作时的被动体位、疼痛部位的放射性、疼痛性质的多样性，这种不确定性类似中医风证；其心电图表现多变，诸如 ST 段抬高与压低、Q 波的出现与消失、新发左束支阻滞、室性心动过速发作与终止等，且恶性心律失常的机制儿茶酚胺风暴本身就类似于"风"；从心络病变形态学来看，造影观察到的冠状动脉血流变化、冠状动脉斑块形态的多样性、血管内超声（IVUS）或者光学相干成像（OCT）观察到的易损斑块等，这种"多变""易损"也极具"风"之特点。二是络风内动与肝风内动的基本病机具有相似之处，大多包含气血阴阳失调生风环节，热极生风、血虚生风、阴虚生风、阳虚生风皆可为

[1] 李红梅，王显.络风内动和肝风内动的理论思辨［J］.中医杂志，2016，57（4）：276-280.

其基本病机。此外，络风内动与肝风内动还具有相似的易感因素，很多环节都可诱发动风。络风内动与肝风内动的区别：①病位不同。络风内动病位在络脉，络脉是气络、血络和络脉缠绊结构与功能的统一，包括脉络之络（血络）、经络之络（气络）及络脉网络中存在的缠绊结构。络脉遍布全身各处，或作为脏腑络脉发挥濡养五脏六腑之功，或作为体表络脉凸显卫外防变之别。肝风内动则不同，其病位在肝，与五脏相关。②传变特点不同。气络受损是络风内动传变之先导，有形实邪酿毒伏络是络风不时而动的宿根，而络脉缠绊结构失常则是气络血络交互异常的核心所在，气络失调引发血络动风，风邪肆虐复扰气络，气血逆乱再生风邪，如此反复，则病情变化无常，迁延难愈。肝风内动的传变除与肝脏本身的秉质特点如阴阳、气血、升降出入变化情况有关外，还与五脏相关，互相影响，诸脏变化易殃及肝脏，引发动风。与之相比，络风虽亦受五脏影响，但其病理传变过程受络脉病变的影响更大，在五脏传变的影响方面则不如肝风直接。③表现形式有别。如（心）络风动之热毒生风证常表现为突发疼痛，痛时呈被迫体位或"痛迫行止"，伴喘促，心烦口渴；络虚风动证可见疼痛时作时止，反复发作，伴气短，动则尤甚，乏力汗出，或虚烦不寐，肢体麻木；外风引动内风的虚实夹杂证则见猝然疼痛如绞，痛引他处，部位不定，伴见自汗气短，喘促不得卧，面色苍白，形寒肢冷等。络风内动常以内部病变、局部表现为主，动风程度内盛于外，而肝风内动往往全身表现突出，上部病变严重，动风程度外盛于内。④生物学基础不同。从神经功能看，肝风内动主要涵盖中枢神经系统功能，涉及高血压病、中风病等，多表现为锥体外系统的病变或运动神经系统的病理性兴奋。络风内动可能主要涵盖周围神经系统或神经内分泌免疫网络功能，络脉的气络主要包括植物神经、肽能神经以及内分泌免疫网络等功能，血络相当于血液循环及微循环，同时涵盖淋巴循环和毛细淋巴管的概念，络脉缠绊则类似微循环的"迂回通路"、毛细淋巴管盲端的"单向活瓣"以及信号转导网络中的"受体"结构等。有鉴于此，可将络风内动的具体病证范围加以适当扩展，可包括肾络风动之急肾风等肾系疾病，肺络风动之咯血、气急，胃络风动之吐血，肢络风动之周围血管病以及皮肤黏膜出血和瘀点瘀斑，肠络风动之热盛于内而腑气不通的热结旁流（热毒生风），脾肾阳虚的五更泻（络虚风动），心络风动络损神伤之焦虑抑郁等。李红梅等[1]还基于络风内动病机学说，从动物、细胞和细胞内超微结构三个层面，多视角、多维度阐释络风内动模型的构建理念，并结合相关研究的新近的实践研究结果，全面整合研究思路，为实现络风内动研究平台的科学化和标准化寻求新突破。

三、瘀血生风病机研究

瘀血生风，是指以血液运行不畅，或局部血液凝聚，或体内离经之血为主因，引发以动摇、眩晕、抽搐、震颤等为主症，并兼见瘀血症状的病理变化[2]。对于内风的产生，以往人们归之于热极生风、肝阳化风、阴虚生风与血虚生风，但在中医临床实践中，人们

［1］ 李红梅，王显.络风内动模型构建的思路与方法［J］.中医杂志，2016，57（15）：1281-1284.
［2］ 刘昭纯，马月香.关于建立"瘀血生风"概念的思考［J］.山东中医杂志，2001，20（1）：5-8.

发现很多内风病证均同时出现瘀血证的症状特点，在治疗上亦常常使用活血化瘀药物，且每每取得较好的疗效。例如，现代临床常见的脑血管意外、脑动脉硬化证、癫痫病、震颤麻痹综合征等多属于中医内风证的范畴，中医称之为中风、眩晕、痫证、颤证等。临床实践证明，这类病症除了具有动摇、眩晕、震颤、抽搐等风气内动的症状外，常常兼见舌质紫暗或舌下脉络青紫、面色灰暗或青黑、皮肤粗糙、血液黏稠度增高等瘀血症状。首选的方剂为桃红四物汤、通窍活血汤，或补阳还五汤加减化裁，最常用的药物为当归、赤芍、川芎、桃仁、红花、丹参、鸡血藤、地龙、全蝎、牛膝、山楂。总之，大量的临床实践表明，内风证常兼有瘀血症状，活血化瘀可以治疗内风。何绍奇[1]在《现代中医内科学》中总结临床实践经验，明确提出："瘀血阻滞，脉道不通，血行不畅，筋脉失濡而手足颤动，屈伸不利，此即瘀血生风。"刘昭纯等[2]结合临床实践经验，总结出瘀血生风的发病特点为多见于老年患者、多继发于慢性病、多出现神志异常、多与其他内风证并存。刘昭纯等[3]对"瘀血生风"假说的流行病学调查研究，结果显示：舌质、面色、肌肤的检测以及总的瘀血特征检测具有显著统计学意义（$P < 0.0001$）。尤其是舌

[1] 何绍奇.现代中医内科学[M].北京：中国医药科技出版社，1991：455.

[2] 刘昭纯，马月香，刘红杰，等."瘀血生风"假说的形成及其意义[J].中国中医基础医学杂志，2005，11（2）：88-91，95.

[3] 刘昭纯，吴俊玲."瘀血生风"假说的流行病学调查研究[J].中国中医基础医学杂志，2008，14（1）：64-66，58.

质，对因变量的每一个因子都有显著统计学意义（$P < 0.0001$）。变量 x 的比数比 OR=1.209，它表示瘀血特征检测 x 的程度加重 1 倍，内风检测 Y 就加重 1.209 倍，瘀血特征检测 x 与内风检测 y 呈正相关关系。瘀血产生内风的可能性是非瘀血产生内风可能性的 1.209 倍。李万斌[1]基于中风病医案的统计学处理探讨瘀血与内风的相关性，结果显示：活血化瘀类药在中风病的治疗中不可缺失或替代，瘀血是导致中风病发生的独立因子，"瘀血生风"假说病机可以成立。高红莉[2]采用光化学法诱导制备缺血性中风大鼠模型，观察具有活血息风作用的活血息风方对模型大鼠的拮抗作用以及在不同水平层面上的影响，结果显示：活血息风方能明显改善缺血性中风大鼠神经症状，减小脑梗死范围，减轻脑水肿，增加局部脑血流，降低 IL-1β、TNF-α 的含量，调节 ET/NO 比值；增强脑组织中 SOD、GSH-PX、$Na^+-K^+-ATPase$、$Ca^{2+}-ATPase$ 及 LDH 的活性，降低 MDA 含量，减少 TUNEL 阳性细胞数，上调抑凋亡基因 Bcl-2 蛋白的表达，抑制促凋亡基因 Bax、Caspase-3 蛋白表达及 Caspase-3mRNA 表达，上调 VEGFmRNA 的表达。说明活血息风法治疗具有明显的脑保护作用，其作用机制可能与增加脑血流量，抑制炎症反应，调节血管舒缩状态，改善能量代谢障碍，抗自由基损伤，调节凋亡相关基因表达，促进血管新生等有关。蔺晓源等[3]认为高血压

［1］李万斌."瘀血生风"假说检验——基于中风病医案的统计学处理探讨瘀血与内风的相关性［D］.济南：山东中医药大学，2008.

［2］高红莉."瘀血生风"假说检验——活血息风法干预缺血性中风大鼠的作用机理研究［D］.济南：山东中医药大学，2008.

［3］蔺晓源，杨晓丹，姚福胜，等.原发性高血压病"本虚标实"的中医病机与治疗［J］.中医药学报，2018，46（6）：10-12.

病以肝肾阴虚为本，前期阴虚阳亢，阴不制阳，肝阳化风；中后期阴虚血瘀，瘀血阻络，脑失所养，发为眩晕，此即瘀血生风，血瘀致眩。基于此关键病机，创制复方七芍降压片，以养阴柔肝、化瘀通络。向楠[1]基于现代中风病病案的统计学处理探讨瘀血与内风的相关性，发现全部 833 例中风住院病案中活血化瘀药物的使用频率为第一位。因子分析共得到影响中风病治疗的因子 20 个，其中与瘀血相关的因子 8 个。聚类分析共得到影响中风病治疗的聚类方 20 个，其中与活血化瘀药使用有关的聚类方 10 个。上述各类因子分析得到的与瘀血有关的因子总的体现了瘀血单独致病，瘀血与正虚相兼，瘀血与痰湿、痰热、火热等其他致病邪气相兼并存的病机变化。说明活血化瘀类药物在现代中风病的治疗中起到了非常重要的作用；瘀血是导致中风病发生的独立因子，又多与其他病机相兼并存；瘀血生风是老年中风病的主要病机，可贯穿中风病始终；瘀血生风多继发于慢性病，并可见于各类中风病；瘀血生风病机具有普遍性。

另外，孙建平[2]将 65 例冠心病稳定型劳力型心绞痛并符合中医胸痹（心血瘀阻证）诊断标准的患者随机分为血府逐瘀汤加治风活络药物试验组（33 例）和复方丹参滴丸对照组（32 例），同期对照治疗 1 个疗程（4 周）。结果显示：血府逐瘀汤加治风活络药物内服治疗能有效地缓解心绞痛和临床症

---

[1] 向楠."瘀血生风"假说检验——基于现代中风病病案的统计学处理探讨瘀血与内风的相关性[D].济南：山东中医药大学，2011.

[2] 孙建平.治风活络法在冠心病心绞痛治疗中的应用研究[D].济南：山东中医药大学，2009.

状；改善心电图；提高速效扩冠药的停减率；改善心脏的收缩及舒张功能；调节血脂；改善血液流变学；降低 CRP、ET、TXB$_2$ 的水平，升高 NO、6-keto-PGF$_{1\alpha}$ 的水平等，与对照组相比，有显著的统计学意义。说明治风活络法在治疗冠心病心绞痛（心血瘀阻证）时较之单纯应用活血化瘀法疗效更加肯定。

四、气虚浊留病机研究

气虚浊留最先由糖尿病的发病提出，随着对"浊邪"认识的拓展，形成了由浊邪所致"浊病"的气虚浊留病机。

施今墨先生在研究糖尿病时提出，饮食所化之精微即为血糖，若脾气亏虚，健运失司，血糖不能输布五脏六腑，营养四肢百骸，积蓄过剩则随小便而出。祝谌予[1]师承施老，将此过程概括为"气虚浊留"，其是糖尿病病机的核心环节，亦是导致糖尿病各种慢性并发症的关键所在，贯穿于糖尿病病程始终。李振中[2]进一步阐释，糖尿病病位在脾，病机要素在于气虚和浊邪。一方面，脾气虚弱，健运失司，脾不散精，无力运化输布饮食精微各归其所，精微蓄积过多而为浊，浊邪外延当包括糖浊、蛋白浊、微量元素浊、脂浊等。另一方面，脾气虚弱，运化无力，水湿停聚而为痰；气虚鼓动无力而血液运行缓慢而为瘀；痰湿瘀血滞留脉道，阻碍饮食精微的转输布散，精微蓄积亦为浊，并与痰瘀互结为患。此即"气虚浊留"的病理过程。

糖浊在脉道中滞留蓄积过量而为糖尿病，脂浊蓄积过量则为高脂

［1］董振华，祝谌予. 祝谌予治疗糖尿病经验举要［J］. 中国医药学报，1993，8（1）：43-46.

［2］李振中，董志，丁学屏，等. 气虚浊留［J］. 中华中医药杂志，2009，24（S1）：168.

血症，将由糖浊、蛋白浊、微量元素浊、脂浊等浊邪作祟而导致的各种疾病统称为浊病。浊病的基本病机为气虚浊留，是浊邪异位沉积，与痰浊瘀血胶着黏缠，阻滞于脏腑组织器官而成诸证；健脾补气、活血化瘀、祛痰散结为浊病的防治大法；浊邪、浊病与脂质、蛋白质的异位沉积以及肥胖之间存在病理联系[1]。另外，气虚浊留亦是器官纤维化的原始病因，"虚气"可致"浊留"，并且"虚气"使血液运行迟缓，津液输布障碍，而生瘀血痰湿；浊邪郁久成毒，浊毒与痰瘀胶结不解，共同为患，形成锢而难化的浊毒痰瘀复合物。此复合物以血为载体，并随血行至于全身各脏腑组织器官，发生异位沉积，损伤脏腑组织形质功能，而成器官纤维化[2]。

综上所述，中医病机理论的研究可谓取得了长足的进展，对于今后病机的研究，也有不少学者提出了新的思路。如刘平[3]倡导基于治疗效应分析还原的中医病因病机理论继承与创新，提出立足临床，审证求因（机）；以效证因（机），回归临床；科学循证，发展理论，包括从古今文献中找证据、建立病机的"表象"信息数据、病证结合的临床效应证据以及化学与生物学的物质基础证据。张华等[4]提出病机理论的研究可分为

［1］ 季春林，郭蕾，佟志，等.气虚浊留与浊病［J］.中国医药指南，2009，7（18）：38-39.

［2］ 李振中，尹翠梅，董志，等.气虚浊留与器官纤维化研究［J］.新中医，2015，47（7）：1-2.

［3］ 刘平.基于治疗效应分析还原的中医病因病机理论继承与创新［J］.世界中医药，2009，4（6）：301-303.

［4］ 张华，刘平.中医病因病机理论研究的问题与思考［J］.中医杂志，2012，53（8）：631-634.

病证结合的病因病机理论临床研究与病因病机理论的现代病理生物学基础研究两个方面，要围绕医学研究的目的及疗效，坚持整体还原的基本思想，基于"病证相关、方证相应"这一病证结合的重要应用基础问题，采用"病－证（方）－效结合"及"临床－药理－病理"的综合研究设计，建立"病－方－效－证（病因病机）"结合的实验研究思路与方法，并与临床研究结果相互补充与验证、探索机制。提出在明确针对病因病机相应功效方药治疗疾病效应判识的基础上，运用现代信息分析处理技术，对系统采集方药治疗过程中的多源动态信息（包括中医表征信息、疾病特征信息及其他生物学信息）进行分析，提取方药治疗过程及治疗前后与致病要素消长相关的规律性中医表征信息和生物学信息，构建相关"致病因素"多元信息的综合表达模式，揭示基于临床疗效的"致病因素"机体病理反应特点和基本规律。鲁士友等[1]提出要注意从临床及实验的角度，对病机的恒动性与病机演变进行研究。薛博瑜等[2]探讨了中医脏腑病机术语标准化研究方法，提出应界定病机的内涵和外延，总结当前脏腑病机部分存在概念过大、病机表述繁杂、用词多端等问题。

周红光等[3]提出蛋白质组的整体性、动态性、时空性、复杂性与同样具有整体性、动态性、时相性、复杂性等特点的中医病机有着惊人的相似，通过提取不同疾病同一病机患者尿液、血清或组织，进

［1］ 鲁士友，孙广仁.病机的恒动性与病机演变的研究［J］.中国中医药现代远程教育，2013，11（8）：7-8.
［2］ 薛博瑜，叶放，李国春，等.中医脏腑病机术语标准化研究思路与方法［J］.中医学报，2011，26（3）：317-319.
［3］ 周红光，陈海彬，周学平，等.蛋白质组学是中医病机研究的重要技术平台［J］.中国中西医结合杂志，2012，32（7）：990-993.

行蛋白质分离，质谱鉴定分析，比较差异蛋白质谱，找出不同疾病同一病机的微观特异性；亦可通过比较研究同一疾病不同病机患者的蛋白质表达图谱，分析各蛋白质的变化，寻找具有统计学意义和丰度差异的蛋白点，建立中医病机蛋白质数据库，同时研究病机指导下疗效确切的经方、验方中医药治疗前后相应体内蛋白质谱的变化，识别、发现中药治疗的靶点，探讨中药复方的作用机制。蛋白质组学对于探讨中医病机本质、演变规律及疗效确切经方、验方的作用机制，丰富和发展中医病机理论，促进中医药现代化具有重要意义。刘杰民等[1]提出细胞自噬是探索中医药微观机制的新思路。认为当机体气虚，即能量供给不足时，细胞发生自噬，将细胞内错误折叠的蛋白及受损亚细胞器进行"自我消化"，补充能量供细胞的正常生命活动需要，以此作为代偿，促使阴阳自和。一旦"精气转化"的气化功能停止，必将导致阴阳离绝。自噬调节能力的下降，导致细胞识别及降解严重受损线粒体的能力下降，从而细胞产生的有形病理性产物"垃圾"——破损或衰老的细胞器、长寿命蛋白质、错误合成或折叠错误的蛋白质等，属于中医的内生痰浊瘀血之邪。可见细胞自噬与中医气虚情况下通过"精化气"以维持机体的正常生命活动，以及脏腑功能失调下内生痰浊瘀血之实邪的自我清除以维持内环境阴阳平衡的机制相一致。由此可见，随着现代科学技术的不断进步，中医病机理论的研究必将取得更多成果。

[1] 刘杰民，纪云西，蒋历，等.细胞自噬是探索中医药微观机制的新思路[J].时珍国医国药，2013，24（2）：425-426.